食物と健康の科学シリーズ

大豆の機能と科学

小野伴忠
下山田 真
村本光二
………………［編］

朝倉書店

執筆者

＊小野　伴　忠	岩手大学農学部特任教授
髙橋　浩　司	農業・食品産業技術総合研究機構 作物研究所主任研究員
鎌田　慶　朗	宮城教育大学教育学部教授
陳　　業　明	江南大学食品学院准教授
増田　亮　一	農業・食品産業技術総合研究機構 作物研究所主任研究員
＊村本　光　二	東北大学大学院生命科学研究科教授
永沼　孝　子	東北大学大学院生命科学研究科助教
駒井　三千夫	東北大学大学院農学研究科教授
工藤　重　光	弘前大学地域共同研究センター 産学官連携コーディネーター
＊下山田　　真	宮城大学食産業学部教授
安田　正　昭	琉球大学名誉教授
堀井　正　治	堀井食品栄養研究所代表
星　　祐　二	宮城学院女子大学学芸学部教授

（執筆順，＊は編者）

はじめに

　1992年出版の『大豆の科学』（山内文男・大久保一良編，朝倉書店）は，大豆食品を学ぶ者にとって必須の書であった．20年経た現在，豆腐，納豆などは機械生産や広域流通が日常となり，さらに大豆は健康食品として注目され，多様な製品が開発されるようになった．大豆関連の研究も国際的に盛んとなり，伝統的な食品だけでなく大豆タンパク製品の利用も活発になっている．そこで，『大豆の科学』を基礎として各種製品の解説や注目分野，機能性についても紹介した書を『大豆の機能と科学』として出すこととなった．

　大豆は東アジアが主産地であったが，1900年代にアメリカ大陸で油糧および飼料作物として大規模に生産されるようになり，現在では，コーン，小麦，米に次いで生産量が多く，生産増加率もコーンに次いで高い．かつてわれわれのおもなタンパク質摂取源は穀類であったが，経済発展につれて畜肉や魚肉へと移行し，畜産や養殖が盛んとなり，タンパク質飼料としての脱脂大豆（大豆粕）需要が増加した．現在の大豆生産量の9割は，南北アメリカ大陸によるが，そのほとんどは油と飼料（大豆粕）として利用されている．さらに，発展途上国の経済発展に伴い急伸している動物性タンパク質需要を支えるために，飼料としての生産がますます増大している．

　大豆の原産国である東アジアでは，中国を中心に古くから大豆の利用が盛んで，多くの製品が開発されてきた．日本では，豆腐，豆乳，納豆，味噌，醤油など，主食である米を栄養的に補完する作物として根づいている．伝統的大豆製品の生産は，手工業的小規模生産から広域流通の大規模生産へと変化し，加工による大豆成分の変化についての知識が重要となってきた．

　近年，大豆消費量の多い東アジアでは乳がんの罹病率が低いことなどが注目され，種々の機能性成分が見出されている．生命を健康に維持する食品の機能として，栄養や味に加えて三次（生体調節）機能が注目を浴びている．先進国の宿命ともいえる糖尿病や心臓疾患などの成人病予防にも大豆は有効であることが明ら

かにされ，欧米においても大豆を油糧，飼料作物としてだけでなく，直接加工して食す工夫が盛んになってきた．新たな製品の開発には，各種成分の性質や機能性について知る必要があり，本書では現状の生産をふまえ，これらについて解説している．

　従来の東アジアにおける伝統的食品を見直すだけでなく，脱脂大豆から大豆タンパク質やタンパク濃縮物を調製し，さらにエクストルーダーなどにより新たな食品素材が調製されている．近年，加工食品や惣菜食品の伸展が著しく，これらへの多様な利用が行われている．それには大豆タンパク質や大豆タンパク製品についての情報が必須であり，これらについてもまとめられている．

　大豆食品について学ぶ者はもちろん，大豆食品に携わる研究者，生産者にも現在の知識を広く概観するための好書となるであろう．また，大豆に興味をもたれた消費者にとっても，大豆食品を正しく理解するための書となることを期待する．

　2012年6月

小野伴忠

目　　次

1. 大豆利用の歴史 ……………………………………〔小野伴忠〕… 1
1.1 大豆の重要性 ……………………………………………………… 1
1.2 大豆の起源と栽培の拡大 ………………………………………… 3
1.3 伝統的大豆加工品の発達 ………………………………………… 4
1.3.1 無塩大豆発酵食品 ………………………………………… 4
1.3.2 醤 と 豉 …………………………………………………… 5
1.3.3 醤油と味噌 ………………………………………………… 6
1.3.4 豆乳と豆腐 ………………………………………………… 7
1.3.5 凍り豆腐，ゆば …………………………………………… 8
1.3.6 豆腐の発酵品 ……………………………………………… 9
1.4 大豆油と大豆粕の利用 …………………………………………… 10
1.5 大豆粕（脱脂大豆）の食品への利用 …………………………… 10
1.6 大豆の生産と消費 ………………………………………………… 11

2. 大豆の生物学 …………………………………………〔髙橋浩司〕…14
2.1 マメ科植物と大豆の起源種 ……………………………………… 14
2.1.1 マメ科植物 ………………………………………………… 14
2.1.2 大豆の起源種 ……………………………………………… 16
2.2 大豆の育種と品種 ………………………………………………… 17
2.2.1 わが国の大豆育種組織の変遷とおもな育成品種 ……… 17
2.2.2 育種法の変遷 ……………………………………………… 19
2.2.3 大豆品種の分類 …………………………………………… 20
2.2.4 遺伝資源の重要性 ………………………………………… 21
2.3 大豆子実の形態 …………………………………………………… 22
2.4 大豆の生化学 ……………………………………………………… 23

2.4.1　根粒における窒素代謝……………………………23
　　2.4.2　貯蔵タンパク質の生合成…………………………24

3. 大豆の化学……………………………………………………27
　3.1　一般成分………………………………〔鎌田慶朗〕…27
　　3.1.1　窒素成分……………………………………………28
　　3.1.2　脂　　質……………………………………………28
　　3.1.3　糖　　質……………………………………………28
　　3.1.4　その他の微量成分…………………………………29
　3.2　タンパク質……………………………〔鎌田慶朗〕…29
　　3.2.1　貯蔵タンパク質……………………………………31
　　3.2.2　分類と各成分の特徴………………………………31
　　3.2.3　アミノ酸組成とアミノ酸配列……………………34
　　3.2.4　高次構造……………………………………………36
　　3.2.5　非貯蔵タンパク質…………………………………38
　3.3　脂　　質………………………〔陳　業明・小野伴忠〕…40
　3.4　糖　　質………………………〔増田亮一・小野伴忠〕…45
　　3.4.1　水可溶性糖類………………………………………45
　　3.4.2　多　糖　類…………………………………………46
　　3.4.3　複合糖質……………………………………………47
　3.5　ビタミン，ミネラル…………………〔小野伴忠〕…51
　　3.5.1　ビタミン……………………………………………51
　　3.5.2　ミネラル……………………………………………52

4. 大豆の食品機能性……………………………………………55
　4.1　食品の機能性…………………………〔村本光二〕…55
　4.2　一次機能（栄養機能）………………〔永沼孝子〕…57
　　4.2.1　タンパク質…………………………………………57
　　4.2.2　脂　　質……………………………………………61
　　4.2.3　糖質・食物繊維……………………………………63

目 次

- 4.2.4 ビタミン……………………………………………………………64
- 4.3 二次機能（感覚機能）……………………………〔駒井三千夫〕…65
  - 4.3.1 大豆の不快臭……………………………………………………65
  - 4.3.2 大豆の不快味（サポニン類，イソフラボノイド類）……………66
  - 4.3.3 大豆不快味・不快臭の軽減を目的とした育種学的研究…………67
  - 4.3.4 大豆の渋味と苦味の新しい知見………………………………68
  - 4.3.5 酸性化大豆タンパク質の渋味に関する神経生理学的研究………69
- 4.4 三次機能（生体調節機能）…………………………〔村本光二〕…72
  - 4.4.1 生体調節機能……………………………………………………72
  - 4.4.2 大豆タンパク質…………………………………………………77
  - 4.4.3 ペプチド…………………………………………………………83
  - 4.4.4 微量タンパク質…………………………………………………87
  - 4.4.5 イソフラボン……………………………………………………89
  - 4.4.6 そのほかの成分…………………………………………………93
  - 4.4.7 アレルゲン………………………………………………………96
  - 4.4.8 大豆食品の製造中に生成する機能成分…………………………97

5. 大豆の食品学……………………………………〔小野伴忠〕…100
- 5.1 大豆食品の種類…………………………………………………………100
- 5.2 伝統的加工と現代の加工………………………………………………101
  - 5.2.1 食品用大豆………………………………………………………101
  - 5.2.2 磨砕………………………………………………………………102
  - 5.2.3 加熱………………………………………………………………102
  - 5.2.4 パイプ輸送………………………………………………………103
  - 5.2.5 パッキング………………………………………………………103
- 5.3 発芽・登熟大豆食品……………………………………………………104
  - 5.3.1 もやし……………………………………………………………104
  - 5.3.2 枝豆………………………………………………………………105
- 5.4 完熟大豆食品……………………………………………………………105
  - 5.4.1 炒り豆，きな粉…………………………………………………105

5.4.2　煮　　　豆 …………………………………………… 106
　　5.4.3　豆　　　乳 …………………………………………… 106
　　5.4.4　ゆ　　　ば …………………………………………… 109
　　5.4.5　豆　　　腐 …………………………………………… 110
　　5.4.6　凍り豆腐 ……………………………………………… 113
　　5.4.7　オ カ ラ ……………………………………………… 114
　　5.4.8　大 豆 油 ……………………………………………… 115

6. 大豆の発酵食品 ………………………………………………… 117
　6.1　醤　　　油 ……………………………………〔工 藤 重 光〕… 117
　　6.1.1　醤油の種類 ……………………………………………… 119
　　6.1.2　醤油の製造法 …………………………………………… 119
　　6.1.3　醤油の発酵・熟成中における成分変化および微生物の消長 ……… 124
　6.2　味　　　噌 ……………………………………〔工 藤 重 光〕… 126
　　6.2.1　味噌の種類 ……………………………………………… 127
　　6.2.2　原料および原料配合比 ………………………………… 128
　　6.2.3　味噌の製造法 …………………………………………… 131
　　6.2.4　味噌の生体調節機能性 ………………………………… 133
　6.3　納　　　豆 ……………………………………〔下山田　 真〕… 134
　　6.3.1　納 豆 菌 ……………………………………………… 135
　　6.3.2　納豆の製造法 …………………………………………… 135
　　6.3.3　発酵による成分の変化 ………………………………… 137
　　6.3.4　納豆の栄養・機能 ……………………………………… 139
　6.4　乳腐と豆腐よう ………………………………〔安 田 正 昭〕… 141
　　6.4.1　乳　　　腐 ……………………………………………… 141
　　6.4.2　豆腐よう ………………………………………………… 143
　6.5　テ ン ペ ……………………………………〔堀 井 正 治〕… 146
　　6.5.1　テンペの製造法 ………………………………………… 147
　　6.5.2　テンペの抗酸化性 ……………………………………… 150

7. 大豆の加工学 ·· 152
7.1 大豆タンパク製品の種類と製造法 ················〔星　祐二〕··· 152
7.1.1 大豆タンパク製品の種類と生産量 ······························ 153
7.1.2 大豆タンパク製品の製造法 ····································· 155
7.2 大豆タンパク製品の機能特性 ··················〔下山田　真〕··· 177
7.2.1 化学的にみた加工時のタンパク質変性 ······················ 177
7.2.2 機能特性 ·· 185
7.3 大豆タンパク製品の食品への利用 ···············〔星　祐二〕··· 198

索　引 ·· 205

1 大豆利用の歴史

◆ 1.1 大豆の重要性 ◆

　人類は食料が容易に採取可能な熱帯や亜熱帯で誕生したといわれている．温帯さらに寒冷地へと生活圏を広げていくには，貯蔵可能な穀類などの利用が不可欠であった．多くの穀類はデンプンが主体であるが，大豆はタンパク質，脂質を豊富に含んでいる．古代における人類の脂質，タンパク質資源は漁労や狩猟に依存していたが，人口の増加につれ資源の枯渇を招き，畜産や栽培漁業による方法へと変化してきた．大豆は古来より東アジアで利用されてきたが，1900年代に植物油抽出法の発展と豆粕（大豆粕，脱脂大豆）の肥料や飼料への利用がヨーロッパで注目され，2度の世界大戦を経て北米大陸での生産が急速に進展した．効率のよい畜産や栽培漁業にはタンパク質などを多量に含む飼料が必須であり，畜産などの拡大に伴い，豆粕の利用は急速に拡大してきた．人口の増加と発展途上国などの食生活の改善により，鶏卵や畜肉などの需要はさらに伸びつづけている．これらを支える作物として大豆の重要度はさらに増大し，南米大陸やインドなどでの生産も拡大している（喜多村ほか編，2010）．大豆発祥の地である東アジアでは，4000年以上前から大豆の選別と利用が行われ，各地に種々の利用法が発達した．生の大豆は臭いや味が食品として適さないことから加熱したものが利用され，炒り豆や煮豆が最も初期の利用法であったと思われる．煮豆は適度な環境に保存すると発酵する．環境に合った種々の微生物による発酵煮豆が利用されるようになった．さらに腐敗を抑える塩の効果が発見されると，さらなる発酵により大豆タンパク質から呈味性アミノ酸が分解生成し，泥状や液状となり，調味料として利用されるようになった．大豆中のタンパク質のほとんどと脂質は加水し

磨砕すると乳状となり，水不溶の細胞壁などを除き，加熱すると牛乳や羊乳などとよく似た性状のタンパク質，脂質，糖質を含んだ飲用可能な乳濁液となる（小野，1999）．動物乳の利用が盛んであった西アジアとの交流の中で，豆乳としての利用やそのカード状物質（豆腐），さらにそれを圧縮したチーズ状物質（干豆腐）などの利用も発達したと考えられる．

　世界における大豆利用（2010年）の90%は加工用（油と大豆粕）としての利用であり，食品用としては6%にすぎない（USDA, 2011）．東アジア（中国，韓国，日本）では，約20%（15, 30, 25%）が食用であるが，中国では急速に加工用が増加している．食品産業での加工油脂や畜肉生産での大豆粕の利用が急速に伸びているからである．日本においても，食習慣の国際化によって大豆製品よりも畜肉製品のほうを好む若年層が増加している．世界第一の大豆生産国であるアメリカでは，種子用を除いてほぼすべてが加工用であり，大豆中のタンパク質は大豆粕として飼料となり，畜肉や鶏卵に変換して利用されている．しかし，畜肉を多量に摂取することで心臓病などが深刻な問題となっている．1999年，「大豆タンパク質の摂取が心臓病のリスクを低減する」とのFDAによる健康表示許可により，大豆の健康への寄与が注目された．また，食習慣による乳がん罹病率の違いから大豆摂取が有効であることや，さらに骨粗しょう症や更年期障害への有効性なども示されている（大久保，2000）．日本では古くから大豆は健康によい食べ物として「豆で元気」と語り継がれてきたが，研究の進展によりその詳細が明らかにされつつある．大豆は油資源およびタンパク質資源作物として重要なだけでなく，人間の健康を維持する食品としても重要なことが明らかとなってきた．大豆発祥の地である東アジアでは古くから大豆を食用として利用し，多くの利用技術が発展蓄積されてきた．しかし，大豆から油を抽出し，大豆粕を飼料として用いるのは欧米だけではなく東アジアでも同様であり，その割合はますます増加している．一方，資源の有効利用を考えると，大豆粕を飼料として畜肉に変換するよりも直接そのタンパク質を利用したほうが効率的である．分離タンパクやタンパク濃縮物が調製され，さらにエクストルーダーにより組織状肉類似物などが調製され，これらを利用した加工食品や総菜食品が徐々に増加している．食事の形態では，食材を家庭で料理するだけでなく，加工食品や総菜食品の利用が増加しつつあり，資源利用の観点から今後の進展が注目される．

1.2　大豆の起源と栽培の拡大

　大豆の起源に関する中国文献上の記述について，郭（1998）が『中国大豆栽培史』にまとめている．『詩経』や『史記』に大豆を意味する菽の記述があり，いまから3000〜4000年前には黄河中流・下流域で栽培されていた．また一方，『逸周書』や『管子』によると中国東北地方や朝鮮半島の特産として栽培されていたものが献上されたとの記述もみられる．これらのことから黄河中流・下流域，中国東北地方，朝鮮半島などで3000年以上前から栽培されていたと考えられる．

　一方，遺跡から発掘された資料として中国吉林省，黒竜江省の遺跡で大豆の炭化種子が発掘されBC1000〜BC600年頃のものであることがわかっている（郭，1998）．また，朝鮮半島のハムギョン北道五洞遺跡や平壌南京遺跡（BC2000〜BC1000年）でも出土している．日本においても三内丸山遺跡で小粒の豆（岡田，2000），熊本県縄文後期遺跡から大豆らしい圧痕（小畑ほか，2007）が見出されている．

　大豆の原種と考えられているツルマメの生態とその地理的分布や，大豆タンパク質や分子標識，核DNA，葉緑体およびミトコンドリアゲノムなどの多型解析などから大豆にはいくつかの型があり，それらは地域によって特徴があることが明らかになってきた（喜多村ほか編，2010）．そのため特定の1種が起源であるというよりは，複数の地域でそれぞれに選別された可能性が示唆されている．中国，朝鮮，日本などの東アジア地域に広がっていたツルマメなどの原種から各地域で選別され，利用されるとともに，文化的交流を通してより大粒の大豆が選別育種されていったのではないかと考えられる．

　今後はこれら文献や考古学的アプローチ，葉緑体やミトコンドリアの遺伝子多型およびタンパク質変異体に基づく地理的分布の解析に加え，最近の進展がめざましいダイズゲノムの解析研究を通して，大豆の起源について解明が進むと思われる．

　大豆は3000年以上にわたり中国，朝鮮半島，日本などアジアの限られた地域で栽培される作物であった．わが国へは弥生時代初期に中国から朝鮮半島経由で伝播したと考えられている．弥生時代以降の出土物からは大豆が見出され，日本

最古の歴史書『古事記』（712年）や『日本書紀』（720年）には五穀（米・麦・粟・黍・豆）の起源伝説が記述されることから，弥生時代にはすでに大豆栽培が行われていたと考えられている．

欧米諸国への伝播は18世紀以降で，E. ケンペルの『廻国奇観』（1712年）によってヨーロッパに紹介されフランスなどで試作されたものの，商業生産には発展しなかった．アメリカへは1765年以降に導入が試みられ，当初は牧草や緑肥用として試験が実施された．1898年から農務省が本格的な大豆栽培試験に着手し，1930年以降飛躍的に生産を増大した．

大豆の大生産地となっている南米では，ブラジルが1925年に試験栽培を実施し，1946年から商業栽培を開始した．その後，日本の農業開発協力やブラジル農業研究公社（Embrapa）などの貢献により生産技術の改良が進められ大生産地となっている．アルゼンチンでは1862年に商業生産の記録があり，1950年以降急速に生産が拡大した．

インドではイネの「緑の革命」以降，タンパク質不足の問題が取り上げられたことで大豆が注目されるようになり，1966年にアメリカ・イリノイ大学の協力のもと栽培試験が実施され，インド国内の大豆食品工業の発展とともに大豆生産量が増加している．

1.3 伝統的大豆加工品の発達

1.3.1 無塩大豆発酵食品

大豆は乾燥状態で貯蔵可能な種子であり，穀類などと同様に重要な作物であったに違いない．先述のとおり，最初期の利用法は炒り豆や煮豆であったと思われる．炒り豆は貯蔵しても変化は少ないが，煮豆は貯蔵すると環境にもよるが微生物による腐敗や発酵が起こる．食べるに耐えないものは腐敗であり，むしろよい味になっているものは発酵である．古代からの発酵技術は，原料処理法や温度，湿度の制御が再現可能な技術として伝承されたものである．自然では温度や湿度の制御は難しく，これらの制御が比較的容易な地帯で発酵食品は開発されたと思われる．熱帯や寒帯では難しく，亜熱帯から温帯で湿度的にはモンスーン地帯が適しているであろう．そのような地域として中国南部，東南アジアの山岳地帯，

表 1.1 大豆と大豆食品の歴史

日　本	中国，朝鮮
BC2000　三内丸山遺跡から小粒大豆	BC2550　『史記』に黄帝が大豆を栽培との記述
BC1600　熊本県縄文遺跡より大豆圧痕	BC2000　朝鮮ハムギョン北道五洞や平壌南京遺跡から大豆の炭化種子
	BC1200　中国最古の法規『周礼』に醤
	BC1000〜BC500　『詩経』に大豆の記述
	BC1000　黒竜江省寧案県，吉林省永吉県などの遺跡から大豆の炭化種子
	25〜220　河南省密県打虎亭一号漢墓のレリーフが豆腐工場の図か？
450 頃　宋書倭国伝に朝鮮と日本の関係が記述	100 頃　『説文解学』に豉
630〜839　遣唐使	540　『斉民要術』に醤と豉の製法
701　大宝令に醤，豉，未醤	683　朝鮮新羅朝の『三国史記』に醤と豉
1183　春日大社の日記に唐符（豆腐）の記述	900　宋代の『清異録』に豆腐の記述
1400 頃　「七十一番職人尽歌合」には豆腐売り	
1521　『易林本節用集』に醤油	
1782　『豆腐百珍』が発刊	
1783　『豆腐百珍続編・付録』が発刊	

日本などが挙げられ，実際にこれらの地帯では早くからさまざまな発酵食品が開発されてきた．

　無塩での発酵では，日本の納豆，中国の淡豉，ネパールのキネマ，インドネシアのテンペなどがある．大豆を煮た後，特産の草や木の葉などで覆い貯蔵すると特有の微生物が繁殖し，発酵食品ができる．納豆は納豆菌（*Bacillus natto*），テンペはクモノスカビ（*Rhizopus* 属），キネマは枯草菌（*Bacillus subtilis*），淡豉は黄麹（*Aspergillus* 属）による発酵である．中国では淡豉に対して塩を加えて貯蔵性を増した塩豉もあり，これは日本に伝来し寺納豆あるいは浜納豆として伝わっている（山内・大久保編，1992）．

1.3.2　醤と豉

　食物の貯蔵性を高めるために塩が使用されるようになり，可食期間が短い発酵食品に対しても用いられた．発酵食品の場合，塩により発酵後の微生物繁殖を抑

えても酵素は働くためタンパク質などから遊離する呈味性アミノ酸により味の優れた製品が生まれてきた．中国の周代（BC1200年頃）の『周礼』に醤（現在の醤油のルーツ）のつくり方が示されている（山内・大久保編，1992）．また中国最古の農業書『斉民要術』（賈，540年頃）には醤と豉のつくり方が記述されている．醤は現在の醤油の原型となるつくり方である．黒豆を蒸し，皮を除き，塩，麦粉をこね蒸したもの，麦麹，香草の実を混ぜたものをよく混ぜ密封し20～35日発酵させる．これに塩水と麦粉をこね蒸したものの塩水抽出水を混ぜ，ときどきかき回し発酵させ，20日以上100日で製品ができる．これをろ過したら現在の醤油とほぼ同様であるが，このまま用いたようである．豉は大豆を煮て発酵させ豆麹をつくり，これを潰してさらに発酵させ利用する．これを乾燥したものは1年利用可能と記述している．もし，潰すときに塩を入れれば味噌になるが，塩は入れていない．塩豉はつくった豆麹に麹，塩，豆煮汁を合わせ発酵させた後，乾燥してつくる．粒味噌を乾燥させたようなものになると考えられる．

1.3.3　醤油と味噌

　日本では，古くから肉醤や魚醤，草醤（後の漬物）はあったが，穀醤はなかったといわれている（山内・大久保編，1992）．5世紀頃から朝鮮半島（百済）や中国（随，唐）との交流があり，多くの大陸文化が流入した．「大宝令」（701年）に醤，豉，未醤などの記述があり，これらは大豆からつくられた．中国からのものは唐醤(からびしお)，朝鮮からのものは高句醤(こまびしお)と呼ばれた．醤は発酵初期段階のものでは，大豆の粒が目立つが，発酵が進むとより液汁に近くなる．未醤と醤がそれぞれに分化しはじめたのが室町時代頃からのようである．1521年に刊行された『易林本節用集』に醤油の記述がみられる．醤の上澄み，いわゆる醤油と，塩水の量を抑えてつくった未醤，いわゆる味噌がつくられるようになったと考えられる．江戸時代になると多くの商人，工人などの食物を生産しない，いわゆる消費者が増加し，需要が増え，家内工業的な生産からより工業的な生産，すなわち醤油屋や味噌屋が出現した．醤油生産は物流の中心であった浪速（大阪）近郊で始まったが，江戸（東京）の人口増加に伴い流通の基点であった野田や銚子が大生産地に発展した．いわゆる伝統的な醤油，味噌の生産がこの時代に発達し整備された．

1.3.4 豆乳と豆腐

大豆中に含まれるタンパク質は穀類と違い水溶性のものがほとんどであり,脂質はタンパク質に包まれた微小なオイルボディとして存在している.そのため,水を加えて磨砕し,水不溶の細胞壁などを除くと白い乳濁液となる(小野,1999).このままでは臭いや味が悪く食には適さないが,加熱すると飲用可能になる.これが豆乳である.豆乳がいつごろから食されていたかは定かでないが,漢代の王墓から豆乳調製用と考えられる石臼の陶製模型が多数出土している(寿春の報恩寺にある寿州博物館).また,中国河北省満城の中山王劉勝墓(前漢)からは石臼(湿式石臼(水磨))が発見されている(図1.1).これらのことから2000年以上前には豆乳がつくられていたと考えられている.

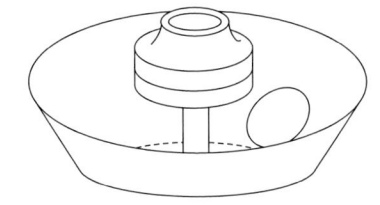

図1.1 漢代の王墓から出土した豆乳用と思われる臼下の受け皿に大きな孔.豆乳を出すためか.

豆乳は中国およびその近隣諸国で古代から飲用されてきたが,1967年,アメリカで豆臭を抑えた新製造法(熱水磨砕法など)が開発され,牛乳代替飲料として飲まれるようになった(Wilkens, 1967).大豆が成人病に対して有効であることなどが明らかにされると(大久保,2000),この新製造法による豆乳は世界的な飲料となってきている.日本では豆乳を飲用する習慣はなかったが,健康志向とこの新製造法の導入により牛乳と同様の飲料として定着しつつある.新製造法は古くからの豆乳飲食国(中国,韓国,東南アジア)にも広がり,豆乳を敬遠しがちだった若年層へも受け入れられてきている.

豆乳は牛乳や羊乳とよく似た乳濁液であることからチーズ様食品の調製が試みられたに違いない.はじめは酸乳のようにpH低下による凝集物が利用されたと考えられる.中国では石膏(すまし粉)が古くから生薬として用いられていて,豆乳の凝固剤として有効であることが見出され,豆腐がつくられた.豆腐は漢の淮南王・劉安(BC198〜BC122年)が発明したと『本草綱目』(1578年)に記載されているが,最古の農業書『斉民要術』(540年頃)にも記載がなく,宋代の『清異禄』に初めて出てくることから異論もあった.しかし,1991年に中国河南省密県の打虎亭一号漢墓(後漢時代)のレリーフが豆腐づくりの図との発表(陳,1991)があり,淮南王説が有力視された.その後,このレリーフは豆腐づくりで

はなく酒づくりの図ではないかとの説などもあり，明確にはなっていない．もしこのころの発明であったとしても，『斉民要術』にも記載がないことから，かなり限られた地域の技術であったと考えられる．豆腐づくりが庶民レベルまで普及したのは宋代（1000～1200年）であるとみられ，このころは華僑が東南アジアに進出した時代で，豆乳や豆腐が華僑とともに近隣諸国へ伝搬された．

　日本では奈良時代（710～784年）に遣唐使の僧侶などによって伝えられ，はじめはおかべとか白かべと呼ばれ，豆腐とはいわれていない．寿永2年（1183年）奈良春日大社の神主の日記に，お供物として「春近唐符一種」の記載があり，最初の記録とされている．室町時代の「七十一番職人尽歌合」（1500年代）三十七番に豆腐売りが「豆腐召せ　奈良よりのぼりて候」と登場し，豆腐を読み歌に歌い込んでいる．このころには庶民へも普及していたと考えられる．江戸時代になると『豆腐百珍』（何，1782）なる豆腐料理書が出版され，さらに続編・付録，余録まで含めると278品の豆腐料理が紹介されている．獣肉食が御法度であった時代であるのでタンパク質源として豆腐は人気の食材であったと考えられる．この時代には，現在と同じ木綿豆腐，絹ごし豆腐，おぼろ豆腐などがつくられていた．

　現在の豆腐も江戸時代と同様な方法でつくっている小規模店もあるが，多くは機械生産によりパック詰め殺菌を行う大規模店へと集約化されてきている．それに伴い消費期限もかつて1日だったものが2週間ほどに伸びている．また，豆腐調製用凝固剤には従来の苦汁（ニガリ）やすまし粉のほかにグルコノデルタラクトンが開発され，より簡便に豆腐ができるようになった．

1.3.5　凍り豆腐，ゆば

　豆腐を一度凍らせ，凍結熟成後に解凍して乾燥させたものが凍り豆腐である．中国から豆腐と一緒に製法が伝わったとも考えられるし，日本で偶然にできたものとも考えられる．豆腐は中国から留学僧によってもたらされ，はじめは奈良や京都の寺社でつくられた．唐から帰朝した空海が開いた高野山は，早くから豆腐がつくられ，冬には豆腐が凍る環境であったため早くから凍り豆腐ができたと考えられる．その後，精進料理として次第に普及していった．江戸時代には高野山特産のお土産として売られ，「高野豆腐」といわれるようになった．また，長野地方も気候的に凍り豆腐が簡単にできる地帯で，水分活性が低いため貯蔵可能で

便利な食べ物となり，兵糧や保存食としてつくられた．江戸時代には大量につくられ「凍み豆腐」として江戸方面に出荷された．気候的には東北地方も作製可能な地帯であり，豆腐の普及とともに多くの特産地が誕生した．

生ゆばは，豆乳を加熱すると表面にできる膜であり，これを乾燥させると乾燥ゆばができる（岡本・渡部，1976）．豆乳ができたころにはゆばもつくられていた可能性が高い．中国では，シート状の腐皮や棒状に絞った腐竹などがある．豆腐がつくられるようになったころには，つくられていた．日本でゆばとなったのは，諸説あるが，豆腐をつくるときに上にできるから，うえ，うば，ゆばとなったといわれている．精進料理が盛んになった鎌倉時代には，それとともに普及していった．江戸時代，天明のころには「巻きゆば」「絞りゆば」「広ゆば」「茶巾ゆば」などが売りに出されているし，「島田ゆば」「重ねゆば」「小巻ゆば」などの呼び名もみられ，種々のゆばが庶民にも食されるようになっていた．ゆばは貯蔵性のよい製品であり広く流通したと考えられる．

1.3.6 豆腐の発酵品

豆腐は水分を多く含み腐りやすい食品である．豆腐ができた漢代には腐敗を抑えるために食塩を加えて漬け込むことが行われたと考えられている．漬け込んだものに醤などで味つけした腌制腐乳，漬け込んだものをさらに低温保存し，カビがついて柔らかくなった発霉腐乳がある（伊藤・菊池，2003）．漢代には紅麹も使用されていた形跡があり，紅腐乳もすでにこの時代にあったのではないかと考えられている．実際の腐乳の記録は宋代の『清異禄』に加乳腐として記載されている．しかし古い年代における作成法の記述は発見されていない．清代になって『古今秘苑』や『醒園録』に現在につながる製法が記述されている．発霉腐乳は製造法で3種に分けることができる．ケカビ型腐乳，クモノスカビ型腐乳，細菌型腐乳である．中国東北地方の有名な臭豆腐は豆腐に白いケカビを接種し培養，塩蔵，調味漬けしカメで発酵させたものであり，紅腐乳はカビ豆腐づくりまでは臭豆腐と同じで，その後，紅麹・白酒・香辛料・漢方薬などよりなる諸味を添加しカメ中で発酵して製品としたものである．中国では地域によって製造法が若干異なる名物腐乳が各地で生産されている．

日本では江戸時代の『豆腐百珍続編』に「豆腐じい」という腐乳が3種取り上

げられているが，定着しなかったようである．沖縄では琉球王朝時代に中国との貿易が盛んで，腐乳も伝来したが，そのままのものは定着せず，紅腐乳のカビ培養を省き，塩分を控えめにし，泡盛を添加した諸味に漬けて熟成させる豆腐よう（とうふ）が開発された．

1.4 大豆油と大豆粕の利用

　大豆はおもに東アジアの特産品であり，世界的には20世紀になるまで他地域での生産はきわめて少なかった（USDA, 2011）．1900年代初頭，植物油抽出技術の発展と大豆粕の飼料としての優越性が注目され，アジアからヨーロッパへ大豆の輸出が増加した．第二次世界大戦によりアジアからの輸出が停止すると，米国での生産が急上昇し，大豆油はショートニング・マーガリンに加工され，製菓・製パン業などの規模拡大による需要を支えた．一方，大豆粕は高タンパク飼料として畜産業の拡大を支えた．1970年以降はブラジル，アルゼンチンでの生産も急拡大し，世界の生産量は急激に増大している．10年ごとの生産増をみると1970～1980年で4200～6200万tへ，年平均200万t増加し，2000～2010年では1億7600万～2億5600万tへ，年800万t増へと急激な増産が続いている．大豆粕を主要な飼料とするブロイラーの世界生産量をみると1970～1980年で740～1570万t，年84万t増から，2000～2010年では5280万～7330万t，年205万t増へと急拡大している．豚肉生産でも1970～2010年で2550万～1億100万t，年196万t増と順調な伸びを示している．これら多くの加工食品と豊富な畜肉の供給は20世紀の先進国の食生活をより豊かなものに変えてきた．21世紀になり発展途上国の経済発展が顕著となり，ますます畜肉や加工食品の需要が増大してきている．それを支える作物として大豆の生産はさらに進展すると考えられている（喜多村ほか編，2010）．

1.5 大豆粕（脱脂大豆）の食品への利用

　大豆から油を抽出した残りの大豆粕は，飼料として重要な位置を占めている．しかし大豆粕はタンパク質を50％前後含むことからこの有効利用法が研究され

た (Edmund and Khee, 1995). 1930年代以降, 脱脂大豆から分離大豆タンパクが調製され, カゼイン代替物としての利用や繊維状タンパクへの加工などが行われた. 1950年代以降, 脱脂大豆の酸洗浄, アルコール洗浄, 高温熱水抽出によるタンパク質変性などによりタンパク濃縮物 (タンパク質65%前後) の調製が行われるようになった. さらに, 大豆粉やタンパク濃縮物からエクストルーダーにより組織状肉類似物が低コストでつくられるようになり, 分離タンパクからの繊維状タンパクの調製はほとんどみられなくなった. これらの開発ははじめアメリカで行われたが, 日本へも導入され, 分離大豆タンパク, タンパク濃縮物, さらにこれらをエクストルーダー処理し組織状肉類似物, 脱脂グリッツやミートエクステンダーがつくられるようになった. 植物タンパク質では伝統的に小麦タンパク質 (麩, グルテン) が利用されてきたが, 現在では大豆タンパク質の利用が増加し, 畜肉・魚肉加工品やペットフード, さらには加工総菜食品などへの利用が拡大しつつある.

　日本では脱脂大豆が醤油原料の約80%を占めている (農林水産省総合食料局資料, 2006). 伝統的な方法では丸大豆が使用されるが, 発酵後油は分離除去される. 脱脂大豆を用いるとこの操作が不要となり, 大豆が破砕されているため, 発酵時間も短縮できる. しかし, 醤油のまろやかさや香りを演出するグリセリンや脂肪酸エステルは油から発酵で生じるもので, それらは少なくなる. そこで調整のため丸大豆からの醤油などとのブレンドが行われている. また, 脱脂大豆などを酸分解して調製するアミノ酸液も醤油製造の調整液として用いられている.

◆ 1.6　大豆の生産と消費 ◆

　大豆の生産は東アジアで3000～4000年前から始まり, 現在は北米, 南米, インドなどへも広がっている. しかし19世紀までは東アジアでの生産が主で, アメリカでの栽培が本格化したのは1940年以降である. しかし1980～1990年では世界生産量の約半分を占めるほどに急拡大した (USDA, 2011). 一方, ブラジルが1975年, アルゼンチンが1990年以降で1000万t以上の生産となり, 2005年以降では両者を合わせると世界生産量の半分を占めるようになった (図1.2). インドでも1990年以降生産量が着実に増加してきている. 2010年における世界

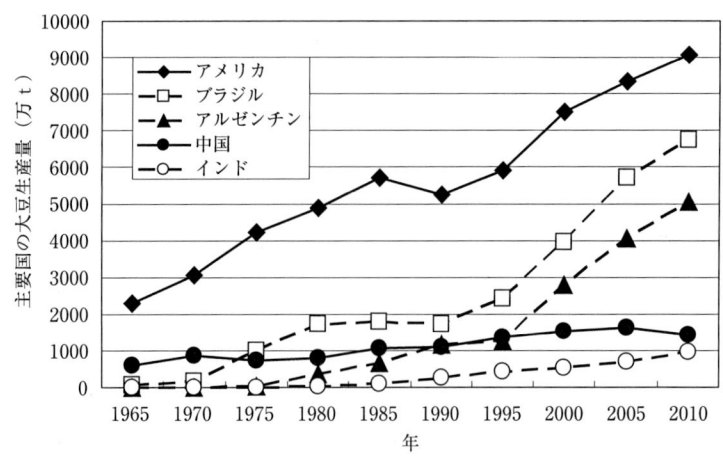

図 1.2 大豆生産主要国の大豆生産量の推移（FAOSTAT, 2011）

の生産量は 2 億 5000 万 t に達し，その約 90% が南北アメリカ大陸で生産されている．

米作地帯である東アジアでは，大豆がタンパク質を含む重要な副食として用いられ，加工法が発達してきた．一方，欧米ではタンパク質の摂取はおもに畜肉に依存している．第二次世界大戦により落ち込んだ消費は復興とともに増加し，畜産における飼料需要も高まった．また食品産業の復興と伸展により食用油脂の需要も増加した．大豆はそれらを満たす格好の作物であり，耕作適地であった北米，さらに南米大陸において急速に生産量を伸ばした．タンパク質を大豆そのものから摂るか，それとも畜肉に変換してから摂るかで大豆の加工法は大きく異なるが，いずれにしろ人間のタンパク源として重要な役割を果たしている．

世界の大豆消費量に対する食用大豆の割合は 1960 年代では 20%（650 万 t）であったが，大豆の生産量が増加するにつれその割合は減少し，2010 年では 6%（1530 万 t）となった（USDA, 2011）．実際の使用量は 50 年間で 650 万 t から 1530 万 t へと 2.4 倍に増加している．顕著に増加したのは 1990 年以降であり，1990 年から 2000 年で 890 万 t から 1100 万 t へ，さらに 2010 年では 1530 万 t へ増加している．この増加はおもに東アジアの国々での消費増によるもので，もともと大豆を利用していた人々が健康キャンペーンなどによって消費を増やしたためと考えられる．

大豆油はショートニングやマーガリンに加工され，食品産業の発展を支えてきたが，近年，加工油脂が健康とのかかわりで問題になっている．加工によって生じるトランス脂肪酸が血中の悪玉コレステロール値を上げ，血管疾患のリスクを上げるといわれている（WHO/FAO, 2003）．そのため天然の飽和度の高い脂肪酸（シス型）を多く含むパーム油などが注目され，生産量も急拡大し，大豆を抜いて世界一となってきた．一方，近年，地球温暖化と化石燃料の使用が問題となり，再生可能エネルギーとして植物油脂が注目されている．大豆油からの塗料，印刷インク，プラスチック，バイオディーゼル油などの生産が始まっている．

〔小野伴忠〕

文　献

陳　文華（1991）．農業考古，**22**(1)．
Erickson, D. R. (Ed.) (1995). *Practical Handbook of Soybean Processing and Utilization*, AOCS Press.
伊藤　寛・菊池修平（2003）．中国の豆類発酵食品，幸書房．
何　必醇著，福田　浩訳（1988）．豆腐百珍，教育社．
賈　思勰著，西山武一・能代幸雄訳（1969）．斉民要術，アジア経済出版会．
郭　文韜著，渡部　武訳（1998）．中国大豆栽培史，農山漁村文化協会．
喜多村啓介ほか編（2010）．大豆のすべて，サイエンスフォーラム．
小畑弘巳ほか（2007）．植生史研究，**15**, 97-114.
岡田康弘（2000）．三内丸山遺跡に見る縄文文化と食料，育種学最近の進歩，**42**, 3-5.
岡本　奨・渡部　研（1976），湯葉，東京農工大学食品化学研究室同窓会．
大久保一良（2000）．大豆の健康宣言，日本食品出版．
小野伴忠（1999）．*New Food Industry*, **41**, 65-78.
USDA (2011). PS&D Online January 2011.
WHO/FAO (2003). http://www.who.int/dietphysicalactivity/publications/trs916/en/
Wilkens, W. F. *et al.* (1967). *Food Technol.*, **21**, 1630-1633.
山内文男・大久保一良編（1992）．大豆の科学，朝倉書店．

2 大豆の生物学

❧ 2.1 マメ科植物と大豆の起源種 ❧

2.1.1 マメ科植物

　マメ科植物はラン科（Orchidaceae），キク科（Asteraceae）に次ぐ大きな植物グループで約650属，1万8000種からなり，経済的に重要な作物を含むグループである（Duke, 1986；前田，1987；吉田，2000；渡部ほか，1977）．マメ科（Fabaceae または Leguminosae）を構成する亜科には3種あり，ジャケツイバラ亜科（Caesalpinioideae），ミモザ亜科（ネムノキ亜科）（Mimosoideae），マメ亜科（ソラマメ亜科）（Faboideae）に分類され，小型の一年生草本から多年生の木本まで多様である．ジャケツイバラ亜科は熱帯の樹木を中心としたスオウ（*Caesalpinia sappan* L.）やセンナ（*Senna alexandrina* Mill.）など約2800種，ミモザ亜科は南半球に多い小型の樹木からなりオジギソウ（*Mimosa pudica* L.）やアカシア（*Acacia* 属）など約2800種ある．マメ亜科は約1万2000種からなるマメ科最大の亜科で世界中に広く分布し，大部分が一年生の植物である．ダイズ（*Glycine max* (L.) Merr.）やインゲンマメ（*Phaseolus vulgaris* L.），ラッカセイ（*Arachis hypoogaea* L.）など多くの栽培マメ類がこのマメ亜科に属する．

　マメ科植物の利用部位は子実のほか茎葉や塊根であり，食料や飼料としての利用のほか，ゴム，繊維，染料，木材，紙などの工芸作物や薬用植物としても活用されるなど多岐にわたっている．

　マメ科植物の中には,神経毒となる β-N-オキサリルアミノアラニン（BOAA）を含有するガラスマメ（*Lathyrus sativus* L.）や消化管内で吸収阻害を引き起こすコンカナバリンAを含有するナタマメ（*Canavalia gladiate* (Jacq.) DC.），青

2.1 マメ科植物と大豆の起源種

表 2.1 おもな食用マメ科作物の原産地

学 名	英 名	和 名	原産地
Arachis hypogaea L.	Groundnut, Peanut	落花生	熱帯南アメリカ
Cajanaus cajan Millsp.	Pigion pea	キマメ	インド
Canavalia gladiate (Jacq.) DC.	Sword bean	ナタマメ	熱帯アジア
Cicer arietinum L.	Chickpea, Bengal gram	ヒヨコマメ	東地中海，北東アフリカ，東南アジア
Glycine max (L.) Merr.	Soybean	大豆，ダイズ	東アジア
Inga edulis Mart.	Ice cream bean	パカエ，アイスクリームビーン	中央アメリカ
Lablab purpureus (L.) Sweet	Hyacinth bean, Bonavist bean	フジマメ	東南アジア
Lathyrus sativus L.	Lathyrus pea, Grass pea, Chickling vetch, Khesari dhal	ガラスマメ	南ヨーロッパ，西アジア
Lens culinaris Med.	Lentil, Split pea	ヒラマメ，レンズマメ	地中海東部，西アジア
Lupinus spp.	Lupin	ルーピン	アフリカ，欧州，南米
Macrotyloma uniflorum	Horse gram	ホースグラム	東南アジア
Parkia clappertoniana	Locust bean	ニシアフリカフサマメ	熱帯アフリカ
Phaseolus lunatus L.	Lima bean, Sieva bean, Butter bean	ライマメ	熱帯アメリカ
Phaseolus vulgaris L.	Bean, Haricot bean, Kidney bean, French bean, Snap bean	インゲンマメ	中央・南アメリカ
Pisum sativum L.	Pea, Garden pea, Field pea	エンドウ	インド〜地中海
Psophocarpus tetragonolobus (L.) D.C.	Winged bean, Goa bean	シカクマメ	インドまたはインド洋よりの地域
Vicia faba L.	Broad bean, Horse bean, Fava bean	ソラマメ	地中海，西南アジア
Vigna angularis (*Phaseolus angularis* L.)	Azuki bean	小豆，アズキ	東アジア
Vigna mungo Hepper	Black gram, Urd	ケツルアズキ	熱帯アジア
Vigna radiata R. Wilczek	Green gram, Mung bean	リョクトウ	熱帯アジア
Vigna subterranea (L.) Verdc.	Bambara groundnut	バンバラマメ	西アフリカ
Vigna umbellata (Thunb.) Ohwi et Ohashi	Rice bean	タケアズキ	インド
Vigna unguiculata (L.) Walp.	Cowpea, Blackeye pea, Blackeyed bean	ササゲ	インド，中央・西アフリカ

表2.2 根粒菌（*Rhizobium* 属）の交互接種群

交互接種群	根粒菌	宿主となるおもなマメ科植物
アルファルファー群	*R. meliloti*	ウマゴヤシ属（*Medicago*）
クローバー群	*R. trifolii*	クローバー属（*Trifolium*）
エンドウ群	*R. leguminosarum*	ソラマメ，エンドウ，レンリソウ群（*Lathyrus*）
インゲンマメ群	*R. phaseoli*	インゲンマメ
ルーピン群	*R. lupin*	ルーピン（*Lupinus* spp.）
ダイズ群	*R. japonicum*	大豆，ツルマメ
ササゲ群	*R.* spp.	落花生，ナタマメ，ササゲ，小豆，クロタラリア（*Crotalaria juncea* L.）

酸配糖体を含有するライマメ（*Phaseolus lunatus* L.）やナタマメなど，毒物を含有する種がある．

一方，多くのマメ科植物では根に根粒菌が感染し「根粒」と呼ばれる顆粒が形成され，マメ科植物と根粒菌の間に共生関係が成立する．根粒菌は大気中の窒素を還元して生成したアンモニアを宿主のマメ科植物へ供給し，宿主からは光合成産物をエネルギー源として受け取る．根粒菌とマメ科植物の親和性には差があり，根粒菌はそれぞれ特定のマメ科植物と共生する．この親和性の高い組み合わせを交互接種群という．

2.1.2 大豆の起源種

大豆の学名は *Glycine max* (L.) Merr. とされ，分類学的には緑色植物門（Chlorophyta），維管束植物亜門（Tracheophytina），被子植物綱（Angiospermopsida），双子葉植物亜綱（Dicotyledoneae），バラ目（Rosales），マメ科（Leguminosae），*Glycine* 属，*Soja* 亜属に属する一年生草本である．*Soja* 亜属には祖先野生種とされるツルマメ（野生大豆，野豆）（*G. soja* Sieb. et Zucc.）が含まれ，日本や中国など東アジアに広く分布している．ツルマメは大豆と同様に一年生植物であるが，種子は栽培大豆に比べ小さく黒色または褐色で，硬実性やつる性などの特徴もあり，栽培種と大きく異なる．しかし，ツルマメは栽培種と容易に交雑し遺伝子交流の障害となる隔離機構がないため，これらは同一種の亜種とする見方もある．また，中国東北地方にみられる栽培大豆とツルマメの形態的中間型は Skvortzow により *G. gracilis* として分類されたが，生理形態形質の比較から *G. max* の一品種として位置づけられ，*gracilis* の種としての

分類は支持されていない（喜多村，2010）.

2.2 大豆の育種と品種

2.2.1 わが国の大豆育種組織の変遷とおもな育成品種

わが国における近代的な大豆育種は，1893年に設立された農商務省農事試験場・東奥支場で品種比較試験が始まり，1910年から農事試験場・陸羽支場において純系分離法，交雑育種法による品種改良が本格化した（喜多村，2010；小島，1987；海妻ほか，2003）．北海道では北海道農事試験場で，1908年から遺伝研究を目的とした交配，1949年から北海道中央および南部地方向けの育種試験が開始された．

1935年には秋田県立農業試験場大館試験地，茨城県立農事試験場石岡試験地，熊本県立農業試験場寒冷地試験地が農林省の指定試験地として大豆育種に着手し，農事試験場・奥羽試験地とこれら3指定試験地による大豆育種の全国的組織が発足した．3指定試験地は1947年には国の直営事業となり，さらに佐賀農事改良実験所春日試験地が加わった．この時期の主要育成品種としては「農林2号」が育成されており，その後の交配母本や遺伝子解析のための基本素材として利用されている．

1950年代に入ると，東北農業試験場刈和野試験地と国の指定試験地となった茨城県立農事試験場，熊本県農業試験場，佐賀県農業試験場で育種事業が実施されたが，1960年代の高度成長期に大豆作付面積が激減し，北海道農業試験場の育種試験は1963年，茨城県および佐賀県農業試験場の指定試験地は1965年に廃止された．熊本県農業試験場の指定試験地は1970年に廃止となり，九州農業試験場に引き継がれた．一方，1956年に北海道立農業試験場十勝支場，1966年に北海道立中央農業試験場，1961年に長野県農業試験場桔梗ヶ原分場が，輸入自由化に対応するための良質多収品種の育成と増収法確立のため，新たな指定試験地として設置された．作付面積第2位の「エンレイ」をはじめ，ダイズシストセンチュウ・レース3抵抗性の「ネマシラズ」や「トヨスズ」，極大粒の「ユウヅル」など，大豆育種の基礎となる品種が数多く作出された．

1975年以降は，東北農業試験場（現 農研機構東北農業研究センター）は寒冷

地向け，九州農業試験場（現 農研機構九州沖縄農業研究センター）は暖地向けの育成を分担，また，指定試験地では北海道立十勝農業試験場（現 北海道立総合研究機構十勝農業試験場）および北海道立中央農業試験場（現 北海道立総合研究機構中央農業試験場）は寒地向け，長野県農業試験場桔梗ヶ原分場（現 長野県野菜花き試験場）は温暖地向けを担当した．同時に関係道県に特性検定試験地および系統適応性検定試験地が設置され，生態育種に根ざした育種体制が構築された．その後，中国農業試験場（現 近畿中国四国農業研究センター）および農業研究センター（現 作物研究所）が大豆育成地に加わったこと，独立行政法人化などによる組織名称の変更があったことを除き，おおむねこの枠組みで大豆育種が進められてきたが，2010年には指定試験地業は廃止された．この時期には，作付面積が第1位の「フクユタカ」や第3位の「タチナガハ」，第4位の「リュウホウ」，第5位の「ユキホマレ」などの優良品種が多数育成された．また，子

表2.3 大豆品種の作付順位と主要用途（2008年，上位20品種）

順位	品種名	作付面積(ha)	作付割合(%)	主要用途	育成地
1	フクユタカ	33,817	23.0	豆腐	九州農業試験場
2	エンレイ	18,823	12.8	豆腐，煮豆，味噌	長野県農業試験場桔梗ヶ原分場
3	タチナガハ	11,581	7.9	豆腐，煮豆	長野県中信農業試験場
4	リュウホウ	10,698	7.3	豆腐，煮豆	東北農業試験場
5	ユキホマレ	8,962	6.1	煮豆，納豆，味噌	北海道立十勝農業試験場
6	ミヤギシロメ	4,812	3.3	煮豆，豆腐，その他	在来種
7	おおすず	4,530	3.1	豆腐，煮豆	東北農業試験場
8	サチユタカ	4,200	2.9	豆腐	九州農業試験場
9	タンレイ	3,995	2.7	豆腐	長野県中信農業試験場
10	トヨムスメ	3,148	2.1	煮豆，豆腐	北海道立十勝農業試験場
11	スズマル	3,110	2.1	納豆	北海道立中央農業試験場
12	オオツル	2,980	2.0	煮豆，豆腐，味噌	長野県中信農業試験場
13	むらゆたか	2,507	1.7	豆腐	佐賀県
14	納豆小粒	2,384	1.6	納豆	在来種
15	黒大豆	1,870	1.3	煮豆	在来種
16	ナンブシロメ	1,811	1.2	豆腐	東北農業試験場
17	ナカセンナリ	1,638	1.1	豆腐，味噌	長野県
18	あやこがね	1,585	1.1	豆腐，味噌	長野県中信農業試験場
19	トヨコマチ	1,570	1.1	煮豆，豆腐	北海道立十勝農業試験場
20	丹波黒	1,430	1.0	煮豆	在来種

実の成分改変育種が積極的に進められ，青臭みの原因となるリポキシゲナーゼを欠失した「いちひめ」や「エルスター」，「すずさやか」，グループ A アセチルサポニンを欠失させ不快味成分を低減した「きぬさやか」，タンパク質の 11S グロブリン量を増大した「ゆめみのり」，「なごみまる」，タンパク質の 7S グロブリン量を増大させ機能性を強化した「ななほまれ」が育成された．さらに，DNA 情報を利用してハスモンヨトウ抵抗性の「ふくみのり」，ダイズシストセンチュウ・レース 1 抵抗性の「ユキホマレ R」が育成された．

2.2.2 育種法の変遷

育種法には，①在来種の比較，②純系分離法，③交雑育種法，④突然変異育種法，⑤遺伝子組み換えがある（喜多村，2010；小島，1987；海妻ほか，2003）．大豆においては優良品種決定のための在来種比較試験が 1883〜1909 年に実施され，1910 年には純系分離法が導入された．交雑育種法は純系分離法とほぼ同時期に導入され，現在まで主要な育種法となっている．1960 年代には突然変異育種法が導入され，大豆気乾種子への ^{60}Co による γ 線照射が利用された．その結果，オリジナル品種に比べ早生化した「ライデン」，「ライコウ」，「ワセスズナリ」，「コスズ」が育成されたほか，枝豆用品種の「紫ずきん」，「あおもり豊丸」や青豆の「あきたみどり」が育成された．1960 年代後半からは子実成分改変のために γ 線照射が利用され，子実中のリポキシゲナーゼ・アイソザイムがすべて欠失した「いちひめ」，7S グロブリンの α サブユニットが欠失した「ゆめみのり」が育成された．遺伝子組み換えによる育種はアメリカにおいて積極的に取り組まれ，除草剤耐性を付与したラウンドアップ・レディー品種が育成され，多くの大豆生産国に普及している．一方，わが国では農業生物資源研究所やいくつかの大学で研究素材としての遺伝子組み換え体を得ているが，大豆品種育成の現場には諸般の事情から導入されていない．

大豆の品種育成は，草姿や子実の外観品質を達観や生育調査データに基づき評価することで有望系統を選抜してきた．また，簡易・迅速に分析できる近赤外分光分析による子実成分の分析技術が確立した 1980 年代後半からは，タンパク質含有率や粗脂肪含有率，全糖含有率などに基づく選抜が積極的に実施された．ダイズシストセンチュウやダイズモザイクウイルスなどの抵抗性育種ではシスト

汚染土壌を用いた検定や人工接種検定が実施され，病虫害に対する抵抗性品種が数多く作出されている．近年，遺伝子研究が急速に進展しており，2008年にはアメリカのエネルギー省と農務省が協力して得た大豆ゲノムの塩基配列情報を「Glyma*.*」として公開している（http://www.phytozome.net/soybean/）．わが国でも農業生物資源研究所を中心にゲノム研究が進められており，品種育成地ではゲノム情報をもとにした選抜と連続戻し交雑を行っている．

2.2.3 大豆品種の分類

大豆品種の分類には，用途に基づく分類と形態的特性による分類がある（喜多村，2010；斎藤，1980）．

用途に基づく分類では，タンパク質などの子実成分の多少や，子実の大きさ・形・色などにより，豆腐用，味噌用，納豆用，煮豆用，きな粉用，もやし用，枝豆用などに分類される．海外では製油用が多く，しぼり粕は飼料や醤油および分離タンパクの原料となる．

一方，形態的特性による分類では，花色や子実の色，へそ（臍）色，子葉色，植物体の毛茸の特徴（色，形，多少），葉形，茎・枝の形態（帯化など），茎の伸び方を示す伸育型，開花期や成熟期による早晩性や生態型がある．生態型による分類には，夏秋型による分類（永田，1949, 1950）や，開花まで日数と結実日数の長短による分類（福井ほか，1951），成熟期に基づいて000～Xの13段階に分

表2.4 形態などによる分類の例

形　質	分　類	形　質	分　類
伸育型	有限，無限，半無限など	種皮色	黄，緑，褐，黒，斑色など
毛茸色	白，褐	へそ色	黄，褐，緑，黒など
毛茸の多少	無，粗，中，密	生態型	夏大豆型，中間型，秋大豆型
小葉の形	槍形，三角形，鋭先卵形，卵形	成分の含有率（粗タンパク質，粗脂肪など）	低，中，高など
小葉の数	3枚葉，5枚葉，7枚葉	成分（7Sタンパク質，リポキシゲナーゼなど）	無，有
花色	白，紫	耐病虫性（ウイルス，シストセンチュウ抵抗性など）	感受性，抵抗性など
子実の大きさ	極小，小，中，大，極大など		
子実の形	球，扁球，楕円体，扁楕円体		

類するアメリカにおける成熟期群分類がある．

このうち，夏秋型による分類は，西日本にみられた春季に播種し夏季に収穫する夏大豆作と，夏季に播種し秋季に収穫する秋大豆作において栽培される品種特性の違いから区分するものである．具体的には，春播きしても正常に生育して開花・結実する品種を夏大豆型，春播きすると茎葉が徒長・蔓化し正常な開花・結実が行われにくい品種を秋大豆型，これらの中間にある品種を中間型としている．おおむね夏型大豆が北海道，中間型が東北地方，秋大豆型が関東以西で栽培される品種が該当するが，北海道の品種を温暖地で栽培すると腐敗するなどにより順調に結実しない場合がみられるため，夏型大豆として分類される北海道品種と西日本における夏型大豆品種とは必ずしも一致しない．

2.2.4 遺伝資源の重要性

大豆主要生産国のアメリカおよびブラジルの大豆の単収は過去50年間でそれぞれ約2倍および3倍に増加し，両国ともに300 kg/10 aに迫っている（図2.1）（喜多村，2010）．一方，わが国では約1.4倍と増加率は低く，しかも1985年以降は150 kg/10 a程度の横ばいで推移している．この原因は，わが国の大豆作が水田転換畑での栽培が多く，湿害などの水分ストレスを受けやすいためと考えられている．また，品種開発においても，収量性や安定生産の点で従来品種を大きく超える新品種を育成できない結果とも考えられる．これは近年進められた大豆育種が，重要病虫害抵抗性の付与や品質向上を主要目標にしたため，特定の遺伝資源の多用や遺伝的背景が近いものどうしの交配が増えた結果かもしれない．

こういった問題を解決するためには，海外を含む遺伝資源を利用し遺伝的多様性を高めるとともに，収量性の向上や新たな有用形質の導入をめざした品種育成を積極的に進める必要がある．ただし遺伝資源には伸育性や粒大，へそ色などの点で国内の栽培品種と大きく異なるものが多いことから，計画的・長期的な視野で取り組む必要がある．

わが国では農業生物資源研究所・農業生物資源ジーンバンクがツルマメを含む大豆遺伝資源7369点，文部科学省のナショナルバイオリソースプロジェクトで開設されたLegume Baseが品種・国内野生系統を約1400点のほか，組み換え自殖系統（RILs）や突然変異体を保存しており，独自に収集・保存している

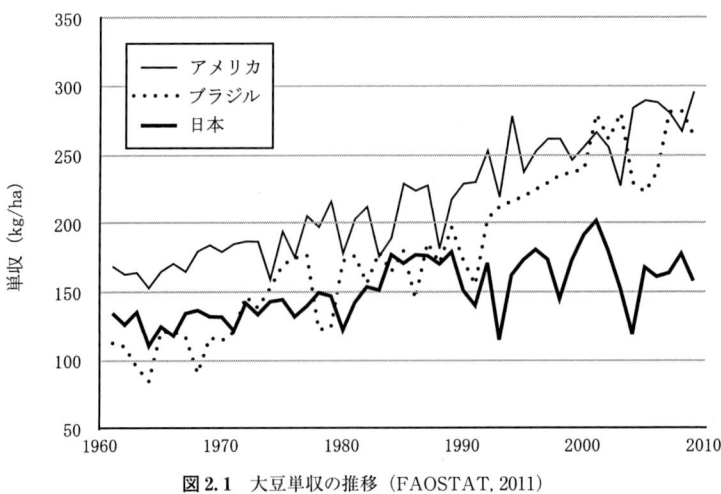

図 2.1　大豆単収の推移（FAOSTAT, 2011）

道県の試験研究機関もある．一方，アメリカにおいては農務省（USDA）が1万9000点を超える大豆遺伝資源を保有する．

遺伝資源の利用においては，「生物多様性条約」(1992年)が原産国の権利保護を謳い，品種や在来遺伝資源を知的財産に位置づける考え方が広まっていることから，これら権利を侵害しないよう配慮する必要がある．

2.3 大豆子実の形態

大豆子実は胚乳が圧縮された形で残る不完全無胚乳種子で，種皮，胚軸および子葉からなる．

種皮は外側から柵状組織，柱状組織，柔組織，糊粉層，圧縮胚乳組織からなり，その他にへそが含まれる．へその色には黄，淡褐，褐，黒，種皮色には黄白，黄，褐，赤，緑，黒，斑色（鞍掛）などがあり，へその着色や種皮色の抑制に関与する I 座（$I / i / i$-i / i-k, 抑制/着色/臍着色/鞍掛），種皮色に関与する R 座（R / r-m / r, 黒/褐に黒の斑/褐），O 座（O / o, 褐/赤茶），G 座（G / g, 緑/黄），毛茸色に関与する T 座（T / t, 褐毛/白毛），および，花色に関与する $W1$ 座（$W1 / w1$, 紫/白）の組み合わせにより多様な種皮色が生じる（海妻ほか，2003；農林水産技術会議事務局，2002）．わが国で栽培される大豆の大部分は黄または黄白

で主として豆腐用に利用され、黒は煮豆、鞍掛または緑は浸し豆に利用される。柵状組織の外側にはクチクラ層が形成され、一般に亀裂が存在する。

胚軸は子実においては幼根と幼芽を合わせた組織のことで、幼植物においては地際部から子葉までの茎（下胚軸）と子葉から初生葉までの茎（上胚軸）となる。下胚軸の表皮色は花色に関与する $W1$ 座によって制御されており、$W1$ で紫、$w1$ で緑となる。

子葉は子実重量の約 95% を占め、種子の発芽や初期生育に必要な栄養のほとんどがタンパク質および脂質の形で保存されている。子実の子葉の色には黄と緑があり、核遺伝するものと細胞質遺伝するものがある。

2.4 大豆の生化学

2.4.1 根粒における窒素代謝

大豆子実にはタンパク質が約 35% 含まれる（海妻ほか、2003、有原；2000）。一般に子実 100 kg を生産するために 7～9 kg の窒素が必要とされ、大豆の収量を決定する第一の要因は窒素である。開花期までの窒素蓄積量は最終的な窒素量の 20% 程度で、開花期以降の窒素同化の確保が重要とされ、必要とされる全窒素の 50～80% を根粒が担っている。

大豆の根には他のマメ科植物の多くと同様に根粒が形成され、根粒菌との間に共生関係が成立する。大豆に感染した根粒菌（バクテロイド）は感染細胞の中で根粒菌自体がもつニトロゲナーゼにより空中窒素からアンモニアを生成する。生成されたアンモニアはバクテロイドから感染細胞中へ放出され、グルタミン、グルタミン酸を経由しキサンチンとなる。キサンチンは非感染細胞に移動し尿酸を経てウレイド（アラントインおよびアラントイン酸）となり、導管を通して根から地上部へ運搬される。

根粒形成は大豆と根粒菌のシグナル交換から始まる。大豆の根からはダイゼインやゲニステイン、クメステロールなどのフラボノイド化合物が分泌され、これを根粒菌が受け取り Nod ファクターとなるキチンオリゴサッカライドを合成し、これが大豆側の根粒形成を始動させる。根粒菌の宿主特異性はこれらフラボノイド化合物や Nod ファクターの構造が異なっていることにより生じる。大豆と根

粒菌の相互認識後は，大豆根毛のカーリング，根粒菌の大豆根への侵入，感染糸の形成，根粒形成のための皮層細胞の分裂が起こり，根粒が形成されることになる．大豆側の根粒を形成するための遺伝子は *nodulin* 遺伝子と呼ばれ，50以上の遺伝子が報告されている．

2.4.2　貯蔵タンパク質の生合成

大豆子実の主要貯蔵タンパク質には β-コングリシニン（conglycinin）とグリシニン（glycinin）があり，これまで栄養性，健康機能性，食品加工における機能特性に着目した研究や遺伝子発現研究の対象となってきた（種子生理生化学研究会，1995；森田，2000；Ishikawa et al., 2006；Teraishi et al., 2001）．

β-コングリシニンは α，α' および β サブユニットから構成され，β-コングリシニンの生成には15遺伝子が関与するとされる．このうち，α' サブユニットは *CG-1* 遺伝子，α サブユニットは *CG-2* および *CG-3* 遺伝子によってコードされる．β-コングリシニンに関する変異大豆には，「毛振」,「秣食豆公503」,「刈系434号」,「ゆめみのり」,「QT2」などがある．「毛振」では α' サブユニットが生成されず，これは本サブユニットをコードする *CG-1* 遺伝子が欠損した結果である．「秣食豆公503」は α および β サブユニットの生成量が激減した遺伝資源であり，α サブユニットをコードする *CG-2* および *CG-3* 遺伝子のうち *CG-3* 遺伝子が欠損している．「刈系434号」はこれら2種類の変異大豆を利用して作出

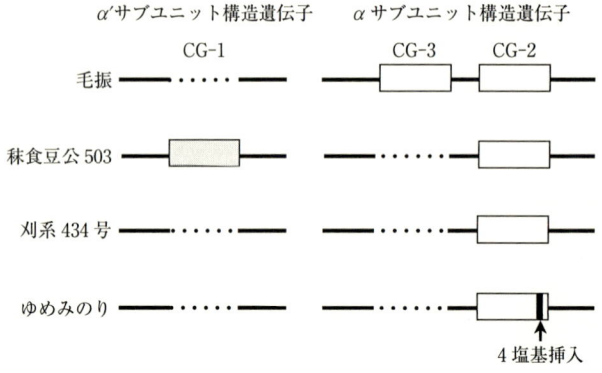

図2.2　変異大豆における β-コングリシニン α' および α サブユニットの遺伝子構造（Ishikawa et al. (2006) より作成）

した系統で，α' サブユニットを欠失し，かつ，α および β サブユニットの生成量が激減している．本系統は「毛振」から $CG\text{-}1$ 遺伝子の欠損，「秣食豆公 503」から $CG\text{-}3$ 遺伝子の欠損を受け継いでいる．また，「ゆめみのり」は「刈系 434 号」の種子に γ 線照射して得られた α および α' サブユニット同時欠失の突然変異体から育成された品種である．本品種の α サブユニット欠失性は $CG\text{-}2$ 遺伝子の上流域にアデニンが 4 つ付加的に挿入されたことにより終止コドンが生じ，α サブユニット合成が早い段階で止まってしまうことに起因する．一方，「QT2」はツルマメの中から見出された β-コングリシニン欠失変異体であり，α, α' および β サブユニットのすべてを同時に欠失する．この変異はジーンサイレンシングに関与する $Scg\text{-}1$ が原因遺伝子と考えられている．$CG\text{-}1$ 遺伝子などのタンパク質サブユニットの欠失性が劣性ホモ型で発現するのに対し，$Scg\text{-}1$ 遺伝子では優性型で欠失となる．

　グリシニンは酸性ポリペプチド（A）と塩基性ポリペプチド（B）がジスルフィド（S-S）結合により結合してできている．アミノ酸配列の類似性から $A_{1b}B_2$, $A_{1a}B_{1b}$, A_2B_{1a}, A_3B_4, $A_4A_5B_3$ の 5 種のサブユニットからなり，これらが 3 量体をつくり，さらに 2 段に重なり，6 量体の分子を形成し，大豆子葉細胞のプロテインボディ中に貯蔵されている（森田，2000）．DNA 配列の類似性からグループ I （$A_{1b}B_2$, $A_{1a}B_{1b}$, A_2B_{1a}），グループ IIa（$A_4A_5B_3$），グループ IIb（A_3B_4）に分けられる（3.2.4 項参照）．$A_4A_5B_3$ の欠失変異種があり，また A_3B_4 欠失変異種がツルマメから得られている．さらに，放射線突然変異でグループ I 欠失種が作出されている．これらの交雑からグリシニン欠失種を集積し，戻し交配によりグリシニン欠失大豆が作出された．「ななほまれ」は「タマホマレ」に戻し交配したグリシニン欠失大豆である．グリシニン欠失大豆では β-コングリシニン含量が増加し，新たな機能性による用途開発が行われている．

　また，グリシニン完全欠失系統と β-コングリシニン欠失の QT2 系統の交雑から，両タンパク質欠失の系統が得られている（Takahashi *et al.*, 2002）．

〔髙橋浩司〕

文　献

有原丈二（2000）．ダイズ安定多収の革新技術－新しい生育のとらえ方と栽培の基本，農山漁村文化協会．

Duke, J. A. 著,星合和夫訳(1986).世界有用マメ科植物ハンドブック,財団法人雑豆輸入基金協会.
Ishikawa, G. *et al.* (2006). *Mol. Breeding*, **17**, 365.
郭　文韜著,渡部　武訳(1990).中国大豆栽培史,農山漁村文化協会.
喜多村啓介編(2010).大豆のすべて,サイエンスフォーラム.
小島睦男編(1987).総合農業研究叢書,**10**,農林水産省農業研究センター.
前田和美(1987).マメと人間—その一万年の歴史,古今書院.
森田雄平(2000).大豆蛋白質,光琳.
農林水産技術会議事務局編(2002).農林水産研究文献解題,**27**,農林統計協会.
斎藤正隆ほか(1980).大豆の生態と栽培技術,農山漁村文化協会.
種子生理生化学研究会編(1995).種子のバイオサイエンス,学術出版センター.
Takahashi, M. *et al.* (2002). *Planta*, **217**, 577-586.
Teraishi, M. *et al.* (2001). *Theor. Appl. Genet.*, **103**, 1266-1272.
海妻矩彦・喜多村啓介・酒井真次編(2003).総合農業研究叢書,**44**,農業技術研究機構中央農業総合研究センター.
渡部忠世ほか(1977).食用作物学概論,農山漁村文化協会.
吉田よし子(2000).マメな豆の話—世界の豆食文化をたずねて,平凡社新書.

3 大豆の化学

❰ 3.1 一般成分 ❱

　大豆が昔から栄養豊富な食物であるといわれ，畑の肉と呼ばれているのは周知のとおりである．これは，この植物の種子が多くのタンパク質を含んでいるだけでなく，アミノ酸バランスにおいても優れていることに基づいている（Smith and Circle 編，1974；山内・大久保編，1992）．たとえば，必須アミノ酸として重要なリジンの種子の単位重量当たりの含量は，精白米，小麦，トウモロコシなどと比べ，数倍になっており，これらの穀物に不足しているリジンを補足する効果に優れていることを示している（鎌田，2003）．そのため，日本の伝統食品である豆腐や納豆の利用は，米に不足するリジンを補い，米のタンパク質の利用効率をも上げる，栄養学的にも優れた方法であるといえる．一方，大豆は油糧種子と呼ばれる一群の種子類の1つで，多くの油を含んでいる．通常使われている調理用の油，てんぷら油やサラダ油は大豆油を主要な原料としてつくられるものが多い．また，植物性マーガリンなどに使われている固体状の硬化油の原料にもなっ

表 3.1　日本食品標準成分表 2010 による大豆の成分組成（主成分と無機質，値は可食部 100 g 当たり）

成分名	廃棄率	エネルギー		水分	タンパク質	脂質	炭水化物	灰分	無機質								
									ナトリウム	カリウム	カルシウム	マグネシウム	リン	鉄	亜鉛	銅	マンガン
単位	%	kcal	kJ	g					mg								
値	0	417	1745	12.5	35.3	19	28.2	5	1	1900	240	220	580	9.4	3.2	0.98	1.9

ている．また，大豆は灰分が多く，さまざまな無機質の重要な供給源となる．主要成分と無機質の含量について，表3.1に示した．

3.1.1 窒素成分

大豆の窒素成分のほとんどを占めるのがタンパク質である．大豆を利用した食品の多くは伝統的なものも近代的なものも，植物としては特異的に大量に含まれるタンパク質の特性を利用したものである．大豆タンパク質の主成分は，グリシニンと β-コングリシニンと呼ばれる2種類のグロブリンで，水抽出が可能なことが特徴である．また，水に溶けているタンパク質が加熱によって水を含んだままゲル化することもマメ科種子のタンパク質の特性で，植物タンパク質の中でも特徴的なものといえる．大豆タンパク質の加工利用の中心は，これらゲル化能のほか，やはりある程度溶けていることの必要な乳化能の利用などが中心となる（山内・大久保編，1992）．

3.1.2 脂質

大豆はタンパク質とともに脂質を多く含む（約20%）ことが特徴である．大豆の脂質の特徴は，不飽和脂肪酸，とくに多価不飽和脂肪酸に富んでいることで，主成分はリノール酸である．この成分は，コレステロール低下作用と関連して注目されている（日本食品工業学会編，1992）．

大豆胚軸中には，シトステロールなどの植物ステロールが含まれ，血中コレステロールの低下作用などがある．また，ビタミンEの含量が多く，油脂の酸化を防ぐとともに，体内に吸収されれば，体内のさまざまな酸化ストレスに対する防御作用がある（藤原，2002）．

大豆から抽出した大豆原油には，少量のリン脂質が含まれる．これを分離することにより大豆レシチンが得られる．これは，食品用乳化剤として広く利用されている．

3.1.3 糖質

大豆の食物繊維以外の糖質としては，デンプンはほとんど含まれず，その成分はおもにショ糖，スタキオース，ラフィノースなどのオリゴ糖類である．これら

は，腸内ガス発生因子として嫌われたが，最近，腸内のビフィズス菌の増殖を促進するとして注目されている．

3.1.4 その他の微量成分

大豆の栄養微量成分として挙げられるのは，まずビタミン B_1 である．大豆のビタミン B_1 含量はかなり高く，有効な供給源と考えられる（福場編，1984）．

大豆はビタミンEを多く含む．ビタミンEはトコフェロールとも呼ばれ，抗酸化性をもつことがよく知られている．そのほかの微量成分としては，最近コレステロール低下作用との関連で注目されるサポニン類などを含んでいる．サポニン，イソフラボンなどの配糖体のうち，サポニンは，大豆製品の不快味成分であるが，がん予防効果，抗ウイルス作用，抗酸化作用などが報告されている（日本食品工業学会編，2003）．また，イソフラボンは，女性ホルモン類似物質として，がん予防，更年期症状緩和，骨粗しょう症の予防などの生理機能が報告されている（食品機能性の科学編集委員会編，2008）．

大豆中に含まれるフィチン酸は強いキレート力をもち，ミネラル類の吸収を阻害することが知られており，これを除去する技術が研究されている（山内・大久保編，1992）．

〔鎌田慶朗〕

文　献

藤原葉子（2002）．食の科学，**289**, 31-37.
福場博保編（1984）．大豆，女子栄養大学出版部．
鎌田慶朗（2003）．*Ajico News*, **208**, 31.
日本食品工業学会編（1992）．食品工業における科学・技術の進歩 V，光琳．
日本食品工業学会編（2003）．食品工業における科学・技術の進歩 X，光琳．
農林水産省（2007）．わが国の油脂事情（油脂編）．
Smith, A. K. and Circle, S. J. 編，渡辺篤二・柴崎一雄監訳（1974）．大豆タンパク質，建帛社．
食品機能性の科学編集委員会編（2008）食品機能性の科学，産業技術サービスセンター．
山内文男・大久保一良編（1992）．大豆の科学，朝倉書店．

3.2　タンパク質

当初，成分組成を明らかにする技術がなかったころには，大豆のタンパク質全

体にグリシニンの名前を与えていたが，その後，超遠心分析を用いた研究により，沈降定数に基づく命名法が提案された．超遠心分析法とは，溶液中における物質の大きさによって沈降速度が異なることを利用する方法で，各物質の分子量が推定できる．大豆タンパク質は，大きさによりほぼ4成分に分かれ，それぞれの沈降定数（S値）の小さい順に2S, 7S, 11S, 15Sグロブリンと呼ばれた（渡辺ほか，1987）．

続いて，電気泳動法や免疫学的手法が導入されるようになると，大豆のタンパク質が超遠心分析で分離したものよりももっと複雑であることが明らかとなってきた．詳しくは，3.2.2項で述べることとする．

大豆タンパク質の主成分は，グリシニン（11Sグロブリン）とβ-コングリシニン（7Sグロブリンのうちの大部分）である．なお，これらの成分の名称は，免疫学的手法から導かれたものだが，現在でもカッコ内の名称も広く用いられている．それぞれは約同量含まれ，貯蔵タンパク質全体の80％程度を占める．これらは大豆タンパク質を食品に利用する場合重要な役割を果たすと考えられ，研究の目標としてまずとりあげられた．タンパク質の分離については3.2.2項を参照されたい．

一方，β-コングリシニンやグリシニンは溶液中で1本のポリペプチド鎖から成り立っているのでなく，球状になったポリペプチドの鎖が数個集まってできていることが明らかとなってきた．この構成要素の鎖のことをサブユニットといい，サブユニット構造あるいは四次構造をもつタンパク質である．構成サブユニットの個数や種類についての研究が詳細になされ，これらのサブユニットの高次構造における役割などの研究も数多く報告されるようになった．さらに，食品として利用する場合に重要なタンパク質の各種の物性（ゲル化性，乳化性，起泡性など）と構造との関係も議論されるようになった．その後，各サブユニットのアミノ酸配列が決定され，このタンパク質の進化や，他の種子貯蔵タンパク質との遺伝的な関係などが議論されるようになってきた（Kamata, 1997）．

大豆タンパク質を含む食品の物性は，タンパク質の立体構造を決めているアミノ酸配列によると考えられる．アミノ酸配列と食品物性との関係が明らかとなれば，新たな物性をもつ大豆タンパク質の開発も可能と思われる．

最近，単一のサブユニットを微生物に遺伝子導入してつくらせることによりタ

ンパク質の結晶化に成功し，エックス線結晶解析により，立体構造が明らかにされている（Maruyama et al., 2001）．

3.2.1 貯蔵タンパク質

　大豆は約35%のタンパク質を含む（Smith and Circle 編, 1974）．その大部分を占めるのは，貯蔵タンパク質と呼ばれる成分である．これらは，発芽時に必要な窒素源として使われると考えられる．タンパク質は，プロテインボディと呼ばれる5～8 μm の直径をもつタンパク質貯蔵液胞に貯蔵されている．水で抽出すると，プロテインボディは破裂し，タンパク質が可溶化してくる．大豆の全タンパク質の60～70%がプロテインボディに貯えられている．

3.2.2 分類と各成分の特徴
a. 分　類

　大豆の貯蔵タンパク質は，当初超遠心分析による沈降定数から，2S, 7S, 11S, 15S の各グロブリンに分類された（渡辺ほか，1987；日本食品工業学会編，1988；Smith and Circle 編，1974）．しかし，この分類はあくまでも分子集合体のサイズによるおおまかな分け方で，各分子を完全に示したことにはならなかった．7S成分の中には何種類かのサブユニットが含まれていることが，後により厳密な免疫学的手法によって示された．これは抗原抗体法を用いるもので，単離したタンパク質を抗原として動物に特異抗体をつくらせ，それを使って，分離

表3.2　大豆グロブリンの分類と組成（加藤ほか，1987）

タンパク質の種類		組成 (%)	
沈降成分	免疫学的組成	超遠心分析	ゲル電気泳動
2Sタンパク質	α-コングリシニン	16	—
クニッツ・トリプシンインヒビター		—	2.9
7Sタンパク質		41	(37.0)
	β-コングリシニン	—	27.8
	γ-コングリシニン	—	6.2
	塩基性7Sグロブリン	—	3.0
11Sタンパク質	グリシニン	31	36.5
15Sタンパク質	—	3	—
計		98	76.4

されたタンパク質を検出する方法である．免疫学的分類と沈降法による分類の相互の対応を表3.2に示した．現在では免疫学的命名法を採用する研究者が多くなっているが，応用分野では沈降法による分類名が使われることも多い．ただし，7Sグロブリンといった場合は，現在はほとんどβ-コングリシニンを意味しているので注意を要する．15Sについては免疫学的には固有の成分ではないと考えられている．2Sグロブリンはα-コングリシニンと呼ばれるが，トリプシンインヒビターが大きな部分を占めているといわれている（Koshiyama et al., 1981）．

これらグロブリンのうち，β-コングリシニンとグリシニンで約70%を占めており，大豆タンパク質の性質の大部分はこの両成分の性質の反映である．

b. 分 離

大豆のグロブリンは，pHを4.5に合わせると沈殿し，比較的簡単にタンパク質以外の成分と分けることができる．これは大豆分離タンパク質または大豆酸沈殿タンパク質といわれ，食品工業における利用は多くこの形でなされる．しかし，これをさらに各グロブリンに分けようとすると，多くの困難がある．

比較的温和にグリシニンを部分精製する方法として冷沈現象を利用するものがある．濃いタンパク質溶液を5℃程度の低温に置いておくとタンパク質が沈殿してくる現象で，大豆の場合は沈殿タンパク質のかなりの部分をグリシニンが占めている．これを第一ステップとするグリシニンの精製法が報告されている（Wolf et al., 1962）．

さらに純粋なタンパク質を得るためには各種のクロマトグラフィーの手法が用いられる．ただ，これらはかなりステップ数が多く，面倒な方法である．これに対して，ごく簡単な方法でβ-コングリシニンとグリシニンを分ける方法が考案された．これが，同時分画法（Thanh and Shibasaki, 1976）で，低イオン強度においてpHを下げていったとき完全に沈殿するpHが，グリシニンでpH 6.5前後，β-コングリシニンがpH 4.5前後であることを利用し，はじめにグリシニンを沈殿させ，抽出液から除いてしまい，そこからβ-コングリシニンを沈殿させるという方法である（図3.1）．この方法は，pHの調整という簡単な方法で両グロブリンを効果的に分離できるため世界的に普及している．

c. 分子量とサブユニット

大豆タンパク質はサブユニットをもったタンパク質であり，分子量としてはか

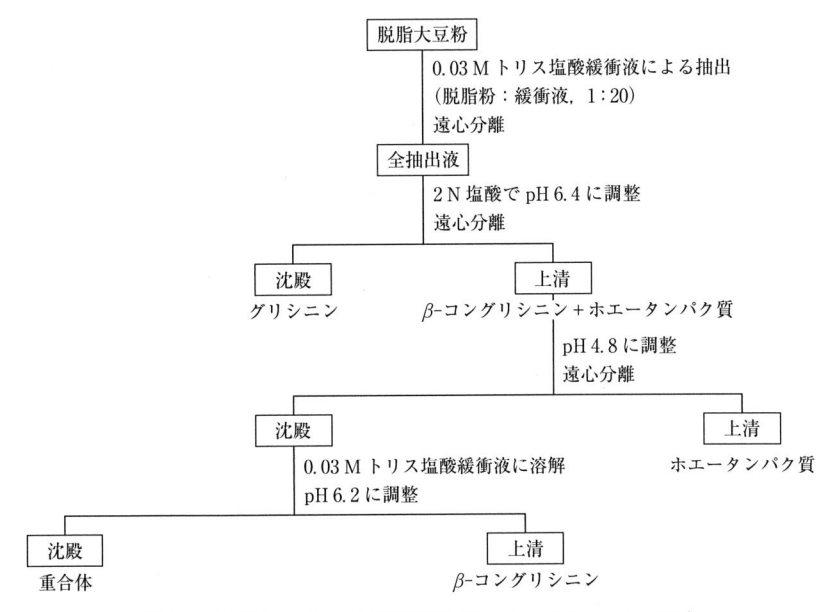

```
        ┌──────────┐
        │ 脱脂大豆粉 │
        └──────────┘
             │ 0.03 M トリス塩酸緩衝液による抽出
             │ （脱脂粉：緩衝液, 1:20）
             │ 遠心分離
        ┌──────────┐
        │  全抽出液  │
        └──────────┘
             │ 2 N 塩酸で pH 6.4 に調整
             │ 遠心分離
      ┌──────┴──────┐
   ┌─────┐       ┌─────┐
   │ 沈殿 │       │ 上清 │
   └─────┘       └─────┘
  グリシニン    β-コングリシニン+ホエータンパク質
                     │ pH 4.8 に調整
                     │ 遠心分離
              ┌──────┴──────┐
           ┌─────┐       ┌─────┐
           │ 沈殿 │       │ 上清 │
           └─────┘       └─────┘
                        ホエータンパク質
             │ 0.03 M トリス塩酸緩衝液に溶解
             │ pH 6.2 に調整
      ┌──────┴──────┐
   ┌─────┐       ┌─────┐
   │ 沈殿 │       │ 上清 │
   └─────┘       └─────┘
   重合体       β-コングリシニン
```

図 3.1 大豆グロブリンの同時分画法（Thanh and Shibasaki, 1976）

なり大きいといえる．主要なグロブリンで最も大きいのがグリシニンで，約 35 万の分子量をもっている．これに対して β-コングリシニンの分子量は約半分の 18 万程度である．しかし，β-コングリシニンは，溶けている溶液のイオン強度により，会合して 2 倍の分子量になるし，グリシニンも条件によっては解離して分子量が半分になることもあるので，両者は分子量的にも似ているともいえる．

　大豆グロブリンの分子量に関する研究は，超遠心分析から始まった．当初 11S グロブリンといわれたグリシニンは，約 12S で，これから計算された分子量が約 35 万である．一方，β-コングリシニンの場合，最初 7S といわれたが，実際にはこれは 2 量体と単量体の両成分が平衡状態にあり，超遠心分析ではちょうど両者の中間にピークが観測されたためである．β-コングリシニンの単量体の沈降定数は 5.6S 程度，2 量体は 10S 程度とされている（Iibuchi and Imahori, 1978）．

　その他の分子量の決定法としてよく使われているのが，SDS 電気泳動法である．ラウリル硫酸ナトリウム（sodium dodecyl sulfate, SDS）と呼ばれる負の荷電をもつ界面活性剤を用い，すべてのタンパク質分子を多数の界面活性剤分子の吸着により共通の形に変性させ，大量の負荷電で質量当たりの荷電量を同一にし，

形や荷電量の影響をなくす方法がとられる．そのため SDS 化した分子は，泳動ゲルマトリックスを移動する速さが分子の大きさだけに依存し，分子量ごとに分離される．しかし，この方法をとると，大豆グロブリンはサブユニットに解離し集合体としての四次構造が崩れてしまう．そこで，この構成成分であるサブユニットの分子量を求め，他の手段から求めた全体の分子量の値と比較検討し，正確な分子量を求めようとすることも行われた．サブユニットの分子量はグリシニンで約6万，β-コングリシニンで5万から7万である．近年，タンパク質のアミノ酸配列が明らかとなると厳密な分子量が計算できるようになり，これまでのデータがおおむね裏づけられた．

3.2.3 アミノ酸組成とアミノ酸配列

大豆グロブリンのアミノ酸組成を表3.3に示した．主成分であるグリシニンとβ-コングリシニンのアミノ酸含量で最も多いのがグルタミン酸とアスパラギン酸の酸性アミノ酸で，両者で45％にもなる．通常のアミノ酸分析ではこれらのアミノ酸とグルタミンやアスパラギンが区別できないが，アミノ酸配列のデータから計算してみると，これらの酸性アミノ酸の50〜60％がアミド態である．栄養的に重要な必須アミノ酸であるトリプトファン，メチオニン，システインの含量はグリシニンのほうがβ-コングリシニンよりも5〜6倍多く，リジン含量はβ-コングリシニンが多い（渡辺ほか，1987；加藤ほか，1987）．

アミノ酸のうち，システインは分子内にスルフヒドリル（SH）基をもつ．タンパク質分子内で2つのシステインが近接している場合，両者のSH基の間でジスルフィド（S-S）結合を形成している場合がある．ジスルフィド結合はゲル形成などに関与し，食品物性に大きな影響をもつ．タンパク質分子内では，ジスルフィド結合の形成や切断はそれほど起こりやすいものではないが，システインのSH基が存在すると，これとジスルフィド結合が交換反応を起こし，結合先が変わることがある．これが広範に起こると，分子内架橋であったジスルフィド結合が分子間架橋へと変換し，そのことによってタンパク質分子の網目構造（ネットワーク構造）が形成され，タンパク質ゲルが生ずるといわれている．β-コングリシニンではシステイン含量が非常に少なく，分子量を18万とすると4 mol 程度で，かつ遊離のSH基は少ない．グリシニンは分子量を35万とする

表 3.3 大豆グロブリンのアミノ酸組成（加藤ほか，1987）

アミノ酸	タンパク質 100 g 中のアミノ酸（%）				
	酸沈殿タンパク質	グリシニン	β-コングリシニン	γ-コングリシニン	塩基性 7S グロブリン
トリプトファン	1.0	1.5	0.3	0.7	—
リジン	6.0	5.7	7.0	6.8	3.4
ヒスチジン	2.4	2.6	1.7	2.8	4.8
アルギニン	7.8	8.9	8.8	6.3	4.4
アスパラギン酸	12.6	13.9	14.1	10.0	9.8
スレオニン	3.6	4.1	2.8	4.2	6.9
セリン	5.7	6.5	6.8	6.5	6.8
グルタミン酸	22.4	25.1	20.5	17.4	14.2
プロリン	5.4	6.9	4.3	5.9	6.8
グリシン	4.1	5.0	2.9	6.1	4.9
アラニン	3.9	4.0	3.7	4.7	4.7
システイン	1.2	1.7	0.3	1.1	1.5
バリン	4.7	4.9	5.1	6.4	7.1
メチオニン	1.2	1.3	0.3	1.4	2.6
イソロイシン	4.8	4.9	6.4	4.4	3.9
ロイシン	7.9	8.1	10.3	7.6	10.6
チロシン	3.8	4.5	3.6	2.1	2.1
フェニルアラニン	5.5	5.5	7.4	5.5	5.7
アミド態アンモニア	2.2	1.6	1.7	—	—
糖	2.8	0.8	4.9	2.9	—

と 40〜50 mol も含まれ，そのうち 10〜15 mol 程度が SH 基である（Hoshi and Yamauchi, 1983）．これはグリシニンがメルカプトエタノールなどの還元剤に鋭敏なことと一致し，また，食品へ利用した場合のゲル強度が大きいこととも関係している．

また，β-コングリシニンは 3.8% のマンノースと 1.2% のグルコサミンを含む糖タンパク質であるが，グリシニンは糖を含まない．β-コングリシニンの糖部分はアスパラギンのアミドと結合し，1 分子中 5〜6 個が結合している．糖の存在は大豆グロブリンの精製にも利用される（Kitamura et al., 1974）．

これからの食品タンパク質研究において，その物性やその他の機能性，とくに三次機能と呼ばれる人体の健康に直接関与する生理的な機能などを明らかにするには，アミノ酸配列の知識が必須のものと考えられるようになってきた．

アミノ酸配列が明らかになると，これを利用して，他の植物種子タンパク質と類似度を検討し，進化の道筋をたどることもできる．β-コングリシニンとグリ

シニンのアミノ酸配列を比較すると，相同性はさほど高くなかった．しかし，このアミノ酸配列をもとに予測した二次構造はよく似ていた．このことは，両グロブリンの分子構造が，高度の共通性，類似性をもっていることを示し，両グロブリンの祖先の遺伝子は同一のものであることが示唆されている（鎌田，1998）．

3.2.4 高次構造

　タンパク質は水溶液中で，ある特定の形に折りたたまれ，球状になっている．この折りたたまり方は，アミノ酸配列（一次構造）が支配しており，タンパク質によって厳密に一定である．このような折りたたまり方を高次構造（二～三次構造）という．二次構造はらせん状の α-ヘリックスやシート状の β 構造，一定の繰り返し構造はもたないが不規則構造をさし，三次構造はこれらの二次構造のユニットが折りたたまって全体の球状構造をつくったものである．四次構造は球状に折りたたまった1本の鎖が何個か寄り集まって1つのタンパク質を形成したものをいう．このときの1本の鎖のことをサブユニットという．

　現在，これら高次構造を研究するのに最も有効な手段として結晶化したタンパク質を使うX線結晶解析やNMRによる解析などがある．大豆のタンパク質は性質の微妙に異なる同族体の集合体であり，結晶化は困難であった．しかし，近年，遺伝子導入により微生物に同一のサブユニットをつくらせ，すべて同じサブユニットのホモポリマーの形成が可能となり，結晶化とその解析が可能になった（Maruyama *et al.*, 2001；Adachi *et al.*, 2001）．

a. 二次，三次構造

　当初，大豆タンパク質の高次構造研究は，分光学的方法などの間接的な手段に頼るほかはなかった．この方法で求めることができるのは，規則的構造の含量である．これらの結果から大豆グロブリンは α-ヘリックスをほとんど含まず，おもに β 構造と不規則構造からなる構造をもつと考えられた（Kamata *et al.*, 1991）．

　三次構造については，X線結晶解析の結果，グリシニンのサブユニットは，2つの β バレルと呼ばれる構造が2つ並び，サブユニットどうしのつなぎの部分になる，いわばフックのような部分が両脇についている形となる． β バレルとは，シート状の β 構造が丸まって，筒状の構造をつくるもので，バレルとは樽

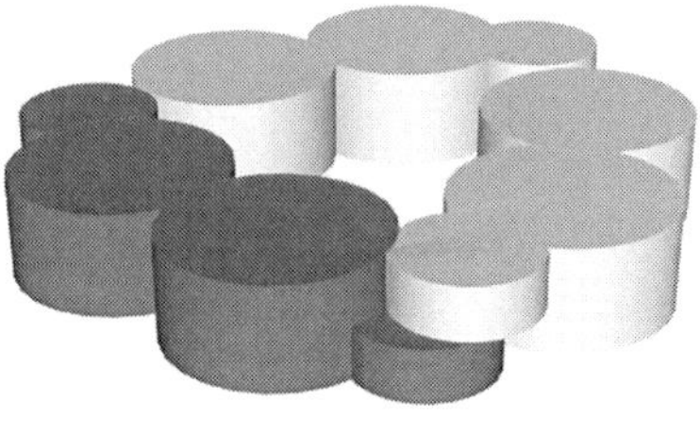

のことで，植物の貯蔵タンパク質に広くみられる．これらの2つのバレルドメインは，かつていわれていた酸性ポリペプチドと塩基性ポリペプチドにおおむね対応しているが，塩基性ポリペプチドの一部は，もう1つのドメインの壁の一部として入り込んでいる．図3.2に，グリシ

図3.2　グリシニンの立体構造モデル

ニンの結晶解析で明らかになったモノマーの立体構造をモデル化して示した．隣のサブユニットとは，フックの部分が重なり合って結合している．これが，3個で三角形をつくり，さらにこれが向かい合わせで2段重ねになる（Adachi *et al.*, 2001）．

　β-コングリシニンでも立体構造はほぼ同様で，ただ，3個のリングで完結し，2段重ねにはなりにくい性質をもっている（Maruyama *et al.*, 2001）．

　グリシニンやβ-コングリシニンのポリペプチド鎖には，βバレルのような構造要素を構成している部分と，あまり明確な構造をもたず，柔らかい構造をとっている部分がみられる．このような部分の存在の理由は，発芽時の分解利用に関係するのではとの指摘がある（喜多村ほか編，2010）．それは，この部分が酵素消化で急速に分解され，その後，立体構造がゆっくりと崩壊することにより，ゆっくりとアミノ酸を供給していくための仕組みなのかもしれない．

b.　サブユニット構造

　グロブリンは，尿素やSDSなどの変性剤を用いると容易にサブユニットに分けることができる．これらを分離精製し，また，電気泳動で解析することにより，次のようなことが明らかとなってきた．

1) β-コングリシニン

　β-コングリシニンは，α, α', βの3種類のサブユニットが3個組み合わさることによってできあがる．3種から3個とる組み合わせなので，10種類の可能性が考えられるがこれまでに確認されているのはB_0からB_6までの7種類である（図3.3）．これらのサブユニットは前述のように3つが偏平な円盤状を呈するように並んでいると考えられている．また，β-コングリシニンは条件によっては2段に重なり，2量体にもなる．

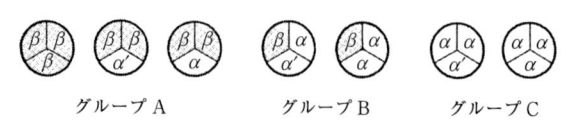

図 3.3 β-コングリシニンのサブユニット構造（加藤ほか，1982）

2) グリシニン

グリシニンのサブユニット構造は β-コングリシニンのものよりも複雑である．グリシニンには酸性の性質をもつポリペプチドと塩基性の性質をもつポリペプチドが 1:1 の割合で含まれている．これらを当初はそれぞれ酸性サブユニット，塩基性サブユニットと呼び，それぞれ A_1 から A_4，B_1 から B_4 と名づけた（Kitamura et al., 1976）．しかし，それぞれの酸性サブユニットは，ある特定の塩基性サブユニットとジスルフィド結合を通じて必ず対合していることが明らかとなり（たとえば A_0B_4），これらは中間サブユニットと呼ばれるようになった（Kitamura et al., 1976）．さらに研究が進むとこれらの中間サブユニットは生合成の段階では 1 本のポリペプチドとして合成されており，合成後にタンパク質分解酵素により切断されて 2 つに分かれることが明らかとなった．このため，現在では中間サブユニットをサブユニットと呼び，以前の呼称のサブユニットは酸性あるいは塩基性ポリペプチドと呼ぶようになった．

現在ではグリシニンのサブユニットの呼称は A_3B_3 というように，酸性と塩基性のポリペプチドの名前を合わせて表示するようになっている．ポリペプチド合成における DNA 配列から A，B ポリペプチドは数種に分類され，サブユニットは $A_{1a}B_{1b}$，$A_{1b}B_2$，A_2B_{1a}，A_3B_4，$A_5A_4B_3$ の 5 種に分類されている．その中でも $A_5A_4B_3$ サブユニットは酸性ポリペプチドが A_5 と A_4 の 2 部分に切断されていて，それに塩基性ポリペプチドが加わった 3 つのポリペプチドで構成されている．グリシニンではこれら 5 種のサブユニットが組み合わさって 6 サブユニットからなる分子を形成するため多くの分子種があることになる．

3.2.5 非貯蔵タンパク質

大豆の貯蔵タンパク質以外のものには，生理活性的に重要なものがあり，トリプシンインヒビターはその 1 つである（Smith and Circle 編，1974）．このタンパク質の特徴は，腸内に分泌されるタンパク質分解酵素トリプシンに特異的に結

合し，その活性を失わせてしまうことである．この成分は，加熱などの変性処理により，トリプシンとの結合能を失うので，通常の食生活では問題にならないが，脱脂大豆を飼料とする畜産業では問題となる．大豆のトリプシンインヒビターには，がん転移抑制効果や，抗がん作用が指摘されている（喜多村ほか編，2010）．

大量に食べた場合，影響があると思われるのは，ヘマグルチニンである．これは，血液凝集素と呼ばれるタンパク質で，赤血球を凝集させる性質をもっている．このタンパク質も加熱によって失活するので，食品としては大きな問題にはならないが，ダイエット食品としての大豆以外の豆類で加熱不十分な粉末の摂取による食品事故が報告されている（厚生労働省，2006）．

このような，生体に直接影響する可能性のある成分のほかに，食品加工上大きな問題となる成分が，リポキシゲナーゼと呼ばれる酵素である．この酵素は，大豆に含まれる油脂成分に働き，不飽和脂肪酸の二重結合の部位に酸素を導入しハイドロパーオキシドを形成する．このハイドロパーオキシドは，さらに一連の化学反応を引き起こし，最終的に大豆特有の青臭さの原因になる．旧来の豆乳ではこの酵素による独特の風味が消費を妨げていたが，近年この酵素を失活させる加工法が開発され，豆乳が一般的に受け入れられるようになり，現在多くの製品が市販されている（第5章参照）．また，この酵素を含まない大豆品種の開発もなされ，この利用も進展している．

その他，大豆に含まれている酵素で顕著なものは，アミラーゼ，プロテアーゼ，ウレアーゼなどが挙げられる． 〔鎌田慶朗〕

文 献

Adachi, M. *et al.* (2001). *J. Mol. Biol.*, **305**, 291-305.
Hoshi, Y. and Yamauchi, F. (1983). *Agric. Biol. Chem.*, **47**, 2435-2440.
Iibuchi, C. and Imahori, K. (1978). *Agric. Biol. Chem.*, **42**, 25-30.
Kamata, Y. *et al.* (1991). *Agric. Biol. Chem.* **55**, 149-155.
Kamata, Y. (1997). *Current Topics in Phytochemistry*, **1**, 11-18.
鎌田慶朗（1998）．化学と生物，**36**, 657-658.
加藤博通ほか（1987）．新農産物利用学，朝倉書店．
喜多村啓介ほか編（2010）．大豆のすべて，サイエンスフォーラム．
Kitamura, K. *et al.* (1974). *Agric. Biol. Chem.*, **38**, 1083-1085.
Kitamura, K. *et al.* (1976). *Agric. Biol. Chem.*, **40**, 1837-1844.
Koshiyama, I. and Fukushima, D. (1973). *Cereal Chem.*, **50**, 114-121.
Koshiyama, I. *et al.* (1981). *J. Agric. Food Chem.*, **29**, 340-343.

Maruyama, N. *et al.* (2001). *Eur. J. Biochem.*, **268**, 3595-3604.
日本食品工業学会編 (1988). 食品工業における科学・技術の進歩 III, 光琳.
Smith, A. K. and Circle, S. J. 編, 渡辺篤二・柴崎一雄監訳 (1974). 大豆タンパク質, 建帛社.
Thanh, V. H. and Shibasaki, K. (1976). *J. Agric. Food Chem.*, **24**, 1117-1121.
渡辺篤二ほか (1987). 大豆とその加工 I, 建帛社.
渡辺篤二・大久保一良翻訳監修 (1993). FAO豆類の栄養と加工, 建帛社.
Wolf, W. J. *et al.* (1962). *Arch. Biochem. Biophys.*, **99**, 265-274.

◀ **3.3 脂　　質** ▶

　大豆の脂質の主体は，大豆油で，中性脂質のトリアシルグリセロール（TAG）である．さらに，極性脂質のリン脂質や糖脂質，微量成分のステロールや脂溶性色素（カロテンなど）も脂質成分である（Hopkins and Huner, 2004）．TAGは種子発芽のエネルギー源としてオイルボディ（oil body, OB）という細胞器官に貯蔵されている．リン脂質や糖脂質，ステロールは細胞膜や細胞内器官（小胞体，核，ゴルジ体，ミトコンドリアなど）の膜構造を構成する主要な成分である．大豆種子は種皮，子葉と胚軸に分けられ，種皮（種子総重量の8%）には1%，子葉（90%）には23%，胚軸（2%）には11%の脂質を含んでいる（Wolf and Cowan, 1975）．

　機能別に貯蔵脂質と膜脂質に分けると，中性脂質のTAGはおもに貯蔵脂質である．脂肪酸組成は，パルミチン酸10〜12%，ステアリン酸2〜5%，オレイン酸20〜25%，リノール酸50〜57%，リノレン酸5〜9%などからなる（Privett *et al.*, 1973）．

　膜脂質にはおもにリン脂質，糖脂質とステロールが含まれる．リン脂質には，ホスファチジルコリン，ホスファチジルエタノールアミン，ホスファチジルイノシトールなどがあり，糖脂質にはステロールグルコシド脂肪酸エステル，セレブロシド，ステロールグルコシド，ジガラクトシルジアシルグリセロールなどがある．リン脂質と糖脂質は総脂質の約15%を占める（Privett *et al.*, 1973）．微量成分のステロールにはおもにシトステロール，カンペステロール，スティグマステロールなどがある（Hopkins and Huner, 2004）．

　貯蔵脂質のTAGはOBという細胞器官に存在する．図3.4に示すように，OBとタンパク質貯蔵液胞（protein storage vacuole, PSV）が大豆種子細胞に

ぎっしり詰まっている．OBの平均サイズは約 0.4 μm である（Chen and Ono, 2010b）．OBのサイズは表面に存在するオレオシンとTAGの比率によって決まり，オレオシンが多いほどサイズが小さくなり，TAGが多いほどサイズが大きくなる（Siloto et al., 2006）．OBは図3.5のような形態をとると考えられている．TAGが核を形成し，1層のリン脂質がその表面を覆い，アルカリ性のタンパク質，オレオシンがリン脂質の上から釘のように打ち込まれている．典型的なオレオシンはN-端，C-端と中央部の3つの部分に分けられる．中央部は多数の疎水性アミノ酸残基で構成され，N-端，C-端は両親媒性のアミノ酸よりなる．疎水性の中央部はTAG内部に突き刺さり，正電荷をもつN-端，C-端のアミノ酸残基は負電荷をもつリン脂質と静電作用で結合してOB表面を覆っている．N-端，C-端の負電荷をもつアミノ酸残基は外に向き，OB表面は負電荷をもつ（Tzen and Huang, 1992）．種子の登熟により細胞内水分が減少し，OBどうしが近づき，接触するが，融合しない．これはOB表面のタンパク質と関連があると考えられている（Murphy, 1990）．大豆OBの構

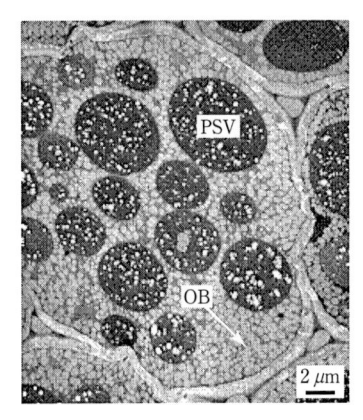

図3.4 大豆種子中のオイルボディ（図中OB）とタンパク質貯蔵液胞（PSV）(Krishnan, 2008)

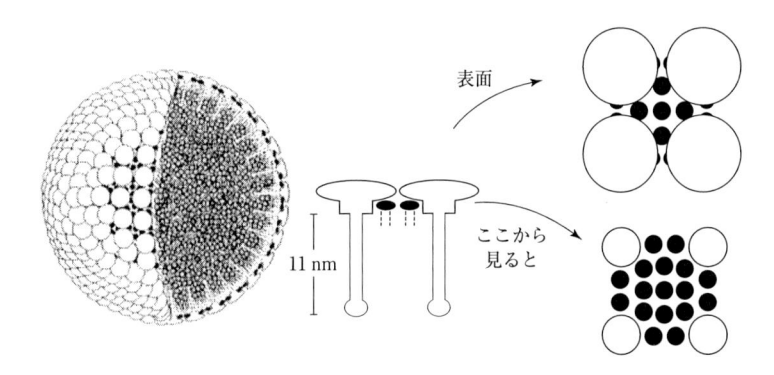

図3.5 オイルボディの構造（トウモロコシ）(Huang, 1992)
● : リン脂質，○ : オレオシンのN, C-端部分，鎖線 : オレオシンの中央部分．
TAG表面を1層のリン脂質が覆い，その上に釘状のオレオシンが差し込まれている．

造は図 3.5 のトウモロコシ OB に類似していると考えられるが，オレオシンの配列については不明な点も多い．大豆 OB のオレオシンには 3 種（分子量 24 kDa，18 kDa と 17 kDa）あり，これらが OB にどのように結合するかまだ不明である（Schmidt and Herman, 2008）．トコフェロール（天然の抗酸化剤）が OB の TAG 核に含まれている．

大豆種子細胞には多数の PSV と OB がある（図 3.4 参照）．そのほか，小胞体（ER），細胞核，ゴルジ体，ミトコンドリアなどの細胞器官を含み，これらは膜構造をもっている．リン脂質は膜の基本的な構造成分であり，糖脂質は膜の生理機能（物質輸送や信号伝達など）に関係している（Simons and Ikonen, 1997）．ステロールは膜構造の粘性と安定性に関係し，カロテンは大豆種子発芽において光酸化から葉緑素を守る役割（ラジカル消去活性）をもつと考えられている（Hopkins and Huner, 2004）．

細胞内において TAG が小胞体（ER）で合成，蓄積され，それが ER の膜表面から発芽，分離して OB となる．TAG はデンプンよりエネルギーの貯蔵効率が高く，種子の発芽，成長に有効である（Hopkins and Huner, 2004）．

大豆から豆乳を調製すると均一のコロイド溶液が得られ，表面に油滴が浮かぶことはなく，また，豆腐を食べても，油の食感は感じられない．これらの現象は大豆種子中の油が OB として存在することと深く関連している．

大豆の TAG は溶媒抽出により取り出され食用油として使用されているが，種子中における OB の存在状態は無視されている．近年，OB の親水性を利用した油の水抽出が試みられ，酵素を用いて OB の約 85% の抽出に成功している（Kapchie *et al.*, 2008）．

OB の性質について次のようなことが知られている．pH 8.6 溶液で抽出した場合，等電点は pH 4 にあり，pH 3～5 で凝集し，NaCl 25 mM 以上で不安定となる（Iwanaga *et al.*, 2007）．水溶液中 30～90℃ で安定であるが，60℃ を超えるとゼータ電位（ζ-potential）が減少する．一方，水で抽出した生豆乳（pH 約 6.5）では OB 表面に大豆貯蔵タンパク質や生理活性タンパク質が結合していることが知られている（Guo *et al.*, 1997）．これらの結合タンパク質は，図 3.6 に示すように抽出液の pH によって変化する．pH 8～10 では，生理活性タンパク質が結合しているが，pH 11 では解離し，OB だけになる．この裸の OB の等電点は pH5.4～

3.3 脂　　質

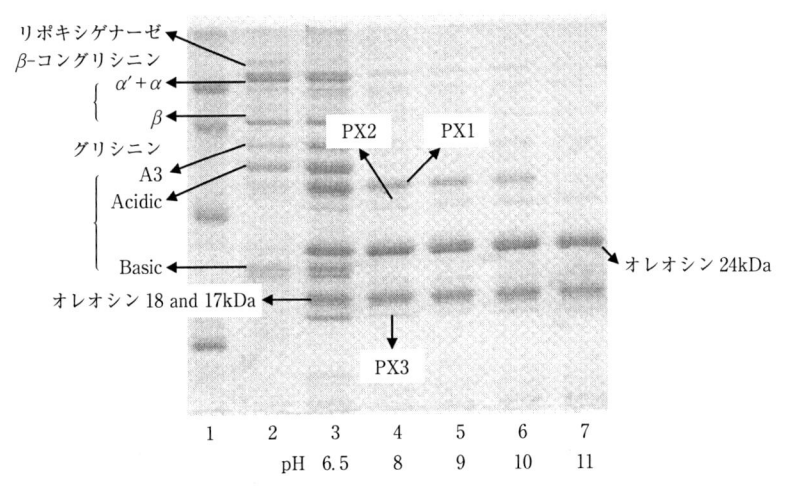

図 3.6　抽出溶液の pH と大豆 OB タンパク質の組成（Chen and Ono, 2010b）
1：標準タンパク質，2：生豆乳，3-7：pH 6.5, 8, 9, 10, 11 で抽出した OB.

6.0 の範囲にあり，NaCl 5～500 mM でも安定であった．30～100℃で OB の粒度分布は変化せず，表面疎水性もほとんど変わらなかった．これらのことから，OB をどのように調製したかにより表面に結合するタンパク質が異なり，性質も変化することがわかる．

次に大豆食品（豆乳，豆腐とゆば）加工中の OB について述べる．大豆を浸漬，磨砕し，ろ過後加熱し，豆乳が得られる．磨砕により PSV の崩壊で溶出した貯蔵タンパク質と OB は接触し，表面に多くのタンパク質が結合するが，加熱によるタンパク質の変性でほとんどは解離する（Guo *et al*., 1997）．しかし，一部は結合しているため，豆乳中の OB は種子中の OB と若干異なっている（Chen and Ono, 2010c）．

豆乳に凝固剤を添加すると豆腐が形成される．OB は豆腐中に含まれるが油の食感はなく，煮ても焼いても油は出てこない．これは凝固剤添加で OB に豆乳中に含まれる粒子状タンパク質や可溶性タンパク質が結合し，これらが豆腐組織形成用ブロックとなり，互いに結合し豆腐カードが形成されることによる（Guo and Ono, 2005）．OB は自身のオレオシン上に粒子状タンパク質や可溶性タンパク質が結合し，油は封鎖され，きわめて安定になる．

豆乳を加熱すると表面に皮膜が形成され，この皮膜を取り出したものが"ゆ

ば"である．ゆば中にはOBが取り込まれている．製造現場では，一定の豆乳から，ゆばは十数枚取り出されている．同時間間隔でゆばをとった場合，ゆば中の脂質量はほとんど変化せず，糖質は次第に増加する．この現象は粒子の拡散理論で説明できる（Chen et al., 2009）．豆乳にはOB（0.4 μm），粒子状タンパク質（0.1 μm），可溶性タンパク質，糖質などが含まれ，加熱すると豆乳表面で蒸発が起こり，濃縮される．拡散は濃度の高いところから低いほうへ向けて起こるが，物質が大きいほど拡散速度は遅く，小さいほど早い．OBは大きいので拡散が遅く，濃縮されたもののほとんどが皮膜に取り込まれる．一方，低分子の糖質はすばやく拡散し，残った豆乳の糖質濃度が次第に増加する．これらのことからゆばの組成割合の変化が説明できる．また，OBはタンパク質と同時に濃縮を受けるためOBの周囲にタンパク質が結合し，酸化などに対して安定な形態になると考えられている（Chen and Ono, 2010a）．乾燥ゆばが長期保存で安定なのはこの構造による．

現在，大豆の脂質は有機溶剤で抽出し，精製工程でリン脂質，ステロールなどは除かれ，ほぼTAGのみからなる油として使用されている．大豆油はリノール酸などの不飽和脂肪酸含量が高く，酸化を受けやすい．しばしば酸化防止のために抗酸化剤が添加されている．上記で述べたように，大豆中での脂質はOBの形（図3.5参照）で存在し，天然抗酸化剤のトコフェロールを含み，リン脂質とオレオシンタンパク質に包まれ，互いに合一化せず安定に存在している．水抽出でOBを精製し，乾燥すれば，高品質で安定な粉末油になる可能性がある．また，化粧品にも使用可能である．しかし，問題はOBの水抽出過程におけるリポキシゲナーゼが触媒する不快臭の生成をいかに抑えるかである．〔陳　業明・小野伴忠〕

文　献

Chen, Y. and Ono, T. (2010a). *J. Agric. Food Chem.*, **58**, 6485-6489.
Chen, Y. and Ono, T. (2010b). *J. Agric. Food Chem.*, **58**, 7402-7407.
Chen, Y. and Ono, T. (2010c). Chemistry, Texture, and Flavor of Soy, ACS Symposium Series, Vol. 1059, p.103-112, ACS.
Chen, Y. *et al.* (2009). *J. Agric. Food Chem.*, **57**, 3831-3836.
Guo, S. and Ono, T. (2005). *J. Food Sci.*, **70**, 258-262.
Guo, S. *et al.* (1997). *J. Agric. Food Chem.*, **45**, 4601-4605.
Hopkins, W. G. and Huner, N. P. A. (2004). *Introduction to Plant Physiology*, 3rd ed., John Wiley & Sons.

Huang, A. H. C. (1992). *Annu. Rev. Plant physiol. Plant Mol. Biol.*, **43**, 177-200.
Iwanaga, D. *et al.* (2007). *J. Agric. Food Chem.*, **55**, 8711-8716.
Kapchie, V. N. *et al.* (2008). *J. Agric. Food Chem.*, **56**, 1766-1771.
Krishnan, H. B. (2008). *J. Agric. Food Chem.*, **56**, 2907-2912.
Murphy, D. J. (1990). *Prog. Lipid Res.* **29**, 299-324.
Privett, O. S. *et al.* (1973). *J. Am. Oil Chem. Soc.*, **50**, 516-520.
Schmidt, M. A. and Herman, E. M. (2008). *Molecular Plant*, **1**, 910-924.
Siloto, R. M. P. *et al.* (2006). *Plant Cell*, **18**, 1961-1974.
Simons, K. and Ikonen, E. (1997). *Nature*, **387**, 569-572.
Tzen, J. T. C. and Huang, A. H. C. (1992). *J. Cell Biol.*, **117**, 327-335.
Wolf, W. J. and Cowan, J. C. (1975). *Soybeans as a Food Source*, CRC Press.

❮ 3.4 糖　　質 ❯

　大豆は糖質を約30%含み，その50〜60%は消化されず，食物繊維として扱われている．部位別に含量をみると，種皮（種子総重量の8%）には80%，子葉（90%）には30%，胚軸（2%）には40%含まれる．煮豆や枝豆用途の大豆は糖質に特徴がみられる．糖質はおおまかに分けると水可溶性糖類と不溶性の多糖類に分けられる．また，タンパク質に結合している糖やサポニン，イソフラボンなどの配糖体についても複合糖質として説明する．

3.4.1　水可溶性糖類

　少糖類や糖アルコールが含まれ，単糖はごくわずかである．少糖類はショ糖（フルクトースとグルコースの二糖）が約5%，ラフィノース（ショ糖にガラクトースが結合した三糖）が約1%，スタキオース（ショ糖にガラクトースが2個連結した四糖）が約4%，さらにベルバスコース（ショ糖にガラクトースが3個連結した五糖）が微量含まれている．これらの含量は完熟した大豆の値であるが，登熟過程で食する枝豆（緑莢が最も膨らむ時期）ではショ糖を8〜15%（乾物重比）含み，ラフィノースやスタキオースをほとんど含まない（図3.7）．一方で，枝豆には少糖類の合成にかかわるイノシトールなどのシクリトール（糖アルコール）が1%ほど含まれる（Masuda and Harada, 2000）．少糖類は水可溶であり，煮熟すると溶出する．豆乳にはこのほとんどが移行するが，豆腐では，ホエー（ゆ）を排出してつくる木綿豆腐や水さらしをしたものでは減少する．

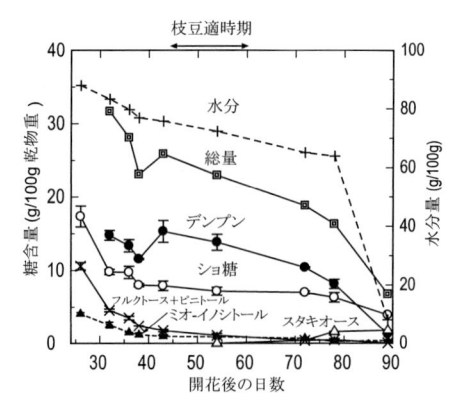

図3.7 煮豆・枝豆用丹波黒大豆の登熟過程の糖類含有量の変化（Masuda and Harada, 2000）

3.4.2 多糖類

多糖類は，デンプンと細胞壁成分である食物繊維に分かれる．デンプンはアミロースやアミロペクチンからなり，枝豆には15〜20%含まれるが，完熟大豆では多くても2%未満と少ない（Masuda and Harada, 2000）．大豆は耐熱性 β-アミラーゼをもち，枝豆ではゆで処理（ブランチング）によりアミロペクチンからマルトースが生成し甘味に寄与する（Masuda et al., 2003）．生豆乳を静置するとデンプンが白く沈殿することがあるが，加熱し豆乳になると溶解する．豆乳の粘度への寄与が考えられる．

細胞壁成分は，大豆を加水・磨砕後に水不溶画分として分離されるオカラの主要成分である．多糖類の構成は大豆の部位により異なることが知られている（河村，1967；Ouhida, 2002）．外皮ではセルロースを主体とし，さらにガラクトマンナンが含まれている．子葉部では，各種抽出剤で溶出する糖から推定して，セルロース，ヘミセルロース（中性糖鎖），ペクチン様物質（酸性糖鎖）などから構成されることが知られている．ペクチン様物質は高温処理で容易に水抽出可能となるが，柑橘類のペクチンとは異なり，球状構造で粘度が低く（Nakamura et al., 2002），種々の物質の分散剤や安定剤として利用可能である（Nakamura et al., 2004；前田ほか，1999）．これらのペクチン様物質は細胞どうしを結合していると考えられ，高温処理で可溶化すると，子葉は簡単に潰れるようになり細胞は

ばらばらになる．味噌用大豆はこの状態まで蒸煮し，油の酸化を引き起こす細胞破壊を避け，細胞レベルでの効率のよい発酵を可能にしている．

3.4.3 複合糖質
a. 糖タンパク質

大豆の主要なタンパク質である 7S グロブリン（β-コングリシニン）は糖タンパク質である．α, α' サブユニットは Asn-Gly-Thr と Asn-Ala-Thr の 2 カ所に，β サブユニットは Asn-Ala-Thr の 1 カ所に糖鎖を結合している．糖鎖をもつことで水との親和性が高く，乳化安定性も高い．糖鎖分析の結果，完全ではないが図 3.8 の配列が提示されている．アスパラギンに N-アセチルグルコサミンが 2 個結合し，さらに分岐した 6〜8 個のマンノースが結合している．

β-コングリシニンは α, α', β サブユニットが適当な組み合わせで 3 量体を形成していることから，糖鎖 3〜6 個を表面にもった会合体として存在し，糖を 3〜8% 含むことになる．

b. 配糖体

大豆は，ステロイドやトリテルペノイドに糖が結合したサポニンと呼ばれる配

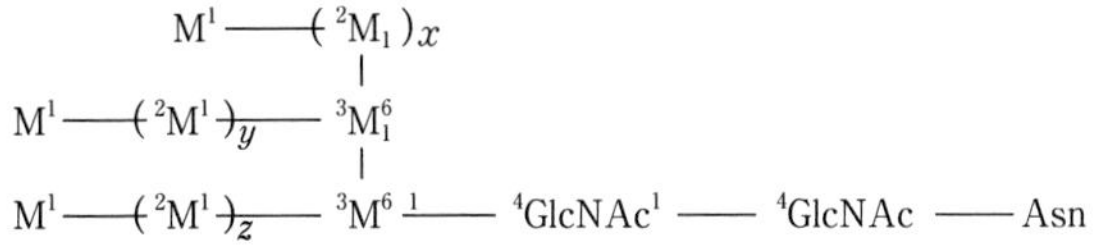

$$M^1 \!-\! (^2M_1)x$$
$$M^1 \!-\! (^2M^1)_y \quad\; ^3M_1^6$$
$$M^1 \!-\! (^2M^1)_z \quad\; ^3M^6 \!-\! {}^4GlcNAc^1 \!-\! {}^4GlcNAc \!-\! Asn$$

IIa, $x=1, y=1$ and $z=2$, or $x=2, y=0$ and $z=2$
IIb, $x=y=0, z=3$
IIc, $x=y=0, z=2$

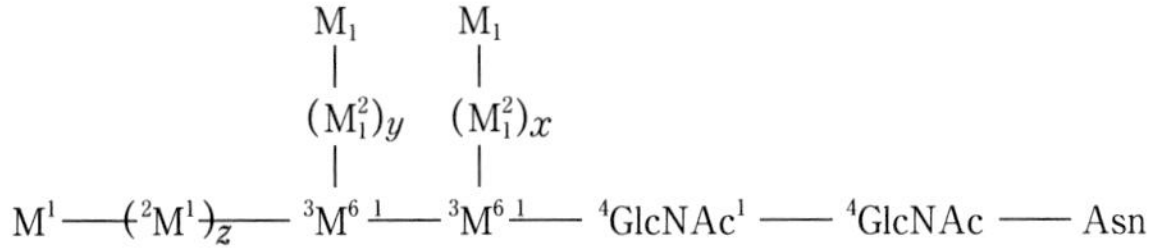

$$\begin{array}{cc} M_1 & M_1 \\ | & | \\ (M_1^2)y & (M_1^2)x \\ | & | \end{array}$$
$$M^1 \!-\! (^2M^1)_z \;\; ^3M^6 \!-\! {}^3M^6 \!-\! {}^4GlcNAc^1 \!-\! {}^4GlcNAc \!-\! Asn$$

IIa, $x=1, y=2$ and $z=1$, or $x=2, y=1$ and $z=1$
IIb, $x=0, y=1$ and $z=2$, or $x=1, y=0$ and $z=2$
IIc, $x=0, y=1$ and $z=1$, or $x=1, y=0$ and $z=1$

図 3.8 β-コングリシニンに結合している糖鎖の配列構造（Yamauchi and Yamagishi, 1979）

糖体と植物色素などに代表されるフラボノイドの一種であるイソフラボンという配糖体を含んでいる．サポニンという名は親水性の糖部分と疎水性のアグリコンからなるため，界面活性をもち，泡立つことにちなんだ呼び名であり，豆乳調製時の発泡原因の1つである．イソフラボンは他のフラボノイドと異なり，立体構造的に女性ホルモン（エストラジオール）と似ているため，ホルモン様の作用が知られている（4.4節参照）．これら配糖体の大部分（86%）は大豆の90%を占める子葉部に含まれるが，わずか2%の胚軸部に高濃度（2〜3%）で含まれ全含量の12%を占めている（山内・大久保編，1992）．

1) サポニン

サポニンは大豆中に0.2〜0.5%含まれている．サポニンの構造は，図3.9に示すように，ソヤサポゲノールA，B，EおよびDDMPをアグリコンとし，8種類のAグループ，5種類のBグループ，2種類のEグループ，6種類のDDMPグループサポニンが多くの研究結果から明らかにされている．温和な条件で抽出するとDDMPグループサポニンとAグループサポニンだけが検出され，B，EサポニンはDDMPサポニンから生じることが知られている．Aグループサポニンは胚軸のみから検出され，その他のサポニンはすべてから検出される（Shimoyamada, et al., 1990）．そのため脱皮，脱胚軸すると不快味の強いAグループサポニンを除くことができる（浅野ほか，1987；大久保，1988）．すべてのサポニンにおいて，アグリコンC-3にグルクロン酸が結合し，2〜3糖の糖鎖となっている．AグループサポニンはアグリコンC-3に加えてC-22に末端糖がアセチル化された2糖を結合している．サポニンの機能性についてはコレステロール吸収抑制作用，大腸がん細胞増殖抑制作用，肝障害抑制作用などが知られている（4.4節参照）．また植物体における生理作用としては根の伸張制御に関与しているといわれている（原田，2009）．大豆を加工するとサポニンは変化し，とくにDDMPサポニンはB，Eサポニンへ変化することが知られている．加工による味の変化などに寄与していると考えられている（塚本，2007）．

2) イソフラボン

イソフラボンは大豆子葉部に0.2〜0.3%，胚軸部に2%ほど含まれるが，品種や栽培温度環境により変動することが知られている（Tsukamoto et al., 1995）．

3.4 糖質

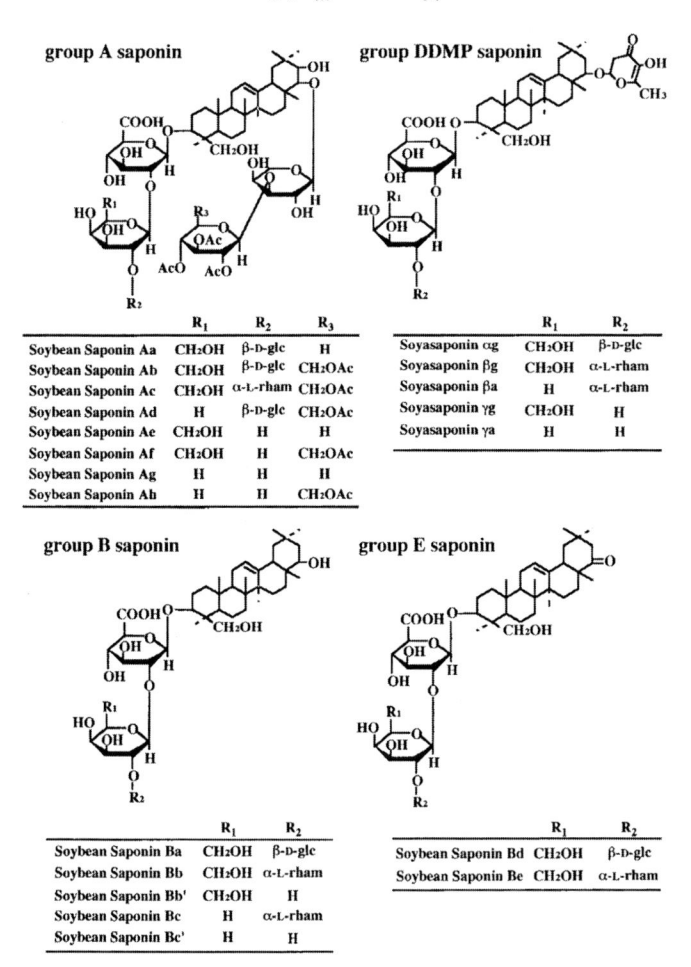

group A saponin

	R₁	R₂	R₃
Soybean Saponin Aa	CH₂OH	β-D-glc	H
Soybean Saponin Ab	CH₂OH	β-D-glc	CH₂OAc
Soybean Saponin Ac	CH₂OH	α-L-rham	CH₂OAc
Soybean Saponin Ad	H	β-D-glc	CH₂OAc
Soybean Saponin Ae	CH₂OH	H	H
Soybean Saponin Af	CH₂OH	H	CH₂OAc
Soybean Saponin Ag	H	H	H
Soybean Saponin Ah	H	H	CH₂OAc

group DDMP saponin

	R₁	R₂
Soyasaponin αg	CH₂OH	β-D-glc
Soyasaponin βg	CH₂OH	α-L-rham
Soyasaponin βa	H	α-L-rham
Soyasaponin γg	CH₂OH	H
Soyasaponin γa	H	H

group B saponin

	R₁	R₂
Soybean Saponin Ba	CH₂OH	β-D-glc
Soybean Saponin Bb	CH₂OH	α-L-rham
Soybean Saponin Bb'	CH₂OH	H
Soybean Saponin Bc	H	α-L-rham
Soybean Saponin Bc'	H	H

group E saponin

	R₁	R₂
Soybean Saponin Bd	CH₂OH	β-D-glc
Soybean Saponin Be	CH₂OH	α-L-rham

図3.9 大豆より抽出されるサポニンの構造（原田，2009）

大豆における生理作用としては抗酸化，抗菌成分として働き，根粒菌との相互作用も知られている（Smit *et al.*, 1992）. 種子中では配糖体として存在するが，加工するとさまざまに変化し，図3.10に示すようにダイゼイン，ゲニステイン，グリシテインのアグリコンを基本として12種の構造が知られている．グリシテインは胚軸部に含まれるが子葉部に含まれず，子葉部はゲニステインを多く含んでいる．これらのことから，脱皮，脱胚軸すると不快味の強いグリシテインを除

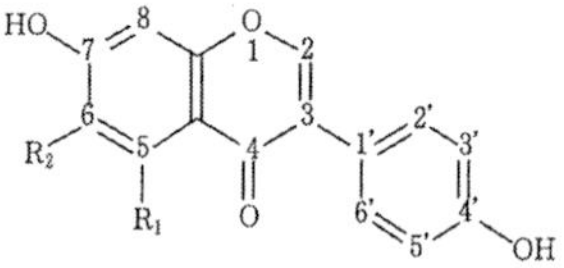

R_1	R_2	名称
H	H	daidzein
H	OCH$_3$	glycitein
OH	H	genistein

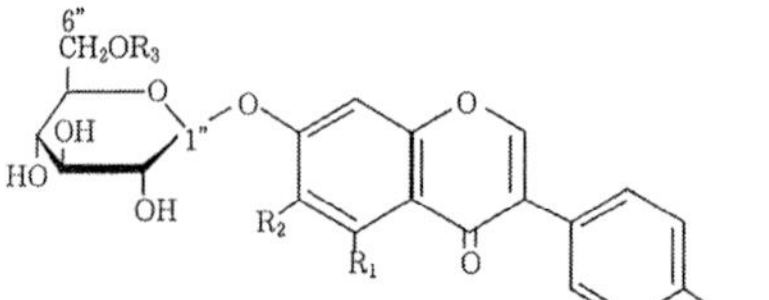

R_1	R_2	R_3	名称
H	H	H	daidzin
H	OCH$_3$	H	glycitin
OH	H	H	genistin
H	H	COCH$_3$	6″-O-acetyldaidzin
H	OCH$_3$	COCH$_3$	6″-O-acetylglycitin
OH	H	COCH$_3$	6″-O-acetylgenistin
H	H	COCH$_2$COOH	6″-O-malonyldaidzin
H	OCH$_3$	COCH$_2$COOH	6″-O-malonylglycitin
OH	H	COCH$_2$COOH	6″-O-malonylgenistin

図3.10 大豆イソフラボンの構造

く効果がある(浅野ほか,1987;大久保,1988).イソフラボンは抗酸化,抗菌活性だけでなく,女性ホルモン様物質として種々の機能性が研究されていて,がん予防,骨代謝や脂質代謝への効果が指摘されている(4.4節参照).

〔増田亮一・小野伴忠〕

文　献

浅野三夫ほか(1987).日食工誌,**34**,298-304.
原田久也監修(2009).種子の科学とバイオテクノロジー,学会出版センター.
河村信一郎(1967).日食工誌,**14**,553-563.
前田裕一ほか(1999).食品加工技術,**19**,173-179.
Masuda, R. *et al.* (2003). *J. Appl. Glycosci.*, **50**, 310-311.
Masuda, R. and Harada, K. (2000). *Proceeding of ISPUC-III*, 光琳.
Nakamura, A. *et al.* (2002). *Biosci. Biotechnol. Biochem.*, **66**, 1155-1158.
Nakamura, A. *et al.* (2004). *J. Agic. Food Chem.*, **52**, 5506-5512.
大久保一良(1988)日食工誌,**35**,866-874.
Ouhida, I. *et al.* (2002). *J. Agric. Chem.*, **50**, 1933-1938.
Shimoyamada, S. *et al.* (1990). *Agric. Biol. Chem.*, **54**, 77-81.
Smit, G. *et al.* (1992). *J. Biol. Chem.*, **267**, 310-318.
塚本知玄(2007).日本調理科学会誌,**40**,121-126.
Tsukamoto, C. *et al.* (1995). *J. Agric. Food Chem.*, **43**, 1184-1192.
山内文男・大久保一良編(1992).大豆の科学,朝倉書店.
Yamauchi, F. and Yamagishi, T. (1979). *Agric. Biol. Chem.*, **43**, 505-510.

3.5 ビタミン，ミネラル

3.5.1 ビタミン

大豆は，表3.4に示すように，小麦や米などの穀物と同様に，ビタミンC, D, B_{12}をほとんど含んでいない．しかし，ビタミンA, E, K, B群は穀物より多く，タンパク質の制限アミノ酸，リジンに加えて米麦を補完する食品として優れている．とくにE, K, 葉酸は多い．E含量は大豆の品種や栽培環境により変動するが，B_1, B_2では変動が少ないことが知られている（西場ほか，2007）．

大豆は脂質を20%含み，リノレン酸などの酸化されやすい不飽和脂肪酸を多量に含むため，抗酸化作用のあるトコフェロールを大量に含有するものと考えられる．トコフェロールはα, β, γ, δからなり，その大豆中含量は1.8, 0.7, 14.4, 8.2 mg/100 gである（文部科学省科学技術・学術審議会資源調査分科会，2010）．抗酸化能力は$\delta>\gamma>\beta>\alpha$の順で，大豆トコフェロールは抗酸化能力の高い$\gamma$, δで80%を占めている．ビタミンEとしての効力はαが最も高く，βがその1/4, γは1/20, δは1/1000であるため，抗酸化力は高いが，E効力としては穀類と比較して約2倍程度である．大豆食品では水分含量の変化を考慮し，脂質比でみると，豆乳，豆腐などでは90%以上が保持されている（表3.4）．きな粉では高温と磨砕により80%ほどに減少し，ゆばでは生ゆばで40%，干しゆばで

表3.4 日本食品標準成分表2010による大豆，大豆食品，穀類のビタミン組成の比較（可食部100 g当たり）

食品名	A カロテン (μg)	D (mg)	E (mg)	K (μg)	B_1 (mg)	B_2 (mg)	ナイアシン (mg)	B_6 (mg)	B_{12} (mg)	葉酸 (μg)	パントテン酸 (mg)	C (mg)
小麦（玄粒）	0	0	1.8	0	0.49	0.09	5.0	0.34	0	40	1.07	0
米（玄粒）	1	0	1.4	0	0.41	0.04	6.3	0.45	0	27	1.36	0
大豆	6	0	25.1	18	0.83	0.30	2.2	0.53	0	230	1.52	Tr
きな粉	4	0	20.2	37	0.76	0.26	1.8	0.58	0	250	1.33	Tr
納豆	0	0	9.9	600	0.07	0.56	1.1	0.24	Tr	120	3.60	Tr
豆乳	0	0	3.1	4	0.03	0.02	0.5	0.06	0	28	0.28	Tr
ゆば（干し）	36	0	5.9	48	0.20	0.08	2.0	0.33	0	44	0.81	Tr
木綿豆腐	0	0	4.6	13	0.07	0.03	0.1	0.05	0	12	0.02	Tr
枝豆（生）	260	0	9.9	30	0.31	0.15	1.6	0.15	0	320	0.53	27
枝豆（ゆで）	290	0	8.6	33	0.24	0.13	1.0	0.08	0	260	0.45	15
もやし（ゆで）	0	0	3.5	49	0.04	0.04	0.1	0.04	0	39	0.19	1

20%ほどに減少している．トコフェロールはおもにオイルボディに含まれることから，加工されてもオイルボディが保持される食品では減少が少なく，空気にさらされるものでは減少が大きいものと考えられる．枝豆では脂質比でみると大豆より若干多く，もやしでは約5倍になっている．発酵させた納豆では，脂質比で85%ほどに減少している．

ビタミンAは小麦や米と比べると多いが，微量であり，枝豆では多くなっているが，他の野菜と比べて多いわけではない．

ビタミンKは，腸内微生物によってもつくられるため成人では不足しないが，乳幼児では不足することがある．血液凝固因子の合成に必須のビタミンである．大豆や大豆食品に若干含まれるが，発酵させた納豆では 600 μg/100 g と 30 倍以上に増加する．

ビタミンB群では，B_1，B_2 が多く含まれる．きな粉では 85% が保持されるが，水中で加熱を受ける豆乳や豆腐になると，含量は水分量を考慮に入れても 50% 前後へと減少する．しかし，給源としては重要である．発酵した納豆では B_2 やパントテン酸が多くなる．また葉酸が野菜などと同程度含まれるが，豆乳や豆腐になると 50% 前後へと減少する．枝豆では大豆の 5 倍ほど含有し，ゆでても 80% が残存する．

枝豆やもやしではビタミンCが生成する．とくに枝豆は多く，ゆでても半量の 15 mg/100 g が残存する．

3.5.2 ミネラル

大豆は灰分の多い作物である．表3.5に示すように小麦や米と比較して約4倍の灰分を含んでいる．とくに多いのは，カリウム，カルシウム，鉄である．カルシウムは小麦や米の 7〜10 倍含んでいる．脱皮したきな粉との比較で，脱皮によりカルシウムは 20% 減少し，鉄は 40% 減少している．種皮に高濃度で含まれるため，脱皮大豆の使用に際しては考慮する必要がある．灰分は品種や栽培環境で変動することが知られ，とくにカルシウム，マグネシウム，リンは地域による変動が大きく，カリウムは変動が小さいことが知られている（平ほか，1974）．

カルシウムは大豆をそのまま利用するきな粉や納豆では含量が多いが，高温磨砕処理を行い，オカラを除く飲用豆乳では約半量が除かれる．一方，豆乳からつ

3.5 ビタミン，ミネラル

くる木綿豆腐では，凝固剤にすまし粉（硫酸カルシウム）を使うため，大豆含量の4倍にまで増加し，カルシウム給源として注目される．絹ごし豆腐や充填豆腐では凝固剤がニガリやGDLであるが，大豆含量の80%前後が豆腐中に存在する．

カリウムは，野菜などと同じく大豆に多く，いわゆるアルカリ食品の主要な成分である．きな粉，納豆，豆乳，充填豆腐では大豆中のほとんどすべてが製品中に含まれるが，木綿豆腐ではホエーとして捨てるため30%程度減少している．また，ゆばも製造過程で残液に移行するため，約50%減少している．

リンは，大豆中に無機リン酸，フィチン，リン脂質，核酸などの形で含まれ，リンとして約 600 mg/100 g 存在する（文部科学省科学技術・学術審議会資源調査分科会，2010）．これらの中でもフィチンは大豆中に2～3%含まれ，全リンの約80%を占めている．低フィチン大豆を育種すると，無機リン含量が増加し，全量としては大きく変化しないことが知られている（Wilcox et al., 2000）．フィチンはイノシトール6リン酸で，中性域では12の電荷中8個がカルシウム，マグネシウム，カリウムと結合している．大豆を磨砕し調製する豆乳や豆腐では，フィチンが金属類と強く結合するため鉄や亜鉛などの消化吸収を阻害する（Hambidge et al., 2004）．しかし，不必要な重金属類を捕捉し，酸化的環境を改善するため大腸がんを防ぐ働きがあるともいわれている（Vucenik and Shamsuddin, 2003）．豆腐をつくる場合，フィチンは凝固剤と結合し，タンパク

表3.5 日本食品標準成分表2010による大豆，大豆食品，穀類のミネラル組成の比較（可食部100g当たり）

食品名	灰分 (g)	ナトリウム (mg)	カリウム (mg)	カルシウム (mg)	マグネシウム (mg)	リン (mg)	鉄 (mg)	亜鉛 (mg)	銅 (mg)	マンガン (mg)
小麦（玄粒）	1.4	2	390	36	110	290	2.9	1.7	0.32	3.79
米（玄粒）	1.2	1	230	9	110	290	2.1	1.8	0.27	2.05
大豆	5.0	1	1900	240	220	580	9.4	3.2	0.98	1.90
きな粉	5.1	1	1900	250	240	520	9.2	3.5	1.10	—
きな粉(脱皮)	5.3	2	1900	180	230	630	5.6	3.7	1.10	2.20
納豆	1.9	2	660	90	100	190	3.3	1.9	0.61	—
豆乳	0.5	2	190	15	25	49	1.2	0.3	0.12	0.23
ゆば（干し）	3.4	13	850	200	200	600	8.1	5.0	1.60	—
木綿豆腐	0.8	13	140	120	31	110	0.9	0.6	0.15	0.38
充填豆腐	0.8	5	200	28	62	83	0.8	0.6	0.18	0.43
枝豆（ゆで）	1.4	2	490	76	72	170	2.5	1.3	0.36	0.74
もやし(ゆで)	0.3	1	50	24	19	43	0.4	0.4	0.08	0.35

質に結合するため,適性凝固剤量に関係する (Ishiguro et al., 2006). フィチン含量が高いほど凝固剤を多く必要とし,反応も遅くなる.大豆中のフィチン含量は栽培環境で変動するものとしない品種があり,比較的含量が高く変動の少ない品種が豆腐用大豆として用いられている.

　リン脂質はリン酸エステルをもった脂質で,リンとしては大豆中リンの約2.5%を占めている.大豆には,ホスファチジルコリン,ホスファチジルエタノールアミン,ホスファチジルイノシトール,ホスファチジン酸,ホスファチジルセリンなどが含まれ,オイルボディや細胞膜の構成成分として存在している.大豆原油中には約2%含まれ,脂質精製の脱ガム工程で分離され,大豆レシチンとして乳化剤などに利用されている.

　核酸は大豆中に約1%含まれ,大豆タンパク質や脂質の合成など種子形成の設計図として機能するとともに,発芽,幼苗形成の指令書として重要な働きを担っている.大豆中リンの約8%を占めている.発芽,生育における旺盛な核酸形成には,フィチンからフィターゼにより分解されたリンが利用される.

〔小野伴忠〕

文　献

Hambidge, K. M. et al. (2004). Am. J. Cli. Nutr., **79**, 1053-1059.
Ishiguro, T. et al. (2006). Biosci. Biotchnol. Biochem., **70**, 874-880.
文部科学省科学技術・学術審議会資源調査分科会 (2010). 日本食品標準成分表 2010.
西場洋一ほか (2007). 食科工, **54**, 295-303.
平　春枝ほか (1974). 食品総合研究所研究報告, **29**, 21-34.
Vucenik, I. and Shamsuddin, A. M. (2003). J. Nutrition, **133**, 3778S-3784S.
Wilcox, J. R. et al. (2000). Crop Sci., **40**, 1601-1605.

4 大豆の食品機能性

● 4.1 食品の機能性 ●

　食品が第一にもつべき要件には，食品成分がもつ栄養性が挙げられ，体を成長させ生命を維持するために必須である．これには安全性が大前提となるが，食品の機能性からは，「栄養機能」であり一次機能と位置づけられる．第二の要件は「おいしさ」であり，食品成分だけでなく，食品組織の理化学的特性が大きくかかわる．これは，われわれが五感を使って感じとるものであり，食品のもつ「感覚機能」を二次機能と呼ぶ．古来，医食同源・薬食同源などといわれ，食品のもつ生体機能を調節する働きが認識され，食生活と食習慣によってわれわれの健康は大きな影響を受けることが知られてきた．わが国においては，昭和時代前半の

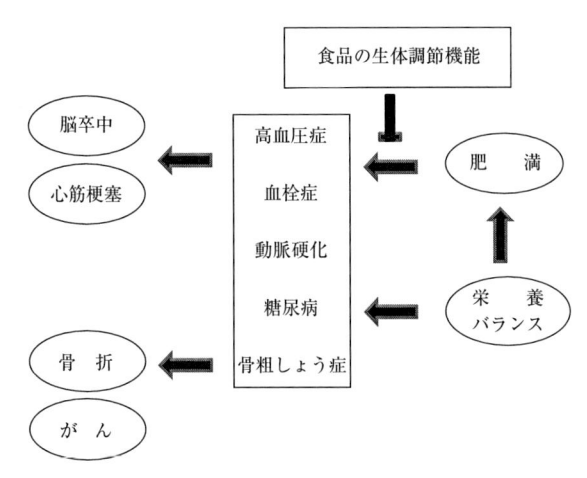

図 4.1　生活習慣病

貧しい食生活の時代を経て，経済発展とともに食生活は成熟の時代から飽食の時代といわれるようになった．そして現在，少子高齢社会を迎え，高血圧症や糖尿病などの生活習慣病の増加と発症の若年齢化，それに伴う医療費負担の増加によって，近い将来に社会の健全性が損なわれるおそれのあることが危惧される(図4.1)．このような状況を予見したわが国の研究者たちは，1980年代から食品のもつ生体調節機能に着目し，これを積極的に利用することにより，脂質異常症や肥満を抑え，生活習慣病の発症を遅延，抑制するための研究を行ってきた（藤巻, 1988）．この革新的なコンセプトは，わが国だけでなく，同様な課題を抱える先進諸国や，そのほかの国々でも受け入れられ，研究が盛んに推進されてきた．すなわち，機能性食品への取り組みである．生体における神経系・分泌系・循環系・消化系・免疫系等に対する食品がもつ調節機能は，従来の一次・二次機能にならい，三次機能と位置づけられた．これらの機能は，適正な栄養素の摂取が生活習慣病などの疾病の重要かつ効果的な予防手段であることからわかるとおり，互いに密接に関連している．

　大豆は，「畑の肉」ともいわれてきたように，タンパク質や脂質を多く含み，ビタミン，ミネラルにも富む，栄養性豊かな食材である．東アジアでは，昔からこの大豆から多種多様な食品を加工し，利用して，誇るべき食文化を築いてきた．すなわち，大豆は非常に優れた一次機能と二次機能をあわせもち，さらに三次機能にも秀でたものであることが明らかにされている．栄養性に優れ，健康にもよい効果をもたらすという理由などから，大豆食品に対する関心の高まりは，従来から大豆食品を利用してきたアジア諸国だけでなく，欧米諸国でもみられる．大豆食品の健康増進作用については，すでに一定の評価は下されているものの，効果の程度についての議論は続いている．これは，異なる条件で行われた多くの研究の結果を正当に評価することが難しいためである．ほとんどの豆類がそのまま調理されるのに対し，大豆食品は，豆腐・豆乳・納豆・テンペ・味噌などの伝統的なもののほか，大豆粉や分離大豆タンパクとして利用されることもある．そして，これらの多様な大豆食品だけでなく，イソフラボンのように単離した大豆成分を使っても研究が行われており，研究結果の評価を難しくしている．

　アジアにおける疫学的研究では大豆食品の健康への寄与が認められている一方，臨床研究では顕著な効果が認められないことがある．その理由として，対象

とした大豆食品の違いが挙げられる．すなわち，疫学データは伝統的な大豆食品である豆腐や豆乳の摂取に基づいており，臨床研究で行われる介入試験では分離大豆タンパクや単離したイソフラボンがもっぱら用いられる．成分の違いやそれらの相互作用のほか，大豆食品をいつから，どのくらいの期間摂取してきたかや，人種の違いも効果の程度を変化させるといわれている．

大豆タンパク質の消化率は 90% 以上であり，消化率を補正したアミノ酸スコアは 0.9〜1.0 となり，非常に栄養価が高い．糖尿病患者のように高タンパク質食で腎機能に障害が生じるような場合，動物性タンパク質よりも障害が少ないといわれる．また，タンパク質と同様に多く含まれている脂質の主要な脂肪酸は，n-6 系必須脂肪酸であるリノール酸であり，植物には少ない n-3 系必須脂肪酸である α-リノレン酸も含まれる．このほか，大豆は，食物繊維やオリゴ糖，ビタミン E やビタミン B 群，カリウム・亜鉛・マグネシウム・鉄などのミネラル源としても優れている．これらの栄養素のほかに，食品機能性に働くと考えられる多くの化合物が含まれ，ファイトケミカルとも呼ばれる．大豆に含まれるファイトケミカルには，フィチン酸（含有量：1.0〜2.2%），ステロール（0.23〜0.46%），サポニン（0.17〜6.16%），イソフラボン（0.1〜0.3%），リグナン（0.02%）などがある．

〔村本光二〕

文　　献

藤巻正生監修（1988）食品機能－機能性食品創製の基盤，学会出版センター．

◀ 4.2　一次機能（栄養機能）▶

豆類は，古来有用な栄養源として日本人に貢献してきた．とくに大豆は他の植物由来の食品に比べてタンパク質を豊富に含み，栄養的に重要であることはよく知られているが，その他にも脂質や炭水化物などの主要成分をはじめ，穀類では不足しがちなビタミン類やミネラル類に富んでいる（表 3.1 を参照）．

4.2.1　タンパク質

大豆のタンパク質含有率は約 35% で，植物としては非常に高く，また良質で

あることから「畑の肉」と称され，栄養価が高く評価されている．したがって，大豆の栄養を論じる場合には，タンパク質の栄養価について知ることが重要である．

タンパク質の栄養価を評価する方法は，ヒトが必要とする理想的な基準のアミノ酸組成と比較することによって栄養価を求める化学的評価法と，動物を対象として摂取したタンパク質が体内にどの程度保留されるかを測定する生物学的評価法に分けられる．

化学的評価法のおもなものに1973年にFAO（国際連合食糧農業機構）/WHO（世界保健機関）によって提案されたアミノ酸スコア（AAS）がある（FAO/WHO, 1973）．ヒトの生体を構成するアミノ酸のうち9種類は体内で合成できないもので，必須アミノ酸と呼ばれ，通常は食品などから摂取しなければならない．したがって，食品中のタンパク質の基本的な栄養価はこれら必須アミノ酸の組成によって評価される．AAS法では，FAO/WHOが策定した必須アミノ酸の理想的な量を示す「アミノ酸評点パターン」の各アミノ酸量に対して，評価しようとする食品中に含まれるそれぞれの必須アミノ酸量の比率を％表示し，スコアが100に満たないものを制限アミノ酸，最低値を示す制限アミノ酸を第一制限アミノ酸とする．第一制限アミノ酸の数値がそのタンパク質の栄養価となり，これをアミノ酸スコアという．この評価方法では大豆タンパク質はメチオニンの必要量を満たさない（アミノ酸スコア86）として，動物性タンパク質と比べて質的に劣るとされていた．しかしその後，経験的事実や測定法の進歩などに伴い，1985年に大きく見直され，FAO/WHO/UNU（国連大学）がヒトの年齢を乳児，幼児（2～5歳），学童（10～12歳），成人の4つのグループに分け，それぞれに必要な必須アミノ酸量パターンを示した（FAO/WHO/UNU, 1985）．大豆は，この評点パターンを用いた計算で，2歳以上の各年代ですべての必須アミノ酸の必要量を満たし，牛乳や卵と同様にアミノ酸スコア100のタンパク質であることが明らかになった（表4.1）．このスコアは2007年の再改訂後も維持されている（FAO/WHO/UNU, 2007）．また，1993年にFDA（アメリカ食品医薬品局）によって導入されたタンパク質の消化吸収性を加味した「タンパク質消化吸収率補正アミノ酸スコア」（PDCAAS）でも最高点の1.0を示した（Henly and Kuster, 1994）．

化学的方法はアミノ酸組成のみで算出できる利点をもつ一方，消化・吸収率を

4.2 一次機能（栄養機能） 59

表 4.1 各種タンパク質のアミノ酸スコア

アミノ酸	評点パターン*1	大豆全粒（乾） 組成*2	充足率(%)	精白米 組成	充足率(%)	小麦(中力粉) 組成	充足率(%)	トウモロコシ 組成	充足率(%)	ピーナッツ 組成	充足率(%)	ソラマメ 組成	充足率(%)	カゼイン 組成	充足率(%)	鶏卵 組成	充足率(%)
ヒスチジン	120	170	141	160	133	140	116	150	125	150	125	160	133	200	166	160	133
イソロイシン	180	290	161	250	139	220	122	220	122	220	122	260	144	360	200	340	188
ロイシン	410	470	115	500	122	430	105	650	159	400	98	440	107	620	151	550	134
リジン	360	390	108	220	61	140	39	250	69	210	58	390	108	530	147	450	125
SAA (Met. Cys)	160	190	119	290	181	260	163	270	169	180	113	130	81	230	43	370	231
AAA (Phe.Tyr)	390	540	138	580	149	480	123	480	123	550	141	430	110	710	182	580	148
トレオニン	210	230	110	210	100	170	81	220	105	160	76	210	100	220	128	290	138
トリプトファン	70	79	113	87	124	63	90	54	77	58	83	51	73	83	120	94	134
バリン	220	300	136	380	173	250	114	300	150	260	118	290	132	300	200	420	190
アミノ酸スコア			100		Lys 61		Lys 31		Lys 69		Lys 58		Trp 73		100		100
第二制限アミノ酸					—		Thr 77		Trp 77		Thr 76		Met, Cys 81				

*1) 窒素当たりの必須アミノ酸（mg/g Nitrogen）1985 年 FAO/WHO/UNU 学齢期（2〜5 歳）より抜粋.
*2)「日本食品標準成分表準拠アミノ酸成分表 2010」（文部科学省科学技術・学術審議会資源調査分科会編）第 2 表　食品可食部の基準窒素 1 g 当たりのアミノ酸組成表より作成.

考慮していないので生体内での効果が把握できない．組成的に良質のタンパク質の多くは，生体においても効率よく消化・吸収され体タンパク質の合成に寄与する．そこで生体内での利用効率を明らかにしようとするのが生物学的評価法で，摂取したタンパク質からの体タンパク質合成能によって栄養的価値を判断する方法である．

おもなものに，動物の成長によるタンパク質効率（PER）や，窒素出納による生物価（BV），正味タンパク質利用率（NPU）などがある．PER は摂取タンパク質当たりの体重増加量で，ラットに一定量のタンパク質を投与し，成長に従って体重を測定する方法，また BV は吸収された窒素のうち体内で保持（体タンパク質合成に利用）された分の割合（%）を示すものである．BV にタンパク質の消化率を加味した評価法，すなわち BV×消化吸収率×100（%）が NPU で，この方法は実用的な数値として広く用いられている．一般に牛肉，鶏卵，魚肉，牛乳などに含まれる動物性タンパク質は BV が高く，消化率にも優れており，植物性タンパク質よりも優れた栄養価を示す．植物性主食素材である米，小麦，トウモロコシは，消化率はよいが生物価は低いので，動物性のものに比べてタンパク質効率が悪い．いずれもリジンの含量が少なく，第一制限アミノ酸となっている．一方，ソラマメ，ピーナッツ，ゴマなど，マメ類の第一制限アミノ酸はいずれも含硫アミノ酸（メチオニン，シスチン）とされるが，大豆タンパク質はリジン，含硫アミノ酸ともにアミノ酸評点パターンに示される含有量を満たしており，制限アミノ酸はない（表 4.2）．実際にヒトにおいて，窒素出納を指標として大豆タンパク質に対するメチオニン補足試験を行った結果，大豆タンパク質はメチオニンを必要としないことが明らかになっている（井上，1987；Young et al., 1984）．また，大豆タンパク質は，PER，BV，NPU においても豆類の中で最も高い値を示す．これらの事実より，大豆は動物性に匹敵する栄養価をもち，植物性主食素材に不足するアミノ酸を補足できることがわかる．

日常の食事においてはタンパク質源を複数の食品から得る現実を考慮すると，大豆単独の栄養価を考えるより，たとえば日本人が主食とする米や小麦などとともに摂取することで，植物性主食素材の制限アミノ酸であるリジンを補足し，それによってアミノ酸スコアを改善するなど，複数の食品摂取における栄養的意味を考えることが重要である．

4.2 一次機能（栄養機能）

表 4.2 油脂素材のおもな脂肪酸組成（%）

	パルミチン酸 (16:0)	ステアリン酸 (18:0)	オレイン酸 (18:1)	リノール酸 n-6系 (18:2)	リノレン酸 n-3系 (18:3)
牛　脂	25.6	17.6	43.3	3.3	0.3
豚　脂	26.5	12.1	42.5	9.8	0.7
牛　乳	28.4	11.4	24.9	2.7	0.4
鶏　卵	25.1	8.6	43.6	13.4	0.3
大豆油	10.3	3.8	24.3	52.7	7.9
オリーブ油	9.9	3.2	75.0	10.4	0.8
サフラワー油	7.3	2.6	13.4	76.4	0.2
なたね油	4.0	1.7	58.6	21.8	10.8

「五訂増補日本食品標準成分表日本食品脂溶性成分表編」（文部科学省科学技術・学術審査会資源調査分科会編）より抜粋.

　ただし，大豆タンパク質の消化率と PER は，動物性よりも低い．したがって，動物性と同程度の吸収量を得るには摂取レベルを高くする必要がある．しかし，現在の日本人におけるタンパク質摂取量の平均値は必要量を十分に超えており，むしろ動物性タンパク質を過剰に摂取することによる飽和脂肪酸のとりすぎが危惧されている．タンパク質の許容上限摂取量は明らかにされていないが，標準的な動物性タンパク質比率（動タン比）は，40〜50% と考えられている．この点において，良質のタンパク質を含む大豆は望ましい食材といえる．

　また，大豆タンパク質は生体を構成するというタンパク質本来の栄養的価値以外にも，後述のように，抗肥満・コレステロール排泄促進・更年期障害の症状軽減などの食品機能性を有していることも特徴として挙げられる．

4.2.2 脂　質

　大豆では全粒の約 20% を脂質が占めており，その大部分はトリアシルグリセロール（中性脂肪）である．その脂肪酸組成は不飽和脂肪酸であるリノール酸が 53% で，これにオレイン酸とリノレン酸を含めると 60% を超える．これに対して飽和脂肪酸は 10% ほどである（表 4.2）.

　日本人の食生活様式が変化するにつれて，近年では脂肪過剰摂取が問題視されている．厚生労働省が発表した「日本人の食事摂取基準（2010年版）」では，総脂質からの摂取エネルギーが総摂取エネルギーに占める割合の目標量を 18〜29

歳の男女で20％以上30％未満，30歳〜69歳の男女で20％以上25％未満としている．脂質のうち，飽和脂肪酸は主として生体のエネルギー源となる．それゆえ，過剰に摂取すると体内に蓄積し肥満を招く．また，凝固点が低いために体内で固まりやすいこと，LDLコレステロールの合成を促進することから過剰摂取は血管への負荷を大きくし，心筋梗塞や脳梗塞などの冠動脈疾患の原因にもなる．一方で，摂取量が少なすぎる場合にも，脳出血，生活習慣病のリスクを増加させる可能性があると考えられており，「日本人の食事摂取基準」では飽和脂肪酸からの摂取エネルギーが総摂取エネルギーに占める割合を18歳以上の男女で4.5％以上7％未満として，上限と下限が設定されている．

　不飽和脂肪酸は，生体膜の構成成分や生理活性物質（ホルモン）の材料となる重要な因子である．一価不飽和脂肪酸はLDLコレステロールを減少させる作用があるが，その効果は多価脂肪酸よりも弱い．多価不飽和脂肪酸は栄養的により重要で，とくにn-6系のリノール酸，n-3系のα-リノレン酸は体内で合成できないので必須脂肪酸とされる．これらの脂肪酸は，肝臓におけるβ酸化，すなわち脂肪の燃焼の亢進と，脂質生合成抑制による中性脂肪およびコレステロールの低下作用を有する．しかし，リノール酸の場合，過剰摂取によってコレステロール低下作用は消失し，またHDLコレステロールが低下することがわかっている（Brown, 1971）．一方，リノレン酸はよりβ酸化を受けやすく，容易にエネルギーになるため脂肪の蓄積を抑制するが（Ide $et\ al.$, 1996），構造的に酸化安定性が悪く過酸化脂質を生じやすい（DeLany $et\ al.$, 2000）．

　リノール酸やα-リノレン酸は，さまざまな生理活性を示すプロスタグランジンやロイコトリエンなどのエイコサノイド類の材料となることでも重要な脂肪酸である（木村・小林, 2007）．エイコサノイドは免疫応答での伝達物質や炎症作用，抗炎症作用などの生理活性を示し，n-3，n-6脂肪酸由来の2つの反応系は互いに競合する．n-6系を出発物質として生成されるエイコサノイドはサイトカインの生産を増加させる．反対にn-3系由来のエイコサノイドはサイトカインの生成を抑制し，アレルギー性疾患や自己免疫性疾患の改善に有効とされる．それゆえ，α-リノレン酸の摂取量が少ないと，結果的にn-6系由来のエイコサノイドが過剰になり，炎症性疾患や免疫系などの疾患を引き起こす可能性がある．一方，n-3系は結核などの感染症に対する抵抗力を弱める恐れも指摘されている．つま

り，摂取する脂肪酸の種類によりエイコサノイドの組成が変化し，病気の予防や治療に影響を及ぼすことになる．

このように，それぞれの脂肪酸は異なる特徴と生理機能を有しており，摂取に関しては量に注意するだけでなく，種類のバランスが重要である．厚生労働省は摂取する脂肪酸比率を，飽和脂肪酸：一価不飽和脂肪酸：多価不飽和脂肪酸＝1：1.5：1，また n-6：n-3＝4：1 とするのが望ましいとしている．

前述のような背景に基づいて大豆の脂肪組成をみると，n-6, n-3系を構成するおもな脂肪酸はリノール酸，リノレン酸で，その含有比率は5：1〜7：1 とよくバランスがとれており，n-6, n-3系の脂肪酸を同時に摂取できる点でも優れている．また，α-リノレン酸は大豆油以外にはナタネ油やシソ油など一部の植物油にしか含まれないため，n-3系必須脂肪酸供給源としても価値は大きい．一方で，「大豆油」として使用する場合は，α-リノレン酸の酸化により生じた過酸化脂質が発生する「戻り臭」が問題となっている．この問題を解決するために，脂肪酸の割合を変化させる品種改良が行われた（Hammond and Fehr, 1984；Liu and White, 1992）．また，戻り臭のもう1つの原因となる，リポキシゲナーゼによる不飽和脂肪酸の酸化を防ぐために，遺伝子組み換えによらない品種改良で，リポキシゲナーゼ欠損大豆が開発されている（Kobayashi et al., 1995）．

大豆にはトリグリセリドのほかにリン脂質や糖脂質などが約15％含まれる．このうちリン脂質含量は総脂質の約2％で，ホスファチジルコリン，ホスファチジルエタノールアミンが多く含まれる．ホスファチジルコリンは肝臓の脂肪を乳化して血中に送り出し，結果的にトリグリセリドを減少させ，総コレステロールを低下させる効果をもち，不足すると脂肪が蓄積する．リン脂質は，そのほかに酸化ストレスの軽減，脳機能の調節などの機能を有することが報告されている．

4.2.3 糖質・食物繊維

大豆中には約30％の糖質・食物繊維が存在する．デンプンも少量ながら含まれるが，登熟中に多く，完熟するとほぼ消失する．おもな糖としては，ショ糖の6〜7％をはじめとしてラフィノース，スタキオースなどが含まれるほか，ペクチン，セルロースなどの多糖が存在している．このうちショ糖はエネルギー源として消費されるが，オリゴ糖，多糖はほとんど分解されない．スタキオース，ラ

フィノースなどのオリゴ糖は腸内細菌の増殖因子となる．このような難消化性成分が食物繊維として分類される．これらはセルロース，ヘミセルロースなどの不溶性食物繊維とペクチン類などの可溶性食物繊維に大別される．

　大豆食物繊維は腸内環境の改善効果や便通改善効果などの整腸作用を有している．そのほか，水溶性食物繊維を含む成分（水溶性大豆多糖類）は腸内細菌の餌となって増殖を促進する．その結果生成した有機酸により腸内のpHが低下してカルシウムの溶解性が高まり，カルシウムの吸収を促進することがわかっている．また，生じた有機酸のうちプロピオン酸が肝臓におけるコレステロールやトリグリセリドの合成を阻害する．一方，不溶性の食物繊維や高粘度の水溶性食物繊維は腸内細菌によって消化されずに，腸内の余分な脂質やコレステロールを包括して排出し，結果的に血中コレステロールを低下させる．

4.2.4　ビタミン

　一般に豆類にはビタミンB_1とB_2が比較的多く含まれるが，大豆ではB_1が0.66〜0.88 mg/100 g，B_2は0.22〜0.30 mg/100 gと，他の多くのマメ類と比べて1.5〜2倍程度含まれる（表3.4参照）．B_1は解糖系における触媒としての役割を果たしており，不足によって生じる疾患として脚気が知られている．B_2は過酸化脂質の生成を抑えるほか，細胞の再生やエネルギー代謝促進，粘膜保護などの働きがある．欠乏すると口内炎や舌炎，脂漏性湿疹などの原因となる．抗酸化性物質であるビタミンE（トコフェロール）は大豆油1g中に約2mg含まれる．トコフェロールには，$\alpha, \beta, \gamma, \delta$の4種類があり，食品中での抗酸化力は$\delta$が最も強く，$\gamma, \beta, \alpha$の順に弱くなる．大豆中の含量は$\gamma>\delta>\alpha>\beta$である．前述のように，大豆には酸化安定性の低い不飽和脂肪酸が多く含まれ，大量に摂取すると過酸化物によって栄養障害が起こる．大豆中のトコフェロールはこれを防ぐ役割を果たしている．

〔永沼孝子〕

文　　献

Brown, H. B. (1971). *J. Am. Dietet. Assoc.*, **58**, 303-311.
DeLany, J. P. *et al.* (2000). *Am. J. Clin. Nutr.*, **72**, 905-911.
Hammond, E. G. and Fehr, W. R. (1984). *J. Am. Oil. Chem.*, **61**, 1713-1716.
Henly, E. C. and Kuster, J. M. (1994). *Food Technology*, **48**, 74-77.

Ide, T. *et al.* (1996). *J. Lipid Res.*, **37**, 448-463.
井上五郎 (1987). 大豆蛋白質の栄養, pp. 31-46, 大豆蛋白質栄養研究会.
Joint FAO/WHO Expert Consultation (1973). WHO Technical Report, 522.
Joint FAO/WHO/UNU Expert consultation (1985). WHO Technical Report, 724.
Joint FAO/WHO/UNU Expert consultation (2007). WHO Technical Report, 935.
木村修一・小林修平翻訳・監修 (2007). 最新栄養学 第9版, 建帛社.
Kobayashi, A. *et al.* (1995). *J. Agr. Food. Chem.*, **43**, 2449-2452.
Liu, H. R. and White, P. J. (1992). *J. Am. Oil. Chem.*, **69**, 528-532.
Young, V. R. *et al.* (1984). *Am. J. Clin. Nutr.*, **39**, 16-24.

❮ 4.3 二次機能（感覚機能）❯

　一般に食品の機能性とは，食品のもつ「おいしい味」などを表現する言葉である．しかし，たとえば枝豆のおいしさを扱ったような研究よりは，大豆の不快味・不快臭を軽減することを扱った研究が多い．このため，ここでもこうした内容についてまとめることとする．

　抗生活習慣病の機能を有する β-コングリシニンなどの大豆タンパク質の新規機能性が見出されてきた中で，豆乳や豆乳を素材とする大豆食品（豆乳ヨーグルト，豆乳アイスクリームなどのデザート類），および植物性タンパク質製品にとって，リポキシゲナーゼによる青臭みの不快臭に加え，イソフラボン類やサポニン類などの大豆配糖体成分による苦味や収れん性の不快味（渋味）が問題となっている．とくに，不快味の除去については，大久保らによってサポニン類・イソフラボノイド類の苦味・渋味が指摘されて以来（大久保, 1983；山内・大久保編, 1992），種々の大豆育種学的な改良も行われてきた．これによって大豆の不快臭や不快味もある程度は解決されつつある状況にある．しかし最近，大豆タンパク質自体がとくに酸性状態になったときに渋味を発生することが指摘され（駒井ほか, 2006；駒井ほか, 2008），大豆あるいは大豆タンパク質の不快味は解決された状況にはない．

4.3.1 大豆の不快臭

　大豆の不快臭成分には，脂肪族カルボニル化合物（アセトアルデヒド, n-ヘキサナールなど），芳香族カルボニル化合物（ベンズアルデヒドなど），揮発性脂

肪酸（n-バレリアン酸，イソバレリアン酸など），揮発性アミン（アンモニア，モノメチルアミンなど），揮発性脂肪族アルコール（2-ペンタノール，n-ヘキサノールなど）が，それぞれ見出されている（山内・大久保編，1992）．以上の臭気成分の中で n-ヘキサナールは，種子中の酵素・リポキシゲナーゼが大豆油を酸化するときに出る不快臭である．すなわち，リポキシゲナーゼは，シス，シス-1,4-ペンタジエン構造を有する不飽和脂肪酸に分子状酸素を導入し，ヒドロペルオキシドを生成する酵素であり，植物界に広く存在することが知られている．この酵素は大豆油を劣化させるばかりでなく，さらに酸化物は青臭い不快臭となる化合物が生じるため，食品素材として敬遠される大きな欠点となっている．

4.3.2 大豆の不快味（サポニン類，イソフラボノイド類）

大豆食品の飲食後に，口腔内全域，咽喉にわたって弱い渋味に似た「いがらっぽさ」を感じることが多く，とくに豆乳の飲食後に強く感じる．この不快味は，呈味物質が粘膜のタンパク質様物質と反応して凝縮して味細胞膜に物理的に影響を与えることから，収れん味・渋味などと呼ばれている．これは，満腹感の原因ともなり，大豆製品の量的摂取の妨げともなっている．これらの不快味は DMF（dry mouth feel, あく）と呼ばれ,大豆食品の加工上，最も対処すべき問題である．

表4.3 大豆不快味成分とその表現（大久保，1988）

不快味成分	表現	材料
フェノール酸	sour, bitter, astrigent	脱脂大豆
酸化フォスファチジルコリン	bitter taste	脱脂大豆
酸化脂肪酸	bitter taste	酸化大豆油
疎水性ペプチド	bitter taste	大豆発酵製品
イソフラボン	objectionable taste bitter, astrigent weak phenol-like taste	脱脂大豆
ダイジン	渋味，収れん味，嫌悪感，ざらつき	丸大豆，脱脂大豆
ゲニスチン	苦味，収れん味	丸大豆，脱脂大豆
サポニン	苦味	丸大豆，脱脂大豆
A グループサポニン	嫌悪感，苦味，収れん味，ざらつき	胚軸
B グループサポニン	弱い苦味，軽い嫌悪感，軽い収れん味	丸大豆，脱脂大豆
ソヤサポニン I	undesirable sensory characteristics (bitterness and astrigent)	dried pea

4.3 二次機能（感覚機能）

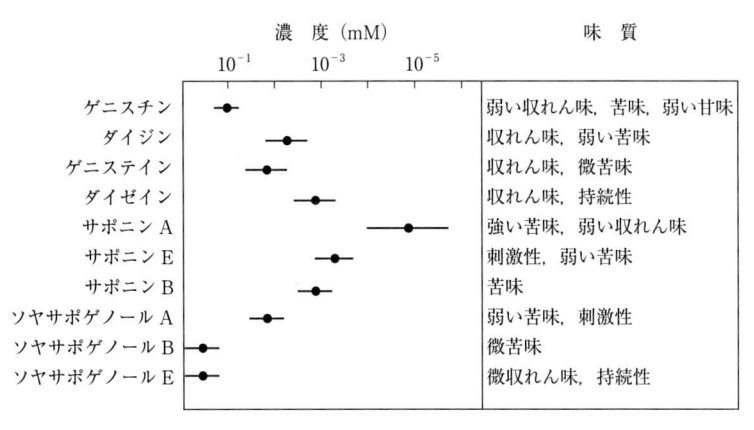

	濃度（mM）			味質
	10^{-1}	10^{-3}	10^{-5}	
ゲニスチン	●—			弱い収れん味，苦味，弱い甘味
ダイジン	—●—			収れん味，弱い苦味
ゲニステイン	—●—			収れん味，微苦味
ダイゼイン	—●—			収れん味，持続性
サポニン A		—●—		強い苦味，弱い収れん味
サポニン E		—●—		刺激性，弱い苦味
サポニン B		—●—		苦味
ソヤサポゲノール A	—●—			弱い苦味，刺激性
ソヤサポゲノール B	●—			微苦味
ソヤサポゲノール E	●—			微収れん味，持続性

図 4.2 大豆配糖体成分の呈味閾値と味質（大久保, 1988）

　こうした不快味は，塩味，甘味，酸味，うま味，苦味，などの基本味とは異なる味であるものと考えられてきた．大久保がまとめた大豆のDMFと呼ばれる成分を表4.3に示した．すなわち，フェノール類，酸化リン脂質と脂肪酸，サポニンおよびイソフラボノイドである．これらの中でもDMFが強いといわれるのが，サポニンおよびイソフラボノイドである．大久保は，種々の大豆のイソフラボノイドとサポニン類の呈味閾値と味質を，官能検査により評価した．その結果，サポニンAグループの呈味閾値が最も低く（より低濃度で感じる），そのアグリコンになると閾値が高くなっていた（図4.2）．一方，イソフラボノイドの呈味閾値は，そのアグリコンになると，逆に低くなることを明らかにした．不快な味質には，苦味と収れん味（渋味）の両方があることもわかった．また，カエル舌咽神経で味神経応答を記録したところ，大豆サポニンAグループの反応がとくに高く，官能検査と一致するデータが得られたという．

4.3.3　大豆不快味・不快臭の軽減を目的とした育種学的研究

　この育種学的研究は，喜多村（2006）の総説によくまとめられている．前項で一部述べたように，大豆種子のリポキシゲナーゼは，シス，シス-1,4-ペンタジエンを有する不飽和脂肪酸などに酸素を導入する酵素であり，生成した過酸化脂質は分解してn-ヘキサナールなどの化合物を生成し，豆臭として敬遠される臭味を発生する．喜多村らの検討によって，リポキシゲナーゼの3種類のイソ酵素

の全欠失大豆が育種的に作出された．このリポキシゲナーゼ欠失（リポ欠）大豆には，脂質などの栄養素成分の酸化的な劣化が低く抑えられるため貯蔵性がよいという利点がある．このようなことから，わが国におけるリポ欠大豆品種の作付は徐々に増加している．

リポ欠大豆の豆乳などには確かに青臭みはなくなったが，その分収れん味（渋味）のような不快な味が引き立つようになる可能性が指摘された．胚軸にあるグループ A アセチルサポニンが収れん味の原因物質であることが示され，その後グループ A アセチルサポニンからアセチル化した糖が外れた変異体（AO 型）が発見された（菊池，2003）．その後，AO 型変異と全リポ欠性を合わせもつ新しいタイプの「きぬさやか」が育成された（2.2.1 項参照）．この品種はリポ欠大豆の「すずさやか」に比べて渋味や不快味でかなり優位に評価された．

しかし，ヒトの官能評価では大方の味の評価ができているが，カエルの舌咽神経でとった記録では，種々の味質のシグナルが混ざった状態での記録なので，記録された味の強度が苦味の強さなのか渋味の強さなのかは不明である．また，この実験系では，不快と思われる成分による味応答が高くなっているのは確かだが，とくに渋味や苦味の発生機構や受容機構の詳細は不明のままである．さらに，両生類の単純な味蕾構造（味細胞の集まった組織）による味受容研究よりも，ヒトの味蕾構造により近い哺乳動物を用いた受容研究が望ましいため，さらに詳細な神経生理的な客観評価が必要である．

4.3.4 大豆の渋味と苦味の新しい知見

もともと，渋味とは口腔内の乾燥・ざらつきや収縮感・張りつき感などの複合的な感覚とされ，puckering, drying sensation などと表現される．astringency（渋味）は，ラテン語の *ad*（＝to）と *stringere*（＝bind）に由来しており，binding reaction によるものと考えられているが，一般にもその受容メカニズムに関する解明はなされてきていない．実験動物を用いたこれまでの神経生理学的研究では，タンニン酸による刺激は鼓索神経や舌咽神経による応答が検出された一方で，三叉神経舌枝では温度や圧力・触覚に感受性を示す神経束においてもまったく応答が認められないことが，スナネズミ・ラットなどを用いて確認された．したがって，こうした神経生理実験では渋味は物理感覚というよりは化学感覚と推定

され，基本味に近い味質として受容・伝達されているのではないかと考えられている（Kawamura et al., 1969；Schiffman et al., 1969；Critchley and Rolls, 1996；Yamashita et al., 1996）．同様の結果がラットの鼓索神経・舌咽神経・三叉神経舌枝の実験系で得られた（駒井ほか，2004）．

一方で，ヒト官能評価研究グループを中心として，ミョウバンやタンニンの渋味は，口腔内の内因性タンパク質と渋味物質が結合することによる触覚であり，"味"とは異なる物理感覚であるとして認識している研究者が多く（Breslin et al., 1993；Green, 1993），彼らはおもにヒトの官能評価試験からその結論を出している．しかし，渋味物質の受容化学的な研究がまだまだ不十分であることから，なお詳細な神経生理学的研究が必要だといえる．

4.3.5 酸性化大豆タンパク質の渋味に関する神経生理学的研究

β-コングリシニン（7S）やグリシニン（11S）などの分離大豆タンパク（SPI）の健康目的利用にあたって障害となる，酸性飲料とした場合に生ずる渋味の発生がどのような機構で生ずるのか，以下に紹介する．ある程度精製された大豆タンパク質においても，pHが中性においてはなんら不快味がないのに対して，いったん酸性条件にすると渋味が出てくるという現場での報告があり，実際に官能評価してみると酸性状態では渋味が出ることがわかった（図4.3左）．また，これはイソフラボノイドやサポニン類が存在しないと考えられる乳清タンパク質においても同様の現象が観察されていることから，それぞれのタンパク質特有の性質と考えられた．この渋味発生の機構について紹介する．

a. 酸性化大豆タンパク質のヒト官能評価試験

被験者として20～30歳の男女健常者18名を使い，数種類のpHの大豆タンパク質溶液（それぞれ3%のグリシニンまたはβ-コングリシニン溶液）を口に含んだ後に吐き出させ，その渋味を強度0～12の13段階で評価させた．またpH試験紙を用いて吐き出した直後の口腔内pHを測定した．その結果，グリシニンではpH 3.5で他のpHに比べて有意に強い渋味を呈することがわかり，β-コングリシニンにおいても，pH 5.0との間に有意性はみられなかったものの，pH 3.5の溶液で最も渋味が強い結果となった（図4.3左）．また，pH 3.5の2種のタンパク質を比較するとグリシニンにおいてわずかに渋味が強い結果となっ

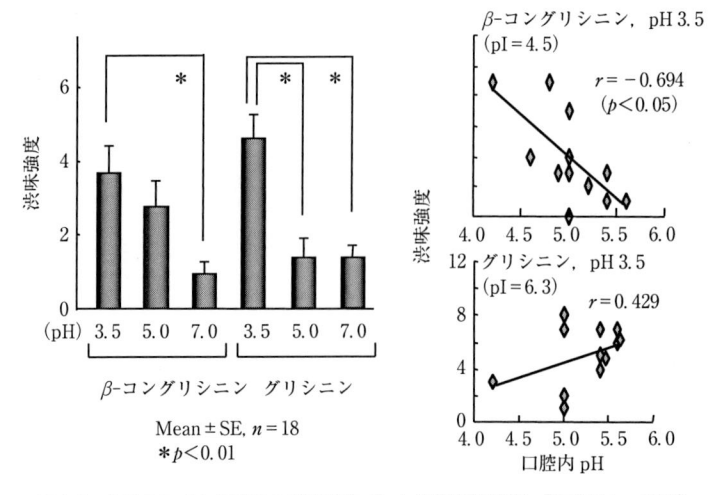

図 4.3 大豆タンパク質溶液の渋味強度（ヒト官能評価試験）（駒井ほか，2004）

た．これは β-コングリシニンが糖タンパク質であることと関係しているものと考えられる．

また，渋味強度と口腔内 pH の関係を図 4.3 右に示した．両大豆タンパク質溶液とも，pH 7.0 溶液ではほとんどの被験者で口腔内 pH が 5.5 前後であった．β-コングリシニンにおいて最も渋味の強かった pH 3.5 の溶液では，口腔内 pH が 5.5 よりも低い被験者ほど渋味を強く感じていた．また，グリシニンにおいては，渋味の強かった pH 3.5 の溶液では，口腔内 pH が高い被験者（pH 5.5 前後）ほど渋味を強く感じていることがわかった．これらはそれぞれ等電点 4.5 および 6.3 付近に近づく条件下で強い渋味を感じる結果となった．以上のことから，これら溶液の渋味は溶解していたタンパク質が口腔内で沈殿・凝集することにより生じる可能性が示唆された．

b. 味覚関連神経応答実験

酸性状態の大豆タンパク質について，成熟 Wistar 系雌ラットを用いて舌に分布する味覚関連神経応答を記録した成果を報告する．味神経としては鼓索神経と舌咽神経を，体性感覚神経としては三叉神経（舌枝）を対象に刺激応答実験を行った．紙面の関係で，その内容を以下に箇条書きとしてまとめた．

① 酸性化グリシニン溶液（渋味）刺激によって，一般体性感覚を受容・伝達

4.3 二次機能（感覚機能）

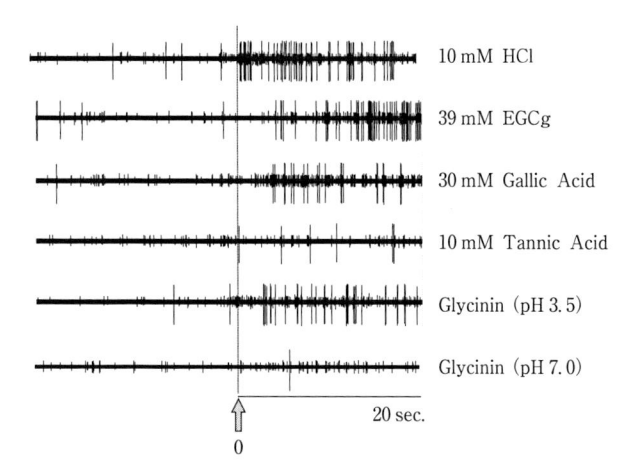

```
―――――――――――――|―――――――――――  10 mM HCl
―――――――――――――|―――――――――――  39 mM EGCg
―――――――――――――|―――――――――――  30 mM Gallic Acid
―――――――――――――|―――――――――――  10 mM Tannic Acid
―――――――――――――|―――――――――――  Glycinin (pH 3.5)
―――――――――――――|―――――――――――  Glycinin (pH 7.0)
              ↑       20 sec.
              0
```

図 4.4 基本味および渋味物質刺激に対する鼓索神経線維インパルス放電の一例

刺激開始（図中矢印）後 20 秒間でのインパルス放電の様子を示した．基本味（HCl）は刺激後ただちに応答するのに対し，エピガロカテキンガレート（EGCg）やその他の渋味溶液では長い潜時（latency）がみられた．

する三叉神経舌枝では応答が検出されなかったが，味神経である鼓索神経で応答がみられた（舌咽神経応答も微弱）．このことから渋味は味神経介在性刺激であることが示唆された．

② ラット鼓索神経 Fiber 応答の分類により，酸性化グリシニンの渋味応答は，渋味物質であるタンニン酸・没食子酸の応答と相関性のあることがわかり，酸味としてよりも渋味として受容されることが示唆された．

③ ラット鼓索神経 Fiber を用いた酸性化グリシニンの応答パターンは，他の渋味物質（エピガロカテキンガレート，EGCg）と同様，基本味よりも長い潜時（latency, 刺激開始時から神経が興奮しはじめるまでの時間）を示した（図 4.4）．

④ 酸性化グリシニンの味神経応答の上昇には，pH の上昇（沈殿形成）よりも，むしろ唾液中の $NaHCO_3$ 成分が大きく寄与している可能性が示された．

以上の結果から酸性状態の大豆タンパク質自体が唾液成分と相互作用して渋味を発生していることが推察されたが，なお詳細な渋味発生と受容機構の解明が必要である．

〔駒井三千夫〕

文　献

Breslin, P. A. S., Gilmore, M. M., Beauchamp, G. K. and Green, B. G. (1993). *Chem. Senses*, **18**, 405-417.
Critchley, H. D. and Rolls, E. T. (1996). *Chem. Senses*, **21**, 135-145.
Green, B. G. (1993) *Acta Psychol.*, **84**, 119-125.
Kawamura, Y. *et al.* (1969) *Jpn. J. Physiol.*, **19**, 851-865.
菊池彰夫 (2003)．総合農業研究叢書，**44**，180-185．
喜多村啓介 (2006)．北農，**73**，221-230．
駒井三千夫ほか (2004)．大豆たん白質研究，**7**，57-62．
駒井三千夫ほか (2006)．大豆たん白質研究，**9**，62-67．
駒井三千夫ほか (2008)．大豆たん白質研究，**11**，71-74．
大久保一良 (1983)．食の科学，**74**，43-50．
大久保一良 (1988)．日食工誌，**35**，866-874．
Okubo, K. *et al.* (1992). *Biosci. Biotech. Biochem.*, **56**, 99-103.
Schiffman, S. S., Marks, S. S., Ann, L. S. and Sidney, A. S. (1969). *Physiol. Behav.*, **51**, 55-63.
Yamashita, S., Kiyohara, S., Ohno, M. and Hara, Y. (1996). *Chem. Senses*, **21**, 459-465.
山内文男・大久保一良編 (1992)．大豆の科学，朝倉書店．

❖ 4.4　三次機能（生体調節機能） ❖

4.4.1　生体調節機能

a. 食品の三次機能

　食品には，三大栄養素である糖質・脂質・タンパク質，摂取量は少ないけれども必須な，ミネラルとビタミンを加えた五大栄養素だけでなく，多様な生体調節機能をもつ成分（機能性非栄養成分）が含まれ，それぞれが生命活動や体の成長や健康に重要な働きをしている．体が必要とする栄養素を過不足なく摂取しなければ，健康を維持できない．わが国においては，経済発展によって日常生活は豊かになった一方，生活習慣の多様化や，飽食の時代ともいわれるような栄養素摂取の過多とアンバランスによって，生活習慣病の増加や発症の若年齢化が問題化した．そのため，食品の生体調節機能を積極的に利用することによって，少子高齢社会の中でますます増加すると予想される生活習慣病の予防に役立つ食品を開発することをめざした動きが1980年代に日本で始まった．すなわち，食品の機能を一次（栄養機能），二次（感覚機能），三次（生体調節機能）の3つに分け，三次機能をもった食品が機能性食品と呼ばれるようになった．すなわち，ここでの機能性食品は，「単なる栄養源としての働き以外の特別な医学的あるいは生理学的利点をもつような，特定の成分を含んでいる食品」をさす．厚生労働省（当

時は厚生省）は一定要件を満たした機能性食品に対して，その保健機能を表示することを特定保健用食品として認める制度を定めた．米アレルギーによるアトピー性皮膚炎患者用の低アレルゲン化米と，低リン食を指示されている慢性腎不全患者用の低リンミルクが，1993年に特定保健用食品として認可されたのが最初であり，その後急増し，2011年には900品目を超え，市場規模も一時6800億円（2007年）に達したが，その後伸びが止まり2009年には5500億円となった．

b．特定保健用食品

現在では消費者庁が特定保健用食品の審査を担当している．特定保健用食品のとして許可されるためには，表4.4に示した要件が求められる．審査にあたっては，有効性および安全性の要件ごとに，医学・栄養学に基づいた根拠となる資料が必要となる．これらの資料は，*in vitro*試験および動物実験による*in vivo*試験により，保健の用途に関与する成分（有効成分）の作用，作用機序，体内動態を明らかにした上で，審査申請する食品を用いてヒトを対象とした試験を実施し，保健の用途にかかる効果や摂取量を確認して作成しなければならない．このとき関与成分の理化学的・食品学的性質や定量法が明確にされていることも必要である．

これまでに許可された特定保健用食品の保健機能は，整腸，メタボリック症候群の予防，歯や骨の健康維持などである（表4.5）．販売額からは，前二者が約40%ずつ，歯と骨の健康維持が約10%を占めている．食品の形態としては，飲料・発酵乳類・豆乳類が6割以上となっている．それらがどこで，どのような機能性

表4.4 特定保健用食品としての許可の要件

1. 食生活の改善が図られ，健康の維持・増進に寄与する事が期待できるものであること．
2. 食品または関与する成分について，保健の用途の根拠が医学的，栄養学的に明らかにされていること．
3. 食品または関与する成分の適切な摂取量が医学的，栄養学的に設定できるものであること．
4. 食品または関与する成分が，添付資料からみて安全なものであること．
5. 関与成分について以下の事項が明らかにされていること．
    ア．物理学的，化学的および生物学的性状ならびにその試験方法
    イ．定性および定量試験方法
6. 同種の食品が一般的に含有している栄養成分の組成を著しく損なったものでないこと．
7. まれに食べられているものではなく，日常的に食べられている食品であること．
8. 食品または関与成分が，専ら医薬品として使用されるものではないこと．

表 4.5 特定保健用食品の例

保健の用途の表示内容	関与成分	想定される作用機序	食品の形態
整腸（お腹の調子を整える食品）	オリゴ糖，乳酸菌，ビフィズス菌，食物繊維類など	ビフィズス菌の増加，腸内環境の改善，便通改善など	飲料，シリアル，スープなど
コレステロール低下（コレステロールが高めの方に適する食品）	大豆タンパク質，リン脂質結合ペプチド，植物ステロール，キトサンなど	コレステロールの吸収の抑制など	ハンバーグ，豆乳，飲料，スープなど
血圧低下（血圧が高めの方に適する食品）	各種食品由来ペプチド，γ-アミノ酪酸など	アンジオテンシン変換酵素（ACE）の阻害など	飲料，ゼリー，スープなど
血糖値の低下（血糖値が気になり始めた方の食品）	難消化性デキストリン，グアバ茶ポリフェノールなど	デンプン消化の遅延，糖吸収の遅延など	飲料，加工食品，スープなど
ミネラル吸収性向上（ミネラルの吸収を助ける食品）	カゼインホスホペプチド，ヘム鉄など	吸収性の向上など	飲料，ゼリーなど
口腔・菌の健康維持（虫歯の原因になりにくい食品）	パラチノース，マルチトールなど	虫菌菌の栄養源にならない甘味料	ガム，飴など
骨代謝調節（骨の健康が気になる方に適する食品）	大豆イソフラボン，ビタミンK_2高生産納豆菌	骨吸収の抑制，骨形成の促進など	飲料，納豆など

を示すかによって 3 つに分類できる（清水，2010）．第一のグループには，腸管内の微生物叢に影響を与えるものであり，有用菌の乳酸菌やビフィズス菌を含むプロバイオティクス食品，オリゴ糖や食物繊維などの有用菌の増殖を促進する成分を含むプレバイオティクス食品が含められる．第二グループは，腸管内での栄養の吸収を調節する食品成分を利用した食品であり，腸管からのカルシウムの吸収を高める牛乳カゼイン由来のリン酸化ペプチドや，糖質やコレステロール，中性脂肪の消化・吸収を抑制するものがある．この場合，関与成分は，それ自体吸収されないか，腸管内で他の生体成分に変換される．第三グループは，そのまま，あるいは消化管内で変換を受けてから体内に吸収され，代謝系などに作用して薬理的機能を発揮するもので，血圧調節などの循環器系・脂質代謝・骨代謝に関係する食品である．したがって，弱いながらも医薬品と類似の機能をもつが，あくまで食品であるので表示においては「血圧が高めの方の食品」という独特の表現が使われている．

c. 有効性の評価

　食品成分の有効性や安全性の評価には，通常，*in vitro* 試験や実験動物を使った *in vivo* 試験が行われたのち，ヒトを対象として試験が行われることが多い（図4.5）．*in vitro* 試験では，酵素や培養細胞，微生物に対する食品成分の作用や影響が調べられ，有効性や安全性，作用機序に関する情報が得られる．食品成分の有効性を評価するための基礎データとなる，消化吸収・代謝・体内分布，排泄などの体内動態を明らかにするために，*in vivo* 試験は必要である．ラットやマウスが用いられることが多いが，自然発症高血圧や2型糖尿病，骨粗しょう症などの病態モデル動物も多くの研究で用いられている．

　ヒトに対する食品成分の有効性を評価するには，疫学的研究で有効性ありと評価を受けた結果に基づいて実験動物やヒトを対象にして介入試験を実施する場合と，逆に *in vitro* 試験や動物実験でみられた有効性を，ヒトを対象にした介入試験や観察試験によって評価する場合がある．研究者が，対象者に栄養指導をしたり，対象者に特定の食品成分を摂取してもらって行う試験を介入試験という．最も信頼性が高い評価法とされているのが，介入試験の中の無作為化比較対照試験である．この試験は，医薬品の有効性評価法に準拠したものであり，対象者を2つのグループに分け，一方のグループのみに評価したい食品成分を摂取してもらい，その効果をみるものである．このとき，他方のグループには，その食品成分を含まないけれども，見かけ上は区別がつかないもの（医薬品の場合のプラセボに相当するもの）を摂取してもらうこと，さらに，どちらのグループが評価対象

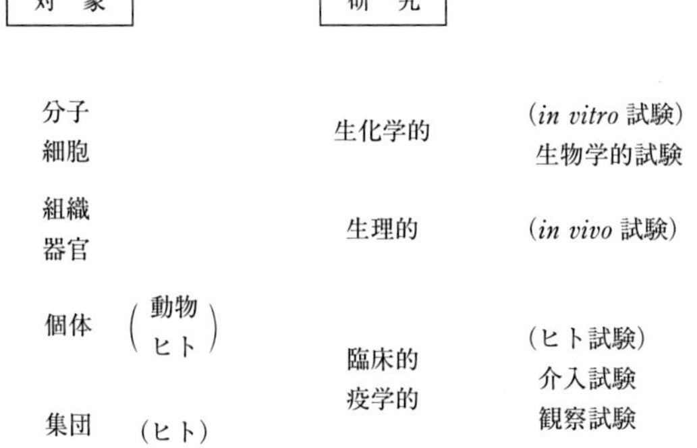

対　象	研　究	
分子 細胞	生化学的	(*in vitro* 試験) 生物学的試験
組織 器官	生理的	(*in vivo* 試験)
個体（動物／ヒト） 集団（ヒト）	臨床的 疫学的	(ヒト試験) 介入試験 観察試験

図 4.5　食品の生体調節機能の評価と科学的根拠

の食品成分を摂取したのかを対象者と研究者の両方にわからないようにする二重盲検試験を採用することよって信頼度を高めることができるとされる．食品成分の有効性評価においては，単独摂取の場合と，ほかの食品成分が共存している場合の効果の違いについても注意が必要である．

観察試験では，研究者は積極的な栄養指導などの介入を行わず，ある集団を対象に日常的な食生活の疫学調査を行い，食品成分の効果を評価する．前向きコホート研究は，健常人の集団を対象に食事調査を行い，食品成分の摂取量と，その後の疾病罹患率との関連を解析するものであり，観察試験の中で最も信頼性の高い結果を得ることができる．

食品成分の有効性を評価する方法として，さまざまな条件で行われた多数の原著論文を精査するものがある．すなわち多くの原著論文を吟味し，それぞれの研究結果の信頼性を，研究手法などから重みづけして評価した結果をまとめた批判的総説（クリティカルレビュー）である．さらに，個々の原著論文に報告されている数値を統計的な手法を用いて要約値にまとめ，より定量的な評価を可能にするメタ分析と呼ばれるやり方がある．

肥満に伴う循環器疾患や高血圧，糖尿病は，わが国に限らず，欧米諸国や多くの国々で社会問題化しており，食品の生体調節機能に着目した取り組みは，デザイナーフードやニュートラシューティカルとして広がりをみせている．その中で，

表 4.6 大豆に含まれる機能性成分（河村・大久保，1998；原田，2009；喜多村ほか編，2010）

成　　分	機　　能
タンパク質，ペプチド	コレステロール低下[*]，脂質代謝調節，LDL 受容体誘導，血圧降下，食欲抑制，抗酸化作用，糖尿病予防
プロテアーゼインヒビター，レクチン	抗腫瘍活性
サポニン，フィチン酸	抗酸化作用，抗腫瘍活性
イソフラボン	性ホルモン様作用，発がんリスク低減，脂質代謝調節，骨粗しょう症の抑制[*]，糖尿病予防
リン脂質	コレステロール・トリグリセリド低下
ステロール	コレステロール低下[*]
リノール酸	コレステロール代謝改善
α-リノレン酸	トリグリセリド低下
トコフェロール	抗酸化作用
オリゴ糖	ビフィズス菌増殖促進[*]，消化管機能調節
食物繊維	整腸作用，大腸がん抑制

[*]）特定保健用食品として認可されている作用．

大豆食品は最も重要な素材の1つである（表4.6）．

4.4.2　大豆タンパク質
a. 血漿コレステロール低下作用

　動脈硬化症発症の危険因子とされるコレステロールの大豆タンパク質による低下作用は，Carroll and Hamilton (1975) によって報告された．彼らは，コレステロールを種々のタンパク質とともにウサギに与え，動物性タンパク質に比べ植物性タンパク質を摂取させたウサギでは血漿コレステロール濃度が低いことを見つけた．その後多くの研究が行われ，Anderson *et al.* (1995) は，それまでに行われたヒトでの臨床試験のメタ分析から，大豆の摂取が血漿総コレステロール濃度および低比重リポタンパク質（LDL）コレステロール濃度の低下に効果があり，とくに高コレステロール血症者で効果がより顕著であると報告した．表4.7にまとめたように，総コレステロールの変化に対する大豆食品の影響についての38の研究からは，大豆を摂取しなかったコントロールに比べ，約9％の減少がみられた．また，LDLコレステロールでは，約13％も減少していた．正常なLDL自体は血中を循環してコレステロールを各組織に運搬するのに働いている．しかし，活性酸素などで酸化を受けた酸化LDLは血管内壁に付着し，それを異物と認識したマクロファージが貪食作用で細胞内に取り込み，泡沫細胞となる．とくにコレステロールと結合して巨大化したLDLはマクロファージの攻撃を受けやすく，これが血管壁に蓄積していくことにより粥状硬化し，血管は狭窄して動脈硬化を起こすことになる．日本では，大豆タンパク質は特定保健用食品（トクホ）の機能（関与）成分として認められており，アメリカでも，1999年，食品医薬品局（FDA）は，「1日25ｇの大豆タンパク質の摂取により心臓血管疾患の危険

表4.7　大豆を含む食事を摂取したヒトの血漿コレステロールに及ぼす影響のメタ分析
（Anderson *et al.*, 1995）

	研究数	被験者数	変化（mg/d*l*）*	パーセント変化*
総コレステロール	38	730	−23.2	−9.3
LDLコレステロール	31	564	−21.7	−12.9
HDLコレステロール	30	551	+1.2	+2.4
VLDLコレステロール	20	255	−0.4	−2.6
トリグリセリド	30	628	−13.3	−10.5

＊）コントロール食に対する変化率．

率低減に有効である」とする表示（ヘルスクレイム）を認めた．大豆タンパク質を関与成分とするトクホ食品には，豆乳・豆乳ヨーグルト・飲料・組織状大豆タンパク質・がんもどきなどがある．その後も大豆タンパク質のコレステロール低下作用に対する効果の程度について議論が続いているが，2004 年から 2007 年に報告されたメタ分析や総説からは，大豆タンパク質には LDL コレステロールを 3～5% 低下させる効果があるとまとめられている（Messina, 2010）.

　ラットやマウスを使った動物実験において，大豆タンパク質摂取により糞便への胆汁酸およびコレステロールの排泄量の増加がみられ，これが血漿や肝臓のコレステロール低下をもたらす理由の 1 つと理解されている（Potter, 1995）．胆汁酸は肝臓でコレステロールからコレステロール 7α 水酸化酵素（CYP7A）やステロール 12α 水酸化酵素（CYP）によって合成され，胆のうを経て十二指腸に分泌される．胆汁酸の大部分は回腸から再吸収されるが，一部は糞便に排泄される．また，小腸におけるコレステロールは食事に由来するもののほか，胆汁などに由来するが，これらの約 50% は再吸収され，残りは糞便として排泄される．摂取した大豆タンパク質が消化器官で消化されて疎水性ペプチドが生成し，これらが界面活性の性質をもつ胆汁酸と結合することによって，回腸からの再吸収を妨げると考えられる（河村・大久保編, 1998）．大豆タンパク質を各種プロテアーゼ

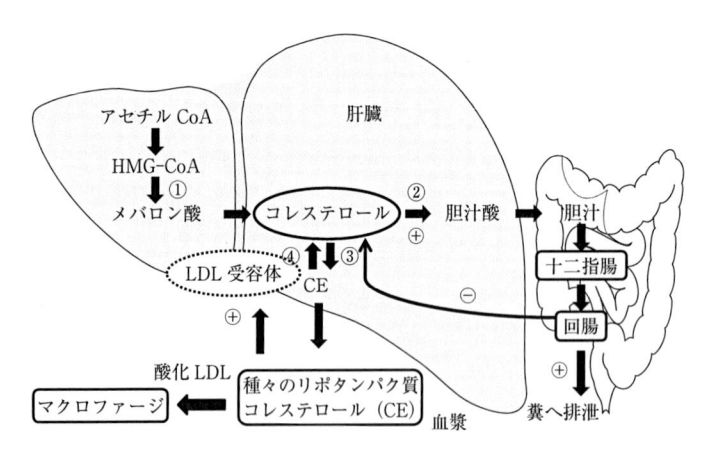

図 4.6 コレステロール代謝に及ぼす大豆タンパク質の影響
CE：コレステロールエステル，HMG-CoA：3-ヒドロキシ-3-メチルグルタリル CoA.
①：HMG-CoA 還元酵素，②：コレステロール 7α 水酸化酵素，③：アシル CoA コレステロールアシル転位酵素，④：コレステロールエステル加水分解酵素．＋：促進，－：阻害．

4.4 三次機能性（生体調節機能）

表 4.8 大豆タンパク質に由来する生理機能性ペプチド

生理機能	ペプチド	元のタンパク質	文献
アンジオテンシン変換酵素阻害	Val-Leu-Ile-Val-Pro, Trp-Leu, Val-Leu-Ile-Val-Pro, Leu-Ala-Ile-Pro-Val-Asn-Lys-Pro	グリシニン β-コングリシニン	Guang and Phillips (2009)
好中球の食作用促進	Met-Ile-Thr-Leu-Ala-Ile-Pro-Val-Asn-Lys-Pro-Gly-Arg	β-コングリシニン	Tsuruki et al. (2003)
オピオイド活性	Tyr-Pro-Phe-Val-Val	β-コングリシニン	大日向・吉川 (2010)
食欲抑制	Val-Arg-Ile-Arg-Leu-Leu-Gln-Arg-Phe-Asn-Lys-Arg-Ser	β-コングリシニン	Nishi et al. (2001)
ユビキチンリガーゼ阻害	Asp-Gly-Tyr-Met-Pro	グリシニン	二川 (2009)
胆汁酸結合活性	Val-Ala-Trp-Trp-Met-Tyr Pro-Val-Asn-Lys-Pro-Gly	グリシニン β-コングリシニン	Nagaoka et al. (2010)
LDL 受容体発現促進	Phe-Val-Val-Asn-Ala-Thr-Ser-Asn	β-コングリシニン	Cho et al. (2008)
抗酸化活性	Leu-Leu-Pro-His-His	β-コングリシニン	Chen et al. (1995)
脂肪酸合成酵素阻害	Arg-Lys-Gln-Glu-Glu-Asp-Glu-Asp-Glu-Glu-Gln-Gln-Arg-Glu	β-コングリシニン	Martinez-Villaluenga et al. (2010)
脂肪細胞化抑制	Ile-Gln-Asn	黒大豆タンパク質	Kim et al. (2007)

で加水分解して調製したペプチドは，胆汁酸との結合能をもち，ペプチドの疎水性が高いほど結合能が高く，血漿コレステロールの低下作用が強い．コレステロールの排泄量が増加すれば，肝臓での胆汁酸の合成が高まり，肝臓コレステロールが減少する．これによって血流から LDL を取り込む LDL 受容体の発現が促進され，血清 LDL コレステロールの低下が起こると考えられる（図 4.6）．これを裏づけるように，LDL 受容体の発現促進作用をもつペプチドが大豆タンパク質分解物から単離された（表 4.8）．

b. 脂質代謝への影響

コレステロール低下作用のほか，大豆タンパク質にはリノール酸代謝への影響や血漿トリグリセリド低下作用が知られている．ラットでは，カゼイン摂取に比べ，肝臓リン脂質のリノール酸の割合が増加し，アラキドン酸の割合は減少した．また，血漿および肝臓のトリグリセリド濃度の低下もみられた．これらの作用は，肝臓における脂肪酸合成能の低下や，脂肪酸 β 酸化能の促進によるものと考え

られており，大豆タンパク質が肝臓の糖輸送担体（GLUT2）の発現を誘導して細胞へのグルコースの取り込みを促進すること，そして脂肪酸のミトコンドリアへの流入を促進することが明らかにされている（喜多村ほか編，2010）．

　大豆の主要タンパク質を個別に実験動物に与えることにより，グリシニンではなく，β-コングリシニンにトリグリセリド低下作用があることがわかった．このとき肝臓では，SREBP-1c（Sterol Regulatory Element Binding Protein-1c），PPAR-α（Peroxisome Proliferator-Activated Receptor-α），PPAR-β，LXR α（Liver X-Receptor α）などの転写因子の発現が調節されて脂肪酸合成酵素（FAS）が減少し，脂肪酸 β 酸化の律速酵素であるカルニチンパルミトイルトランスフェラーゼ 1（CPT 1）やアシル CoA オキシダーゼ（ACO）の増加が起こる．その結果，肝臓での脂肪酸合成の抑制や脂肪酸 β 酸化が促進され，トリグリセリドが低下する（Moriyama et al., 2004；Ronis et al., 2009）．

　β-コングリシニンの摂取により，脂肪組織での重量増加の抑制やアディポネクチンの分泌がみられ，小腸粘膜細胞からは食欲抑制ホルモンであるコレシストキニン（CCK）の分泌が促進される．高トリグリセリド血症のヒトを対象にした臨床試験では，1 日当たり 5 g の β-コングリシニンを摂取することにより血漿トリグリセリド濃度の低下が観察されており，β-コングリシニンは特定保健用食品として認可されている．β-コングリシニンに由来するペプチドは，ヒト肝がん由来 HepG2 細胞におけるトリグリセリドの合成を阻害し，かつアポリポタンパク質 B-100 の分泌を阻害した（Mochizuki et al., 2009）．また，ヒト脂肪細胞を用いた in vitro 試験においては，分離大豆タンパク質（SPI）の加水分解物は FAS を IC_{50} 50～175 μM で阻害し，とくに β-コングリシニンの α と α′ サブユニットに由来するペプチドが強い阻害活性を示した（表 4.8 参照）．

c. 極性脂質結合タンパク質

　従来，大豆タンパク質の主要成分は，グリシニンと β-コングリシニンであるとされてきたが，最近，極性脂質結合タンパク質（LP）の存在が提案された（Samoto et al., 2007）．LP はリン脂質を約 10% 含んでおり，通常のタンパク質の分析で用いられる SDS ポリアクリルアミドゲル電気泳動では染色されにくいため，これまで見逃されてきたらしい．20% カゼインを基本食として，そのうちの 10% を LP，LP の酵素分解物（LP ペプチド），そして分離大豆タンパク質（SPI）

で置き換えた実験食を，ラットに与えて16日間飼育したところ，血漿中の総コレステロール，トリグリセリド，およびβ-リポタンパク質の濃度は，カゼイン食群に比べ，ほかの3群ではいずれも低い値がみられた．とくにLPペプチドとSPIが有意な効果をみせた．SPIの血漿コレステロール低下作用は，糞中への胆汁酸排泄の促進作用だけによるものではないことが指摘されているが，LPペプチドでも脂質排泄作用が小さいにもかかわらず血中脂質の低下作用が大きいことから，LPペプチドはコレステロール・脂質代謝にも影響するとみられる．LPペプチドは，SPIと同様に，FASの発現を強く抑制し，CPT1の発現を促進することからも，トリグリセリド低下作用に脂肪酸合成の抑制と脂肪酸β酸化の促進が関与することを示唆している．

d. 肥満と糖尿病への効果

慢性の高エネルギー摂取は，血糖値とインスリン分泌量を上昇させ，各組織へのグルコースの取り込みを増加させる．過剰なグルコースは肝臓や筋肉にグリコーゲンとして，脂肪細胞にトリグリセリドとして蓄積される．その結果，肥満が生じ，糖尿病・脂質代謝異常・高血圧，さらには動脈硬化や心疾患を招くことになる．日本人の糖尿病患者の90%以上を占める2型糖尿病は，食事内容・食事習慣・ストレス・運動などの環境要因と遺伝因子が相互に作用して発症するといわれ，膵臓ランゲルハンス氏島β細胞からのインスリン分泌の障害や，骨格筋・脂肪組織・肝臓などにおけるインスリン感受性の低下がみられる．

動物実験では，大豆タンパク質の摂取により，血中インスリン濃度の低下，肝臓におけるSREBP-1発現の低下による脂肪酸合成能の抑制と，それに伴う脂肪蓄積の抑制が報告されている（Tovar *et al*., 2005）．骨格筋ではGLUT4の発現を誘導して細胞へのグルコースの取り込みが促進される．脂肪組織の脂肪細胞は，過剰のエネルギーを貯蔵するだけでなく，種々の生理活性をもったアディポサイトカインを分泌するが，その中にはTNF-α（Tumor Necrosis Factor-α），PAI-1（Plasminogen Activator Inhibitor-1），レプチン，アディポネクチンなどがある．レプチンは白色脂肪組織から分泌され，視床下部の満腹中枢に働き食欲を抑制する．また，脱共役タンパク質（UCP）の発現を増加させてエネルギー消費を促進する．血中レプチン濃度は体脂肪量に比例して増加するが，脂肪が蓄積しすぎると満腹中枢がレプチン抵抗性になる．

アディポネクチンはインスリン感受性を高めるが，内臓脂肪が増えるとアディポネクチンの分泌が減少し，インスリン抵抗性を引き起こし，血糖値を上昇させる．大豆タンパク質を肥満マウスに2週間投与したところ，アディポネクチンなどのアディポサイトカイン量の正常化がみられた(Nagasawa *et al.*, 2003)．また，SPIを投与したラットではUCPが増加してエネルギーの消費が高まった．これらの知見から，肥満や糖尿病発症の抑制に対する大豆タンパク質の効果が期待される．

e. ニュートリゲノミクス

近年，食品機能性を遺伝子発現の面から網羅的に解析するニュートリゲノミクス（栄養遺伝解析学）が注目されている．食品機能成分が多様な条件下で生体に及ぼす作用の機構の解析においては，DNAマイクロアレイを用いたトランスクリプトーム，タンパク質や代謝産物を網羅的に調べるプロテオームやメタボロームを包括するニュートリゲノミクスは有力な手段となっている（図4.7）．

Sprague-Dawleyラットの成長期（6週齢）から成熟期（14週齢）に8週間，SPIまたはカゼインを摂食させてトランスクリプトーム解析が行われた(Tachibana *et al.*, 2005)．SPI群はカゼイン群に比べて，従来の結果のとおり，血漿中のコレステロールと中性脂肪において低い値を示すことが確認された．次に，それぞれの群のラット肝臓からmRNAを抽出し，8740遺伝子を搭載したDNAマイクロアレイを用いて両群の遺伝子発現の違いが調べられた．その結果，両群で，まったく発現が異なる5遺伝子を含め，120遺伝子に発現の違いが検出された（表4.9）．これらの遺伝子には，コレステロール代謝・ステロイド異化

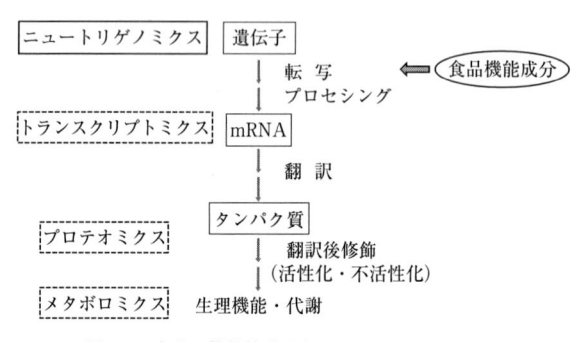

図4.7 食品の機能性発現とニュートリゲノミクス

の亢進や脂肪酸合成の抑制，ひいては脂質代謝全体に関係するものが多いことが判明した．

同様な手法で，SPIの発がん抑制作用との関連でも有用な知見が得られている．たとえば，大腸がん誘発モデルラットにおいては，SPIの摂取により大腸がん細胞の増殖抑制因子であるソマトスタチンの発現が誘導されることが，mRNAレベルおよび血漿のソマトスタチン量から明らかにされた．

このように，遺伝子発現変動を網羅的に解析することにより，食品がもつ機能性の作用機構を調べたり，逆に，生理機能・代謝・シグナル伝達にかかわる遺伝子群の変動からまだ知られていない食品の機能性を予測することも期待できる．これらの機構や予測を確認するためには，生体内での実際の遺伝子発現をプロテオミクスやメタボロミクスで解析し，さらには動物実験や臨床試験による実証的研究が必要となる．

表4.9 SPIを摂食させたラット肝臓のトランスクリプトーム解析（Tachibana et al., 2005）

遺伝子がかかわる生理機能	遺伝子数*	
	増加	減少
アミノ酸代謝	4	10
抗酸化	9	2
細胞増殖・維持	6	11
エネルギー代謝	4	7
脂肪酸代謝	0	9
免疫作用	3	0
情報伝達	7	5 (+1)
ステロイド代謝	12 (+1)	0
構造分子	0	4
転写調節	4	4
その他	12 (+1)	2 (+2)
合計	61 (+2)	54 (+3)

*) カゼイン摂食群に比べて1.5倍以上の変化がみられたもの．
括弧内は，片方の群でのみ発現がみられたもの．

4.4.3 ペプチド

a. ペプチドの食品機能性

多様な構造をもったペプチドが，ホルモンなどとして強力かつ多様な生理活性を生体内で発揮している．従来，アミノ酸の供給源としてしか考えられていなかった食品タンパク質からも，酵素消化によってさまざまな生理活性をもつペプチドが生成することがわかってきた．牛乳 β-カゼイン由来のオピオイドペプチド β-カゾモルフィン（Tyr-Pro-Phe-Pro-Gly-Pro-Ile）は，食品タンパク質から生理活性ペプチドが生成することが判明した最初の例である（Brantl et al., 1979）．大豆タンパク質にはコレステロール低下作用や脂質代謝に対する作用などの多様な食品機能性がみられる．それらの作用の機構がすべて理解されているわけではな

いが，肝臓におけるLDL受容体の発現を誘導するペプチドや，脂肪酸合成酵素を阻害するペプチドが大豆タンパク質の酵素消化物から同定されており，タンパク質が直接に食品機能性を発揮するのではなく，タンパク質の酵素消化で生成したペプチドが機能性を発揮している可能性が高い．低分子ペプチドは同一組成のアミノ酸混合物に比べて腸管吸収速度が速いといわれ，ジおよびトリペプチドはペプチド輸送担体（PepT-1）で輸送される．しかし，ペプチドの鎖長が長くなると吸収されにくくなり，ペプチドが腸管から吸収されて生体内で機能性を発揮していることを示すことは容易ではない．

b. 血圧低下作用

脳出血・脳梗塞，心不全・心筋梗塞などの循環器系疾患の原因となる高血圧症の予防や改善に，食品タンパク質を酵素分解して生成するアンジオテンシンⅠ変換酵素（ACE）阻害ペプチドが利用されている．大豆タンパク質由来のACE阻害ペプチドも報告されているが，それらの阻害活性（IC_{50}値）は数十μMレベルである．大豆タンパク質および大豆タンパク質分解物をラットに摂取させた場合，カゼイン食に比べて，循環器におけるACE活性や腎臓TNF-αが低く，血圧調整・腎臓機能によい効果がみられ，大豆タンパク質加水分解物の長期投与によって高血圧症の発症が遅れた．血圧が若干高めの35～64歳の女性，302人による無作為化二重盲検試験では，分離大豆タンパク質を毎日40g摂取した場合，収縮期血圧が7.9mmHg，拡張期血圧が5.3mmHg減少した（Welty et al., 2007）．

c. 免疫促進およびオピオイド活性

β-コングリシニンα'サブユニットのトリプシン消化物から，ヒト好中球の食作用促進活性をもつ13アミノ酸残基からなるペプチドが単離され，活性発現に最小限必要な構造はN末端部のMet-Ile-Thr-Leuであることが明らかにされた（Tsuruki et al., 2003）．ソイメチド-4と名づけられたこのペプチドは，細菌の走化性ペプチドとして知られるホルミル化Met-Leu-Pheのアゴニストとして働くほか，実験動物では育毛促進作用を示した．同様にβ-コングリシニンの酵素消化で生成したソイモルフィン-5（Tyr-Pro-Phe-Val-Val）は，μオピオイド受容体に選択性をもち，マウスへの経口投与により，高架式十字迷路を使った試験において抗不安作用が観察されている．ソイモルフィンには，経口投与により摂食抑制作用や消化管運動抑制作用のほか，β-コングリシニンの投与で知られている，

2型糖尿病モデルマウスにおいて血中アディポネクチン濃度の上昇と，糖および脂質代謝改善作用がみられ，β-コングリシニンの作用がソイモルフィンによるものか否かに興味がもたれる（大日向・吉川，2010）．

ヒトの脳機能に対する大豆タンパク質およびペプチドの摂取の影響が，近赤外線分光分析法による脳酸素代謝の計測，脳波計測，および唾液中ストレスホルモンの定量，そして気分状態は POMS スコアによって調べられた．これらの方法はいずれも，被験者に対して非侵襲性であり，計測時のストレス負荷が小さく，リアルタイムで脳内情報が得られるなどの特長をもつ．計測2時間前に大豆タンパク質やペプチドを摂取することにより，被験者には鎮静効果がみられた（畠山ほか，2003）．食品成分がヒトの脳機能に及ぼす影響を客観的に評価する方法として，近赤外線分光分析法は上記の特長をもつほか，簡便性にも優れており，今後のさらなる発展が期待される．

d. 食欲抑制

肥満の予防や治療に必要なエネルギー摂取の調節には，食欲を抑えることが有効な手段の1つである．消化管からはコレシストキニン（CCK）やグレリン，ペプチドYYなどのホルモンが分泌され，それらの情報が視床下部と脳幹の神経核に伝えられ，食欲が調節される．CCKには，膵臓消化酵素分泌刺激や胃の排出遅延作用，そして消化管粘膜に分布する迷走神経求心路に働いて満腹感を生じさせる作用がある．ラットのCCK産生細胞を使った系において，分離大豆タンパク質のペプシン分解物はカゼインや卵白分解物よりも強いCCK分泌刺激活性を示した．活性ペプチドが探索され，β-コングリシンのβサブユニットの51～63位に相当するアルギニンを4残基含むペプチドが同定された（Nishi *et al.*, 2001）．ヒト試験では，β-コングリシニンの酵素分解物に空腹感の軽減効果がみられている．

e. そのほかの活性

これら以外にも，大豆タンパク質の酵素分解物からは多様な活性測定法を用いて，次のような多様な活性をもったペプチドが報告されている．寝たきりや運動不足により生じる筋萎縮を防ぐために，筋肉タンパク質を分解するユビキチンリガーゼの阻害活性が探索され，グリシニン由来の平均鎖長5～6の阻害ペプチドが見つけられた（表4.9および二川（2009）参照）．

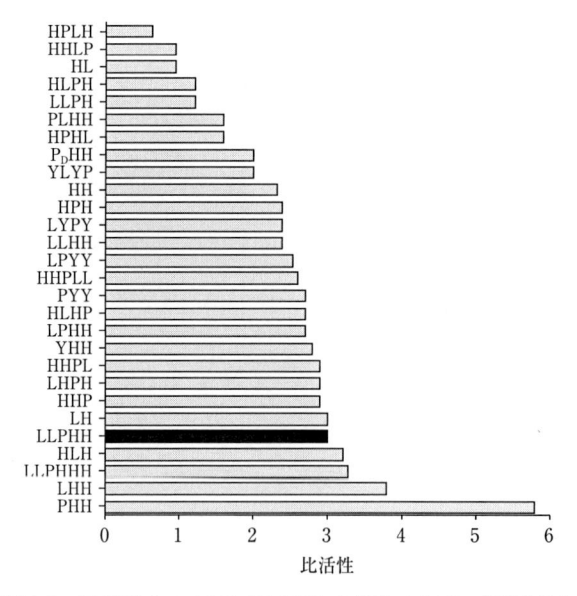

図 4.8 大豆抗酸化ペプチド（LLPHH）と関連ペプチドの抗酸化活性
　　　　（Chen *et al.*, 1998）
H：ヒスチジン，$_D$H：D 型ヒスチジン，P：プロリン，L：ロイシン，Y：チロシン．
合成ペプチド（40 μM）を使用し，抗酸化活性はロダン鉄法で測定した．

　大豆タンパク質には酸性アミノ酸が多く含まれ，その酵素分解物にはカルシウム塩結晶化阻害活性がみられる．この活性は，腸管からのカルシウム吸収性を高める機能性をもつ牛乳カゼインリン酸化ペプチド（CPP）と同じものである．また，大豆タンパク質の酵素分解物にはリノール酸の自動酸化に対する抗酸化活性や各種ラジカルの消去活性がみられる（Chen *et al.*, 1995）．β-コングリシニンの酵素分解物から単離したペプチドの中から Leu-Leu-Pro-His-His をモデルペプチドとして選び，関連ペプチドを化学合成して構造活性相関を調べた．図 4.8 からは，同じアミノ酸組成であっても配列が違えば活性強度が異なり，さらにアミノ酸残基数も活性発現に影響することがわかる（Chen *et al.*, 1998）．

4.4.4 微量タンパク質
a. プロテアーゼインヒビター

大豆には，膵臓消化酵素であるトリプシンの活性を阻害するクニッツ型トリプシンインヒビター（KTI）とボーマン-バーク型インヒビター（BBI）の2種のプロテアーゼインヒビターが約1%含まれる．プロテアーゼインヒビターでトリプシンの働きが阻害されると，膵臓や小腸からCCK放出因子が分泌され，これによってCCKが分泌されて膵臓からの消化酵素の合成と分泌が促進される．このとき膵臓の肥大化も起きる．KTIは，マウス由来のルイス肺がん3LL細胞を皮下移植したC57BL/6マウスにおいて，がんの肺への転移を濃度依存的に抑制する．BBIにはこの転移抑制効果はないが，マウス卵巣腫瘍由来のM5076細胞を移植したマウスにおいて，腫瘍重量を減少させ，がん抑制遺伝子として作用するコネキシン（Cx）43遺伝子の発現を増加させた．BBIは，プロテオソームにおけるキモトリプシン様分解からCx43タンパク質を保護し，安定化することによって，がんの増殖を抑制すると考えられ，非上皮系腫瘍の発生予防や治療にその効果が期待されている（Sakurai et al., 2008）．

b. レクチン

レクチンは，糖鎖と特異的に結合するタンパク質であり，脱脂大豆粉に0.2〜1.2%含まれる．N-アセチルガラクトサミンに対して結合特異性をもつ大豆レクチン（SBA）の活性は，100℃で30分間加熱しても数十%の活性が残る．また，SBAはペプシンなどの消化酵素に対しても高い耐性をもっており，未消化のSBAは活性を保持したまま腸管に届き，そこに生息する微生物叢や腸管上皮細胞と相互作用することになる．豆類に含まれるレクチンの中には，インゲンマメ（*Phaseolus vulgaris*）レクチン（PHA）のように，小腸上皮細胞に結合して微絨毛を損傷したり，上皮細胞を過増殖させて，消化管機能に悪影響を及ぼすものもあるので，レクチンはプロテアーゼインヒビターとともに抗栄養素として扱われる場合がある．PHAとは異なり，SBAには顕著な抗栄養素としての活性はないが，消化管ホルモンであるCCKの分泌増加や膵臓の肥大，腸内細菌の増殖促進などの作用が報告されている．SBAでみられるこのようなレクチンの腸管内での作用は，病原微生物などからの生体防御や腸管輸送機能の調節といった食品機能にも活用が期待できる．ヒト結腸がん由来Caco-2細胞の単層膜を腸管モデ

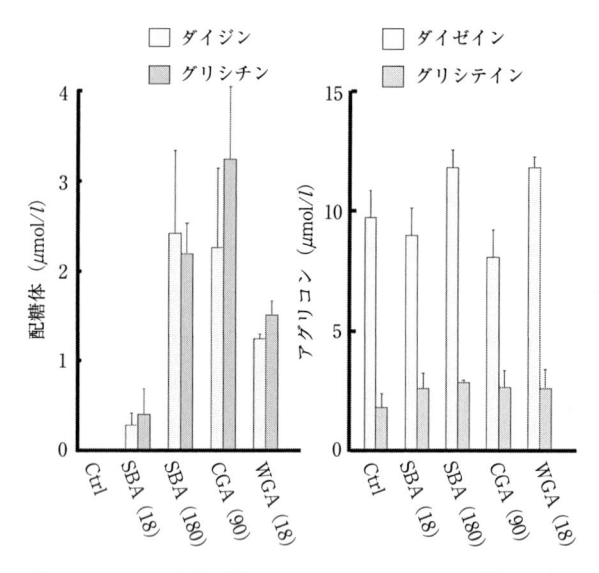

図 4.9 Caco-2 細胞単層膜におけるイソフラボンの透過性に対する
レクチンの影響
SBA：大豆レクチン，CGA：ナタマメレクチン，WGA：小麦胚芽
レクチン．レクチンの数字の単位は $\mu g/ml$．

ルとして用いてイソフラボンの透過性を調べたところ，アグリコンは単層膜を透過したのに対して配糖体はほとんど透過しなかった．このとき SBA などのレクチンを添加すると配糖体にも透過がみられるようになった（Ohno et al., 2006）．アグリコンの透過量にはレクチンの影響はみられなかった（図 4.9）．食品素材に含まれる多様なレクチンは，それぞれの輸送経路に対して異なる作用を示す．レクチンがもつ特異的な糖鎖認識結合能を利用して，複合糖鎖や細胞の分析や調製に用いられているが，SBA は骨髄移植の際に問題となる T 細胞を B 細胞から除去するのに実際に応用された．

c. ルナシン

大豆から，43 アミノ酸残基からなる抗腫瘍ペプチドが単離され，ルナシンと命名された．ルナシンの活性には，細胞接着モチーフ（Arg-Gly-Asp）や連続した 8 残基のアスパラギン酸の構造が重要であるといわれ，がん細胞に取り込まれると連続したアスパラギン酸の部分がヒストンタンパク質に強く結合してリジン側鎖アミノ基のアセチル化を阻害し，抗腫瘍活性を発揮すると考えられている

(Ledesma et al., 2009). ルナシンの抗腫瘍活性は，マウスの肝がん細胞やヒトの乳がん細胞で示されており，マウスでは皮膚がんの退縮も観察されている．また，ルナシンはマクロファージのNF-κB経路を抑制することによって抗炎症作用をもつ．ルナシンは，長鎖と短鎖がジスルフィド結合してできている2Sアルブミンの短鎖部分に相当するが，どのようにしてルナシンが生成するのか不明である．

4.4.5 イソフラボン

a. 多様なイソフラボンの構造と機能性

ポリフェノールであるイソフラボンには多くの異性体が存在し，ゲニステイン・ダイゼイン・グリシテインをアグリコンとする，それぞれのβ配糖体であるゲニスチン・ダイジン・グリシチン，それらのβ-グリコシド体や，マロン酸や酢酸とのエステル体が知られている．大豆に含まれるイソフラボンでは，全体の約50%がゲニスチン・ゲニステイン，40%がダイジン・ダイゼイン，そして10%がグリシチン・グリシテインである．ダイジン・ダイゼインは腸内細菌によりエクオールに代謝される（図4.10）．イソフラボンはエストロゲン受容体と結合するため，エストロゲン受容体の調節因子としての機能性が注目されてきた（Molteni et al. (1995) および表4.10）．すなわち，イソフラボンは，エストロゲ

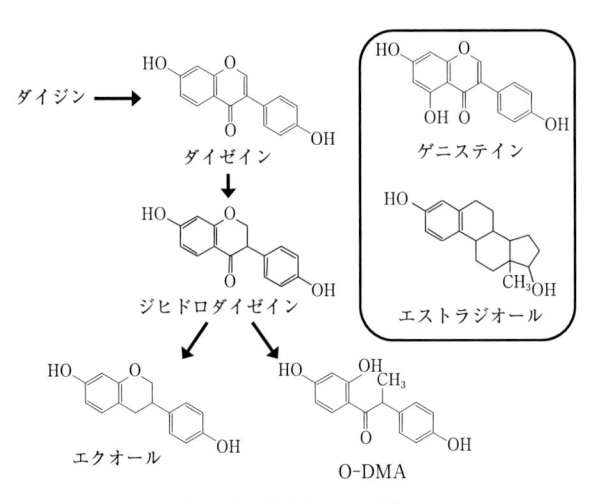

図4.10 ダイゼインの代謝

表 4.10 イソフラボンのエストロゲン受容体に対する結合親和性

	比活性*
エストラジオール-17β	100
エストロン	13
クメステロール	5
ゲニステイン	0.9
ダイゼイン	0.1
エクオール	0.4
O-デスメチルアンゴレンシン（O-DMA）	0.05

*) ヒツジ子宮エストロゲン受容体に対するエストラジオール-17β の結合親和性を 100 としたときの比活性.

ン受容体との結合活性をもち，エストラジオール-17β の数千分の 1 以下の活性とはいえ，女性ホルモン様の作用を示すが，ときには逆に拮抗的に作用するなど，多くの機能性を発揮することが明らかにされてきた．さらにゲニステインには，がん細胞での過剰発現がしばしばみられるチロシンプロテインキナーゼに対する阻害活性が発見（Akiyama *et al.*, 1987）され，抗腫瘍活性との関連に興味がもたれた．

　大豆食品におけるイソフラボンのアグリコン量は，納豆 1 パック（50 g）37 mg，豆腐 1 丁（300 g）61 mg，豆乳（100 g）70 mg であり，日本人が 1 日に大豆食品から摂取しているアグリコン量は，平均で 25 mg，95% の人で 70 mg 以下であると推定されている（2002 年国民栄養調査）．多くの大豆食品ではイソフラボンは配糖体として含まれている．味噌や醤油ではアグリコンの割合が多いが，同じ発酵食品でも納豆の場合は大部分が配糖体として存在している．腸管上皮細胞を通過して体内に吸収されるためには，アグリコンに変換されなければならないが，配糖体は，腸内細菌の β-グルコシダーゼや小腸上皮刷子縁膜上のラクターゼ・フロリジンヒドロラーゼ（LPH）によってアグリコンに変換される．配糖体とアグリコンの吸収率の違いに関しては相反する報告があり，両者の溶解性の違いや他の食品成分との相互作用が吸収に影響するためと考えられている．

b. 性ホルモン様作用

　アジア人女性は欧米人に比べ大腿骨頸部骨折の発生率が低いとされ，その理由の 1 つとしてエストロゲン様作用をもつイソフラボンを含む大豆食品の摂取量の

違いが指摘されている．骨粗しょう症モデル動物に，大豆イソフラボンを投与すると大腿骨の骨密度減少が抑制される．また，この効果は運動との併用でさらに増強される．性ホルモンが欠乏すると，おもに海綿骨の破骨細胞が増加して骨量が減少するが，イソフラボンやエストロゲンはこの破骨細胞を減少させ，骨吸収を抑制するためらしい．

ヒトを対象にしたメタ分析では，大豆イソフラボンを6～24カ月間，1日に90 mg（アグリコン換算）以上摂取することにより，閉経期女性の腰椎骨密度が有意に増加した．これらの研究の大部分は，期間が1年未満，被験者が1グループ50名未満であった．長期の介入試験では，イソフラボンの効果の程度に否定的な報告があり，その中には3年間にわたり閉経後の女性が1日に80～120 mg摂取したとき，大量摂取した場合にのみ大腿骨頸部で若干の改善がみられたというものがある．しかし，上海やシンガポールで行われた数万人の女性を対象とした4年から7年にわたる長期の疫学調査では，大豆食品を多く摂取した群では少ない群に比べ，骨折が1/3であった（Koh *et al*., 2009）．疫学調査と介入試験とで異なる結果が得られる理由としては，疫学調査の対象者は長期にわたって大豆食品を摂取していること，また，介入試験ではイソフラボンを摂取しているが，イソフラボン以外の大豆成分も作用に関与している可能性のあることが指摘されている．さらにエクオール生産者の割合の違いも考慮する必要がある．すなわち，ダイゼインは腸内細菌によってエストロゲン活性のより強いエクオールに代謝されるが，ヒトでのエクオール生産者の割合は20～60%と推計されている．エクオール産生能の違いは，食事の内容やエクオール産生菌の有無によると考えられており，伝統的に大豆摂取量が多い地域ではエクオール生産者の割合が高いといわれる．

大豆イソフラボンには，性ホルモン様の活性により，女性ホルモンが発症に関与する月経前症候群（PMS）や更年期女性にみられるほてりなどの症状を緩和することも知られている（Adlercreutz *et al*., 1992）．とくにゲニステインに強い効果がみられる．

わが国では大豆イソフラボン配糖体が特定保健用食品の関与成分として認められている．食品安全委員会による大豆イソフラボンの安全性評価から，2006年に厚生労働省は，特定保健用食品から日常の食品に上乗せして摂取する場合の

上限値をアグリコンとして 30 mg/日と設定した．食品安全委員会の評価書では，大豆イソフラボンの安全な 1 日摂取目安量の上限値を 70〜75 mg であるとしているが，同時に「この量を毎日欠かさず長期間摂取する場合の平均値としての上限値であること」，「より安全性を見込んだ慎重な値であること」などが強調されている．

c. 発がんリスクの低減作用

疫学調査により，アジア地域では乳がんと前立腺がんによる死亡率が低いことが示されている（Pisani et al., 2002）．Wu et al. (2008) は，大豆摂食量の多少により，乳がんの発症リスクがオッズ比 0.71 になることを報告した．この効果を得るには，大豆を青年期の前までに食べはじめる必要がある．その理由は，イソフラボンが乳房組織の分化を促進し，これががん細胞になりやすい解剖学的構造を減少させるためという．また，エクオール産生者において，より乳がん発症リスクが低いという報告もある．

メタ分析により大豆の摂食が前立腺がんのリスクを減少させることが示されている（Yan and Spitznagel, 2009）．この大豆の効果はイソフラボンによるものとされ，動物実験でもがんの発生を予防することが確認されている．イソフラボンには，前立腺がんの進展を抑える作用も認められ，その理由として，ゲニステインがマトリックスメタロプロテアーゼ-2 の発現を抑制することが挙げられる．ゲニステインの抗腫瘍活性にはいろいろな機構が提案されており，エストロゲン受容体に結合することによりエストロゲンの結合を阻害してがん細胞の増殖を抑制するという機構や，チロシンキナーゼ・トポイソメラーゼ II・血管新生の阻害によるものなどである．乳がん細胞や前立腺がん細胞では，ゲニステインは Bax や p21WAF1/CIP1 のようなアポトーシス促進因子を誘導することが示された．また，ゲニステインは，乳がん細胞では抗アポトーシス因子である Bcl-2 を阻害することや，細胞分裂や細胞内物質輸送などに重要な働きをする微小管を形成するチューブリンに結合して，その働きを阻害することも報告されている．強いエストロゲン様活性と抗酸化活性をもつエクオールには，ジヒドロテストステロン（DHT）と特異的に結合することによりアンドロゲン受容体との結合を阻害し，前立腺がんの増殖を抑制する活性がみられた．前立腺がん患者におけるエクオール非産生者の割合が，健常者に比べて有意に高いことも，エクオールが前立腺

4.4 三次機能性（生体調節機能）

んの発症抑制にかかわっていることを強く示唆している．

d. 脂質代謝への影響

脂質代謝異常の改善に大豆摂取が効果のあることが疫学研究で示されている．とくに閉経後の女性では，循環器疾患の発症予防に効果がみられた．多くの臨床試験やメタ分析において，大豆タンパク質とイソフラボンの摂取は，動物性タンパク質の摂取に比べ，血中脂質の改善効果があると報告されている．しかし，大豆タンパク質とイソフラボン，それぞれの効果には議論があった．メタ分析の結果，イソフラボンと大豆タンパク質を同時に1～3カ月間摂取した場合，血中コレステロールが正常な閉経期の女性においては，イソフラボン単独では改善効果が期待できず，大豆タンパク質との同時摂取が望ましいことが示された．

このように，データの蓄積により大豆タンパク質とイソフラボンが，それぞれ単独で働いているとは考えにくくなってきた．たとえば，冠状動脈疾患において，アルコール抽出により大豆タンパク質の効果が低下したことから，関与成分の共存が示唆された．しかし，イソフラボン単独では効果がみられず，大豆タンパク質によるCYP3A1の発現促進は，イソフラボン以外の化合物であると考えられる．これらの研究から，大豆タンパク質に含まれるファイトケミカルが，タンパク質やイソフラボンと共同して作用を発揮していることも考慮する必要がある．

4.4.6　そのほかの成分

a. リン脂質

大豆リン脂質による血液と肝臓のトリグリセリド低下作用やコレステロール代謝への影響が，実験動物やヒトで多く報告されている．ラットにおいて，大豆リン脂質はコレステロールの吸収を抑制し，糞中への排泄を増加させた．また，胆汁へのコレステロールとリン脂質濃度を増加させ，高比重リポタンパク質（HDL）の構成タンパク質であるアポリポタンパク質 A-1（apoA-1）の血中濃度を低下させた．ホスファチジルエタノールアミンはラット肝臓におけるコレステロール合成の律速酵素 3-ヒドロキシ-3-メチルグルタリル-CoA（HMG-CoA）還元酵素の活性を上昇させ，リン脂質は脂肪酸合成の抑制により脂質合成を低下させることが明らかにされている．

リン脂質と大豆ペプチドの両方にコレステロール低下作用がみられるが，大

豆タンパク質と大豆リン脂質の複合体をペプシン消化して調製したリン脂質結合大豆ペプチドは，さらに強い血漿コレステロール低下作用を示した（Nagaoka et al., 2009）．この結果は，極性脂質結合タンパク質（LP）やその酵素分解物でも同様な作用がみられることと符合する．

b. 大豆ステロール

植物ステロールおよび植物スタノールは，血漿コレステロール，とくに悪玉コレステロールとして知られる低比重リポタンパク質（LDL）コレステロール濃度低下作用をもつ．通常，ヒトでは，コレステロールの45〜70%が吸収されるが，植物ステロールは吸収されにくく，多くとも数%が吸収されるのみである．植物のステロールやスタノールは小腸でのコレステロール吸収を阻害し，糞便への排出を増加させる．コレステロール吸収が阻害され，肝臓に到達するコレステロールが減少すると，超低比重リポタンパク質（VLDL）に取り込まれるコレステロールが減り，LDLコレステロールも低下する．コレステロールは，胆汁に含まれる胆汁酸やリン脂質とともに胆汁酸混合ミセルを形成してから，小腸上皮細胞から吸収されるが，植物ステロールが共存するとコレステロールのミセルへの取り込みが制限され，結果としてコレステロールの吸収が阻害される．わが国では，植物ステロールを添加したマーガリンや植物油，マヨネーズが特定保健用食品として認可されている．

c. 腸管内環境に影響する成分

腸管内には多種多様な微生物（腸内微生物叢, 腸内フローラ）が常在しており，腸管にさまざまな生理作用を及ぼしている．腸内微生物叢の制御によって腸管内の環境を正常に維持することができれば，大腸がんや潰瘍性大腸炎などの発症抑制に効果が期待できる．そのために食物繊維や難消化性糖質，プロバイオティクスの利用が検討されてきた．正常な腸内微生物叢形成には最適な糖質源と窒素源が必要であり，大豆難消化性タンパク質の窒素源としての利用も検討されている．

大豆食物繊維は，豆腐製造で副生するオカラに相当するものであり，ヒトの消化酵素で分解されない多糖類やリグニンで構成される．水溶性のものと不溶性のものがあり，それぞれペクチンとヘミセルロース，セルロースとリグニンからなる．大豆食物繊維には，腸内環境の改善効果や便通改善効果などの整腸作用が認められている．動物実験では，水溶性食物繊維において，骨粗しょう症の予防に

効果が期待できる腸管からのカルシウム吸収促進効果がみられた．これは，水溶性食物繊維が腸内細菌によって資化され，有機酸が生成されて腸内のpHが低下するため，カルシウムの溶解性が高まるためと理解できる．水不溶性の食物繊維には，腸管内の脂質やコレステロールと結合し，糞便として排出する機能がみられるが，水溶性食物繊維も腸内微生物で資化されてプロピオン酸が産生され，これが肝臓でのコレステロールやトリグリセリドの合成を阻害する．

　大豆に含まれるスタキオースやラフィノースなどのオリゴ糖は，ヒトの消化酵素では分解されずに大腸に到達し，腸内微生物叢の増殖に影響する．とくに，有用菌とされるビフィズス菌の増殖を顕著に促進する一方，ウェルシュ菌や大腸菌などの腸内腐敗菌の増殖には影響せず，結果として腸内環境を改善し，アンモニアなどの腸内腐敗産物の産生を抑制するとともに便通をよくする効果があると報告されている．

d. フィチン酸

　カルシウムなどのミネラルの吸収を阻害するフィチン酸やシュウ酸が含まれるが，カルシウムを強化した豆乳でのカルシウム吸収率は，牛乳と変わらない．骨粗しょう症の発症にはカルシウムの摂取不足が関係する．わが国では成人1日当たり600 mg以上の摂取が推奨されているが，国民健康・栄養調査報告によれば日本人の平均摂取量は基準を満たしていない．大豆食品は優れたカルシウム供給源であり，豆乳や豆腐からのカルシウムの生体利用効率は，優れたカルシウム供給源として評価の高い乳製品に劣らない．フェリチンと結合して存在する鉄は，フィチン酸とキレートすることなく効率的に吸収される．

　リンの貯蔵体として働いるフィチン酸（myo-イノシトール-$(1,2,3,4,5,6)$ 六リン酸）は，カルシウム・マグネシウム・鉄・亜鉛などのミネラル成分とキレートを形成するため，抗栄養素としてみなされることがある．しかし，多量に摂取しなければミネラル欠乏を招くことはない．フィチン酸は，生理条件下ではマイナスの荷電をもっており腸管から吸収されにくいと考えられていたが，胃や小腸上部から迅速に吸収されることが明らかにされた．ラットを用いた動物実験では，吸収されたフィチン酸は脳に最も多く移行し，腎臓や肝臓，骨では脳の約1/10の濃度が検出された．フィチン酸は情報伝達，細胞の分裂・分化に重要な役割を果たしているだけでなく，実験動物を使って乳がん・大腸がん・肝臓がん・白血

病・前立腺がん,肉腫や皮膚がんに対して抗腫瘍活性をもつことが示されている.このほか,免疫機能の向上・石灰化異常・腎臓結石の形成阻止・血漿コレステロール低下作用などが報告されている.

e. サポニンなど

大豆サポニンにはこれまでに30種以上の化学構造が知られているが,これは品種の違いや種子の部位,抽出過程での変化によって構造が異なるためと理解されている.大豆サポニンは経口摂取しても消化管で分解吸収されず,腸内細菌によって一部がソヤサポゲノールなどに分解され,排泄される.真正サポニンとして発見された2,3-ジヒドロキシ-6-メチル-4H-ピラン-4-オン(DDMP)サポニンαgとβgは,抗酸化活性やラジカル消去作用をもち,DDMP部位がこれらの活性に必須である(大久保,2000).大豆サポニンでは,抗高脂血症作用・大腸がん細胞増殖抑制作用・肝臓障害抑制作用などが,おもに培養細胞を使って報告されている.大豆サポニンは腸管からはほとんど吸収されないため,体内で機能することはあまり期待できないが,消化管には直接作用して機能性を発揮すると考えられる.

リグナンは腸内細菌によりエンテロリグナンに変換されて吸収され,抱合化されたのち尿とともに排出される.抗酸化活性やがん細胞増殖抑制作用をもつエンテロリグナンは,イソフラボンのように植物性エストロゲンとして働くことも考えられる.

大豆油にはリノール酸やα-リノレン酸などの多価不飽和脂肪酸が多く含まれる.α-リノレン酸は体内でβ酸化を受けやすくエネルギー源となるため,抗肥満因子になる.ヒトにおいては,コレステロールやトリグリセリドの血漿濃度を低下させ,冠動脈疾患の進行を抑える.

4.4.7 アレルゲン

大豆は,わが国における五大アレルギー食品(牛乳,卵,小麦,大豆,米)の1つである.われわれの体には,侵入してきた異物(抗原)を抗体が特異的に認識して体外に排除する免疫機構が備わっている.栄養素であるタンパク質などの食品成分もそのままでは抗原になりうる.消化管は常にこれらの抗原に曝されており,IgA抗体などが働く免疫機構が抗原の体内への侵入を阻止している.し

かし，ときに未消化のタンパク質が体内に取り込まれ，抗原として認識されるとIgE抗体が産生され，食物アレルギーが発症する．すなわち，生体防御の仕組みである免疫反応が過度に働き，生体にとって不都合を生じることをアレルギーと呼ぶ．食物アレルギーの多くは，I型アレルギーに分類され，一般に短時間で発症する．食物アレルギーは，事前に産生されたその原因物質であるアレルゲンに反応するIgE抗体が，再侵入したアレルゲンと反応して起こる．

I型アレルギーに分類される食物アレルギーは，さらに感作経路の違いからクラス1とクラス2に分けられ，大豆にはどちらのクラスのアレルギーも知られている．大豆食品のアレルゲンとして最初に同定されたのがクニッツ型トリプシンインヒビターである．その後，$Gly\ m$ Bd 30K（オイルボディに結合しており，ダニアレルゲンに相同性をもつ）と呼ばれるチオールプロテアーゼ様構造をもったタンパク質がクラス1アレルゲンとして報告されたほか，$Gly\ m$ Bd 28K, β-コングリシニン（$Gly\ m$ 5, αサブユニットは $Gly\ m$ Bd 60Kと呼ばれる），グリシニン（$Gly\ m$ 6），2Sアルブミン，そして $Gly\ m$ 1 や $Gly\ m$ 2 などの一群の低分子タンパク質がアレルゲンとして報告されている．

大豆アレルギーを低減する取り組みもこれまでに多くなされてきた．加熱変性や選択的沈殿のような物理化学的方法のほか，プロテアーゼでアレルゲンを分解除去する方法がある．一方，放射線突然変異や遺伝子組み換え技術を用いてアレルゲンを欠失した品種の作出が行われ，2001年にはBd 28KとBd 60K（α, α'サブユニット）を欠失させた世界初の低アレルゲン品種「ゆめみのり」が育成された．

4.4.8　大豆食品の製造中に生成する機能成分

食品加工における加熱によってアミノ酸やペプチドのアミノ基とグルコースなどの糖に存在するカルボニル基が反応してメイラード反応化合物を生成する．醤油や味噌からは多様なメイラード反応生成物が単離されている．納豆には納豆菌が生産するビタミンK_2，メナキノン-7が多く含まれる．ビタミンKは骨形成促進や骨吸収抑制に働き，カルシウムの代謝を正常に保つ働きをもつ．また，ビタミンK_2には，動脈硬化や心臓病予防，血管石灰化などのリスク低減作用が期待されている．

味噌は，穀類とともに大豆を発酵，熟成させて製造される．疫学調査では，味

噌はがん抑制に有効であるとする報告がある．伊藤らは，おもに動物実験により，放射性物質への被曝が引き起こすがん発生に対する味噌の抑制効果を示した（河村・大久保編，1998）．まず放射性同位元素 ^{131}I と ^{134}Cs を投与したマウスにおいては，味噌を摂取させた群では血液中の放射性同位元素の濃度が低く，放射性物質が体外に早く排泄され，また放射線障害を受けた消化器官においても早い回復がみられた．実験動物に，発がん物質であるニトロソアミンを投与するか，放射線を照射してがんを発生しやすくした場合，味噌を摂取させた群では，それぞれ胃や十二指腸，および肝臓でのがんの発生が有意に抑えられた．また，自然発生の肝臓がんが発生する C3H マウスを用いた実験では，味噌だけでなく醬油にも発がん抑制の効果がみられた．　　　　　　　　　　　　　　　　　　　　　〔村本光二〕

文　献

Adlercreutz, H., Hamalainen, E., Gorbach, S. and Goldin, B. (1992). *Lancet*, **339**, 1233.
Akiyama, T., Ishida, J., Nakagawa, S., Ogawara, H., Watanabe, S., Itoh, N., Shibuya, M. and Fukami, Y. (1987). *J. Biol. Chem.*, **262**, 5592-5595.
Anderson, J. W., Johnstone, B. M. and Cook-Newell, M. E. (1995). *N. Engl. J. Med.*, **333**, 276-282.
Brantl, V., Teschemacher, H., Henschen, A. and Lottspeich, F. (1979). *Hoppe-Seyler's Z. Physiol. Chem.*, **360**, 1211-1216.
Carroll, K. K. and Hamilton, R. M. G. (1975). *J. Food Sci.*, **40**, 18-23.
Chen, H.-M., Muramoto, K. and Yamauchi, F. (1995). *J. Agric. Food Chem.*, **43**, 574-578.
Chen, H.-M., Muramoto, K., Yamauchi, F., Fujimoto, K. and Nokihara, K. (1998). *J. Agric. Food Chem.*, **46**, 49-53.
Cho, S. J., Juillerat, M. A. and Lee, C. H. (2008). *J. Agric. Food Chem.*, **56**, 4372-4376.
二川　健（2009）．生化学，**81**, 614-618.
Guang, C. and Phillips, R. D.(2009). *J. Agric. Food Chem.*, **57**, 5113-5120.
原田久也監修（2009）．種子の科学とバイオテクノロジー，学会出版センター．
畠山英子・山口政人・村本光二・伊藤　豪・本橋　豊・樋口重和（2003）．大豆たん白質研究，**6**, 147-152.
河村幸雄・大久保一良編（1998）．ダイズのヘルシーテクノロジー，光琳．
Kim, H. J., Bae, I. Y., Ahn, C. W., Lee, S. and Lee, H. G. (2007). *Peptides*, **28**, 2098-2103.
喜多村啓介ほか編（2010）．大豆のすべて，サイエンスフォーラム．
Koh, W. P., Wu, A. H., Wang, R., Ang, L. W., Heng, D., Yuan, J. M. and Yu, M. C. (2009). *Am. J. Epidemiol.*, **170**, 901-909.
Ledesma, B. H., Hsieh, -C. -C. and de Lumen, B. O. (2009). *Peptides*, **30**, 426-430.
Martinez-Villaluenga, C., Rupasinghe, S. G., Schuler, M. A. and Gonzalez de Mejia, E. (2010). *FEBS J.*, **277**, 1481-1493.
Messina, M. (2010). *J. Nutr.*, **140**, 2289S-2295S.
Mochizuki, Y., Maebuchi, M., Kohno, M., Hirotsuka, M., Wadahama, H., Moriyama, T., Kawada, T. and Urade, R. (2009). *J. Agric. Food Chem.*, **57**, 1473-1480.

Molteni, A., Brizio-Molteni, L. and Persky, V. (1995). *J. Nutr.*, **125**, 751S-756S.
Moriyama, T., Kishimoto, K., Nagai, K., Urabe, R., Ogawa, T., Utsumi, S., Maruyama, N. and Maebuchi, M. (2004). *Biosci. Biotechnol. Biochem.*, **68**, 352-359.
Nagaoka, S., Miwa, K., Eto, M., Kuzuya, Y., Hori, G. and Yamamoto, K. (1999). *J. Nutr.*, **129**, 1725-1730.
Nagaoka, S., Nakamura, A., Shibata, H. and Kanamaru, Y. (2010). *Biosci. Biotechnol. Biochem.*, **74**, 1738-1741.
Nagasawa, A., Fukui, K., Kojima, M., Kishida, K., Maeda, N., Nagaretani, H., Hibuse, T., Nishizawa, H., Kihara, S., Waki, M., Takamatsu, K., Funahashi, T. and Matsuzawa, Y. (2003). *Biochem. Biophys. Res. Commun.*, **311**, 909-914.
Nishi, T., Hara, H., Asano, K. and Tomita, F. (2001). *J. Nutr.*, **133**, 2537-2542.
大日向耕作・吉川正明 (2010). 化学と生物, **48**, 764-771.
Ohno, Y., Naganuma, T. Ogawa, T. and Muramoto, K. (2006). *J. Agric. Food Chem.*, **54**, 548-553.
大久保一良 (2000), 大豆の健康宣言, 平河工業社.
Pisani, P., Bray, F. and Parkin, D. M. (2002). *Int. J. Cancer.*, **97**, 72-81.
Potter, S. M. (1995). *J. Nutr.*, **125**, 606S-611S.
Ronis, M. J., Chen, Y., Badeaux, J. and Badger, T. M. (2009). *J. Nutr.*, **139**, 1431-1438.
Sakurai, N., Suzuki, K., Sano, Y., Saito, T., Yoshimura, H., Nishimura, Y., Yano, T., Sadzuka, Y. and Asano, R. (2008). *Mol. Med. Rep.*, **1**, 903-907.
Samoto, M., Maebuchi, M., Miyazaki, C., Kugitani, H., Kohno, M., Hirotsuka, M. and Kito, M. (2007). *Food Chem.*, **102**, 317-322.
清水 誠 (2010). 化学と生物, **48**, 749-756.
Tachibana, N., Matsumoto, I., Fukui, K., Arai, S., Kato, H., Abe, K. and Takamatsu, K. (2005). *J. Agric. Food Chem.*, **53**, 4253-4257.
Tovar, A. R., Torre-Villaivazo, I., Ochoa, M., A. Elias, L., Ortiz, V., Aguilar-Salina, C. A. and Torres, N. (2005). *J. Lipid Res.*, **46**, 1823-1832.
Tsuruki, T., Kishi, K., Takahashi, M., Tanaka, M., Matsukawa, T. and Yoshikawa, M. (2003). *FEBS Lett.*, **540**, 206-210.
Welty, F. K., Lee, K. S., Lew, N. S. and Zhou, J. R. (2007). *Arch. Intern. Med.*, **167**, 1060-1067.
Wu, A. H., Yu, M. C., Tseng, C. C. and Pike, M. C. (2008). *Br. J. Cancer.*, **98**, 9-14.
Yan, L. and Spitznagel, E. L. (2009). *Am. J. Clin. Nutr.*, **89**, 1155-1163.

5 大豆の食品学

● 5.1 大豆食品の種類 ●

　大豆は栽培すると，まず子葉部分から太い根茎が伸びる．この段階で食すのが「もやし」である．ここで「　」は大豆食品を表す．系統図を図5.1に示す．登熟過程の緑の種実を食すのが「枝豆」である．完熟すると黄色の豆（種子）となり，大部分はこの形で貯蔵され，利用される．種子は硬く，生では豆臭さと渋みがありそのままでは食すことができないが，加熱するとこれらは解消される．豆そのものを加熱した「炒り豆」やそれを粉にした「きな粉」がある．大豆に水を

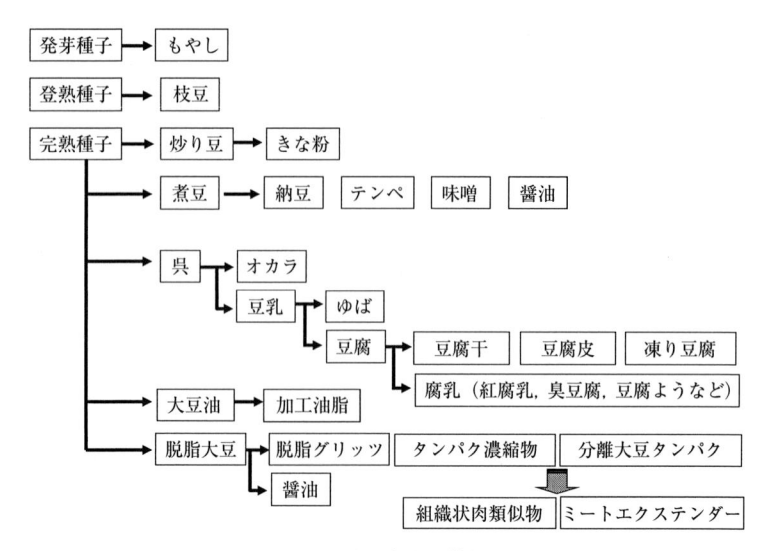

図5.1　大豆食品の系統図

加え煮ると「煮豆」ができる．煮豆をそのまま発酵させると「納豆」や「テンペ」ができ，潰して塩を加え発酵させると「味噌」ができる．蒸した大豆に炒った割砕小麦をまぶし麹をつくり，塩水中で発酵させると「醤油」ができる．発酵食品については第6章を参照されたい．

　大豆のタンパク質は水可溶であり，脂質は表面がタンパク質に覆われたオイルボディとして存在し，水によく分散することから，水を加え磨砕するとどろどろの「呉」ができる．これをろ過し細胞壁・膜（多糖類や不溶性タンパク質など）の「オカラ」を除くと乳液となり，加熱すると「豆乳」ができる．豆乳を加熱しつづけると表面に膜ができ，それを引き上げると「ゆば」ができる．豆乳は乳濁したコロイド溶液であり，凝固剤を加えるとカードを形成し「豆腐」ができる．豆腐カードは加圧するとホエー（ゆ）を排出するので「豆腐干」（チーズ状豆腐）や「豆腐皮」（布状の豆腐）となり，中国では種々の料理に用いられている．豆腐を塩漬け後，種々の発酵液に浸けることで中国では各種の「腐乳（フル）」がつくられている．「豆腐（とうふ）よう」も腐乳の一種で沖縄の名産である．豆腐を凍らせ解凍すると水が排出されスポンジ状となり，これを乾燥させると貯蔵性に優れた「凍り豆腐」ができる．これらは大豆の利用とともに発展してきた伝統的な大豆食品である．

　20世紀になり欧米において植物油の効率的な抽出法が開発され，「大豆油」と脱脂大豆が生産されるようになった．大豆油からは「加工油脂（マーガリン，ショートニングなど）」が生産され，脱脂大豆（詳細は7.1節を参照）からは「タンパク濃縮物」や「分離大豆タンパク」，さらにエクストルーダー処理により「脱脂グリッツ」，「組織状肉類似物」や「ミートエクステンダー」などがつくられるようになった．

◆ 5.2　伝統的加工と現代の加工 ◆

5.2.1　食品用大豆

　長い大豆利用の歴史を通して，それぞれの食品に適した大豆が育種され，豆腐用，味噌用，醤油用，油用などの大豆が開発されてきた．現在では，これらをもとにさらに収量や耐病性を付与した品種や，リポキシゲナーゼ欠失大豆などが開

発されている（2.2節参照）．さらに，遺伝子操作により除草剤耐性や特異な成分を付与した大豆も育種され，油および大豆粕用大豆には広く利用されている．しかし食品用としては，遺伝子操作大豆は，その安全性が提示されていても現在の日本では使用されていない．日本で消費されている大豆の約95％はアメリカやブラジル，カナダからの輸入であり，全消費量の約70％は大豆油や大豆粕の生産に用いられ，25％が食品用に用いられている（2010年）．食品用の中ではその半分が豆腐用に用いられ，納豆，味噌がそれぞれ13％，豆乳が3％である（2009年）．食品用大豆でみれば，約1/4は国産大豆が使用されている．国産大豆では，フクユタカ，エンレイ，スズユタカ，ユウヅル，コスズなどが，外国産大豆では，IOM（インディアナ，オハイオ，ミシガン州産の略），ビントンなどが食品用大豆として使用されている．また，加工用の大豆は脱皮したものや割砕したもの，粉状のものなど用途に応じて一次加工したものも使用されている．さらに，脱脂大豆片や粉，これをエクストルーダー処理したものなども加工用の材料として流通している．

5.2.2 磨砕

豆乳や豆腐をつくる場合，水で膨潤させた大豆を磨砕する．伝統的には石臼による磨砕が行われてきたが，現在ではグラインダーが用いられている．磨砕は，細胞を破砕し，内容物（タンパク質や脂質，可溶性成分）を溶出するために行うもので，細胞壁・膜は破砕するが内容物の損傷はできるだけ抑える必要がある．また，不快味をもつ成分の抽出を抑えるために種皮や胚軸を除いた大豆を用いることも行われている（松本・山野編，1987）．脱皮大豆の使用は耐熱性菌の除去にも効果があり，次の加熱による殺菌工程などを軽減する効果もある．

5.2.3 加熱

大豆は炒る，煮る，さらには磨砕したものの加熱処理などにより，嗜好的に摂取可能な食品となる．伝統的には嗜好的な理由から加熱されていたと考えられるが，現在では，消化を妨げるトリプシンインヒビター，赤血球凝集作用をもつレクチン（ヘマグルチニン），甲状腺肥大物質（サポニンなど），金属結合物質（フィチンなど），溶血物質（サポニンなど）や豆臭を惹起するリポキシゲナーゼ，不

快味配糖体などの加熱による不活性化が知られ，生理的にも重要な処理工程である．

炒る工程では，加熱により水分は12%から5%へと変化する．この処理でほとんどの生理的不利益活性は消失するが，過度の加熱では有効性リジンの減少を招くことが知られている．現在では，高温短時間加熱により減少を抑えている．

蒸煮では，吸水大豆の蒸熟法と煮熟法がある．伝統的な方法はどちらも常圧で行われていたが，現在では両者とも加圧下，短時間処理で行われている．これは大豆細胞壁間を結合しているペクチンが溶出する条件であり，この処理後，大豆を潰すと細胞はばらばらになる．味噌などにはこの条件が使用されている．

豆乳調製などの加熱処理では，90℃以上，3分間というタンパク質の変性条件を満たすことが豆腐の硬さや収量を引き出すために必要であるが，伝統的な平釜などの使用では，この温度をクリアすることは難しかった．現在は蒸気吹き込みや加圧下での熱交換により問題なく処理されている．飲用豆乳の調製では，細胞破砕から加熱までの時間をできるだけ短くし，リポキシゲナーゼが触媒する脂質酸化による豆臭の発生を抑えることがなされている．

5.2.4 パイプ輸送

伝統的な大豆食品の製造は，単位処理したものを次の処理へ人的移送により行うもので，開放系で行われ，製品の消費期限も短かった．現在の食品加工では，原料投入から製品の完成まで，できるだけ細菌の混入を避け，操作を能率化するために閉鎖系で行われ，HACCP（食品製造過程の管理の高度化）などの加工基準と自動化による安定品質の大量生産が行われている．単位処理工程間の移送は，閉鎖系で行うためパイプ輸送により行われている．パイプの洗浄殺菌や固形物輸送に難点はあるが，省力化，無菌化の観点から工場生産では必須の工程となっている．このシステムの稼働・調整のためには化学工学的知識と実験プラントによる試行実験が不可欠である．

5.2.5 パッキング

伝統的な開放系の生産では，微生物汚染により消費期限は短く，消費者近傍での販売に限られ，流通のためのパッキングは不要であった．現在では，自動化さ

れた閉鎖系無菌処理による大量生産であり，製品を広域に流通させるため，安全な形にパッキングすることが不可欠となった．パッキング素材の進歩と無菌充填やレトルトパックの発展によって，消費期限の長期化で広域流通が可能となった．

次にいくつかの例をみてみよう．味噌の場合，小分けプラスチック包装がアルコール添加による発酵停止により可能となり，伝統的な味噌屋は減少し，全国展開の販売が主流となった．納豆の場合，従来のワラつとによる自然発酵での少量生産から，発泡スチロールトレーへの個別充填，細菌接種そして発酵が自動化され，大量処理によるコスト削減が達成された．豆乳では牛乳などと同じく超高温短時間殺菌処理と紙製容器への無菌充填が可能となり，長期常温貯蔵可能の形態で流通している．豆腐の場合，充填型豆腐ではプラスチックや紙容器あるいは袋に詰め加熱凝固させる方法がとられ，長期間貯蔵可能な豆腐も生産されている．木綿豆腐や風合を重視した絹ごし豆腐では，パック後低温殺菌処理を行い，1〜2週間の消費期限を確保し，広域流通を可能にしている．醤油の場合，従来は樽詰めや瓶詰めであったが，現在ではプラスチック容器への充填で自在な容量が可能となっている．最近では，開封後の酸化を避けるため注ぎ口を工夫した，空気が入らない袋型容器も開発されている．

◆ 5.3 発芽・登熟大豆食品 ◆

5.3.1 もやし

適度な温度と水分で植物の種実は芽を出す．光を遮った状態で豆類を発芽させたものがもやしである．もやしはすべての種実で可能で，大豆では，大粒，中粒，小粒大豆や黒豆などが用いられている．緑豆やエンドウマメからもつくられている．最も普及しているのは緑豆からのもやしで，黒皮のブラックマッペや緑皮のグリーングラムがおもにタイや中国から輸入され，生産されている．その他，アルファルファ，カイワレダイコン，ブロッコリー，ソバ，ヒマワリなどからも発芽食品（スプラウト）が生産され，利用されている．

もやしの生産は，まず，原料の豆を洗浄し殺菌処理後，発芽促進のため40〜50℃の温水に3〜4時間漬け込む．水を抜いた後，22〜23℃で発芽させ，その後4〜5時間間隔で22〜24℃の水を散水し，6〜7日間発芽させる．次に低温清浄水

で洗浄し種子の殻やひげ根を除き，最後に水を除去し，製品となる．

大豆からもやしになるとビタミンでは葉酸やビタミンCが，遊離アミノ酸ではアスパラギンやアスパラギン酸が増加する．

5.3.2 枝豆

枝豆の名は登熟過程にある大豆を枝についたまま用いたことによるとされ，平安時代から利用されていたといわれている．大豆登熟過程の枝豆採取時期は早いと実が少ない上に柔らかく，遅いと実は大きいが硬く特有の香りなどの美味しさに欠ける．枝豆の香りはさわやかな青葉様香気に花様で甘い香りが付与されたもので適期をすぎると急速に減ずることが知られている（菅原ほか，1988）．古くから利用されていたこともあり，各地方に枝豆用の大豆品種が伝わっていて，山形のダダチャ豆などは有名である．香りのよい茶豆などを親として種々の枝豆用大豆が育種されている．

枝豆の製法は適期に採取した枝豆を塩もみにより表面の毛をとり，熱湯でブランチングするか，枝豆をそのまま1%食塩沸騰水に入れブランチングして，即座に風などで冷却し調製され，食用となる．多くは冷却後パックされ冷凍食品として，タイ，中国，台湾などで製造され通年で流通している．栄養的には大豆よりもビタミンB群やA，Cの含量に優れ，ショ糖含量も高い．ブランチングではトリプシンインヒビターなどが必ずしも失活しないが，がん抑制効果が知られている（喜多村ほか編，2010）．

ブランチングした枝豆より豆を取り出し，半つぶしの状態にしたものを「ずんだ」といい，東北地方では和菓子や餅に餡として用いられている．枝豆特有の香りが楽しめる餡で仙台や山形では特産品となっている．

❖ 5.4 完熟大豆食品 ❖

5.4.1 炒り豆，きな粉

大豆を焙煎したものが炒り豆であり，それを製粉したものがきな粉である．焙煎により水分は12%から5%へと変化し，その他の成分はほとんど変わらない．しかし，長時間の焙煎ではリジンの減少を招く．160℃，30分で20〜30%の有

効性リジンの減少がみられている（渡辺ほか，1971）．

炒り豆は近年の健康志向で黒大豆より調製されたものや昆布などの小片と混ぜたものが製品化されている．また，節分近くになると行事用の豆としても売られている．炒り豆の製法は，大豆を洗浄後浸漬し，膨潤した大豆を焙煎すると柔らかい炒り豆ができる．大豆そのままを焙煎しても炒り豆となるが，そのまま食すには硬く，きな粉などに用いられる．

きな粉は，大豆を焙煎後，粉砕してつくる．原料大豆には焙煎したときの香味から中国産大豆が用いられている．国産大豆は価格などの面から用いられないが，淡緑色の青ばたきな粉には会津産の青大豆が用いられてきた．用途によって煎り方や粒度が調整される．220℃，30秒の焙煎では，色の淡いきな粉となるが，時間を長くすると色の濃いものができる．団子や餅用には，水分を吸ってもきれいに見える浅めの焙煎で仕上げ，わらび餅用は，砂糖とまぜても舌ざわりがよい粗めの粉砕で仕上げる．ドリンク用は，焙煎後皮を除去してから粉砕し，滑らかで溶けやすい製品とする．

5.4.2 煮　豆

大豆を洗浄・膨潤させたものを熱湯中で煮沸すると煮豆ができる．大豆と昆布やひじきなどとの合わせ煮豆や黒大豆の煮豆などが商品化されている．どちらも健康志向の製品である．大豆を他の植物性具材と合わせ煮た場合，植物組織の軟化が早いことが知られ（魚住ほか，2004），煮込みへの大豆の使用が伝統的に奨励されてきた．

黒大豆の煮豆は，古くから正月のおせち料理として欠かせないものであったが，大豆の健康成分にシアニジン色素（ポリフェノール類）の抗酸化作用が加味され，年を通して人気の健康商品となっている．大豆も大粒で色素含量の多いものが育種され各地域の特産となっている．黒大豆の煮豆は色の定着のために鉄材の添加，豆を柔らかくするため重曹などの添加が行われ煮沸し，調製されている．

5.4.3 豆　乳

大豆は細胞壁や細胞膜を除くとタンパク質，脂質，糖質を2：1.5：1の割合で含み，そのタンパク質の大部分は塩水可溶のグロブリン，脂質は水可溶性タンパ

5.4 完熟大豆食品

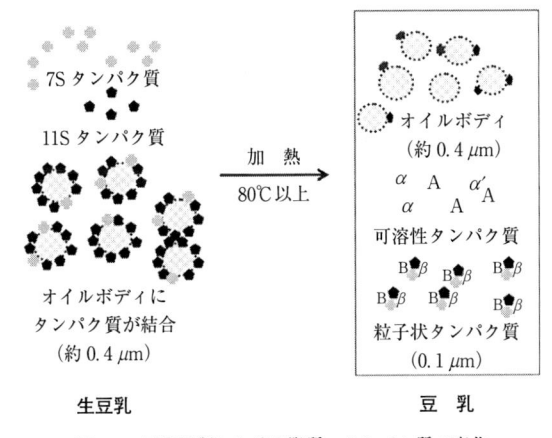

図5.2 豆乳調製における脂質，タンパク質の変化
(小野(2008)をもとに作成)

ク質に覆われたオイルボディ，糖質はショ糖やオリゴ糖である．そのため水を加えて磨砕し，不溶性の細胞壁・膜など（オカラ）を除くとタンパク質，脂質，糖質のほぼすべてが白濁した乳液（生豆乳）に含まれ，加熱すると豆乳になる．豆乳は生でも加熱したものでも同様に乳濁しているが，乳濁成分の構成は大きく変化することが知られている (Ono et al., 1991；Guo et al., 1997)．タンパク質は加熱により11S, 7S グロブリン会合体から粒子状タンパク質（粒径約0.1 μm）と可溶性タンパク質へと変化し，オイルボディは表面に付着していたタンパク質を解離し，ほぼ裸のオイルボディ（粒径0.4 μm）となる（図5.2）．豆乳の白濁に関与しているのは粒子状のタンパク質とオイルボディである．

　豆乳を飲料とする場合，青臭い大豆臭が問題となる．中国などの古くからの方法では豆乳を長時間煮沸することにより臭いを飛ばしていた．大豆臭は大豆を磨砕する際にリポキシゲナーゼにより脂質の酸化が促進されるためであることが明らかにされている (Torres-Penaranda et al., 1998)．リポキシゲナーゼを磨砕前や磨砕時に加熱失活させる大豆臭の少ない豆乳調製法がアメリカ・コーネル大学で開発され (Wilkens et al., 1967)，コーネル (The University of Cornell) 法として知られている．飲みやすい豆乳の調製法が注目され，イリノイ (The University of Illinois) 法，USDA (United States Department of Agriculture) 法やその他の方法がさらに開発された．コーネル法では60℃で2時間アルカリ

水に浸漬したものを熱水中で磨砕後，ろ過してつくる方法であり，イリノイ法は熱湯重曹水でブランチングを2回行ったものを熱水中で磨砕後強制分散して全粒豆乳をつくる方法である．USDA法は脱皮大豆をエクストルーダーで高温加圧粉砕処理したものを強制分散して豆乳をつくる，オカラが出ない全粒豆乳である．その他の方法としては，脱皮大豆やリポキシゲナーゼ欠失大豆を用い熱水中で磨砕後ろ過して調製する方法などがある．これらの方法はいずれも熱水磨砕によりリポキシゲナーゼを磨砕早期に失活させ，大豆臭の発生を抑えるものである．しかし，大豆タンパク質が溶解する前に加熱され，不溶性のタンパク質が生じやすく，全粒豆乳以外では収量の減少を招く．これをいかに少なくするかが問題で，加熱のタイミングや温度などが工夫されている．

　豆乳は日本農林規格（JAS）で，豆乳，調製豆乳，豆乳飲料に分けられ，大豆固形分，大豆タンパク質含有量などが規定されている．2010年に規格の見直しがなされ，調製豆乳で商品実態などをふまえ，植物油脂を加えないものおよび食品新素材（ドロマイト，コラーゲンペプチド，難消化性デキストリン）を加えたものが，豆乳飲料では大豆豆乳液が使用できるようになった．また，調製豆乳と豆乳飲料ですべての砂糖類の使用が可能となった．

　一般的には，豆腐調製時の凝固剤添加前のものが豆乳であり，この豆乳に成分調整（タンパク質，脂質，糖質，ミネラル，ビタミンなど）を行ったものが調製豆乳で，牛乳に近づけたものが多い．さらに果汁やコーヒー，紅茶，その他をブレンドしたものが豆乳飲料である．豆乳の主要成分の構成比はほぼ牛乳と同様で，牛乳アレルギーの幼児に対する代替乳として調製豆乳が用いられている．調製豆乳，牛乳，母乳の成分組成を表5.1に示す．カロリーは三者ではほぼ同じであるが，糖質は母乳，牛乳と成分的に異なりラクトースでなくショ糖やオリゴ糖である．カルシウムは母乳，牛乳に比べて少なく，カルシウム添加豆乳も商品化されてい

表5.1 調製豆乳，牛乳，母乳の成分組成（文部科学省科学技術・学術審議会資源調査分科会，2010）

	カロリー (kcal)	水分 (%)	タンパク質 (%)	脂質 (%)	糖質 (%)	灰分 (%)	Ca (mg %)	P (mg %)	Fe (mg %)	K (mg %)	レチノール (µg)	B_1 (mg %)	B_2 (mg %)	ナイアシン (mg %)
豆乳	64	87.9	3.2	3.6	4.8	0.5	19	1.2	0.4	170	0	0.07	0.02	0.2
牛乳	67	87.4	3.3	3.8	4.8	0.7	110	93	Tr	150	38	0.04	0.15	0.1
母乳	65	88.0	1.1	3.5	7.2	0.2	120	90	0.1	220	36	0.04	0.14	0.3

る．ビタミンB群は問題ないが，A, D, Cはほとんど含まれていない．植物性なので豆乳には動物性コレステロールが含まれないことも特徴である．アジア系成人の多くはラクトース不耐症であり，また高コレステロールに悩む人が多いことから，調製豆乳は牛乳の欠点を補った代替品以上の製品として定着しつつある．また，大豆臭の減少と大豆成分の健康効果により急速に消費量は増大している．

5.4.4 ゆ ば

　豆乳を加熱すると表面に皮膜ができる．これを取り上げたものがゆばである．成分は膜形成中の豆乳から水分を除いたものとほぼ同じで，はじめの皮膜ほど脂質が多く，最後の皮膜ほど糖質が多くなる．含まれる溶質は大きいものほど表面濃縮で容易に膜に取り込まれるが，小さいものは拡散が早く濃縮を受けにくいためである（Chen et al., 2009）．膜は，気体との境界に疎水性のタンパク質が並び濃縮され互いに結合することに始まり，上面が封鎖されるとその下に蒸気泡ができ，その境界面で同様のことが起き，膜が形成されていく（渡辺・岡本，1975）．ゆば膜の走査型電子顕微鏡写真を図5.3に示す．蒸発が起こっている表面側は蒸気泡が小さく密で，豆乳の内側ほど蒸気が抜けにくいため気泡が大きくなり，その表面で膜が形成されたと考えられる．脂質もオイルボディの形でタンパク質と結合し取り込まれ，ゆば組織内の溶液には豆乳と同様で糖類が溶け込んでいる．標準的なゆばは，水分を生ゆばで20%，干しゆばで6%含み，タンパク質：脂質：糖質を6:3:1の割合で含む膜状の高タンパク食品である．

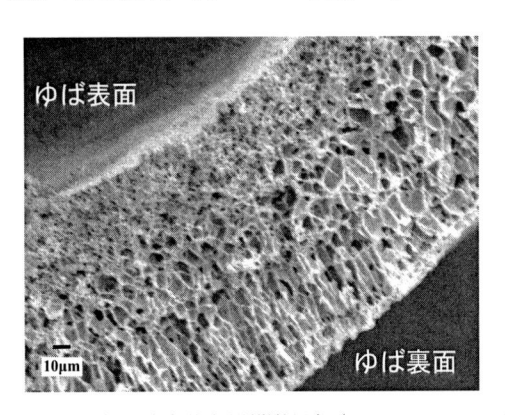

図5.3　ゆば断面の走査型電子顕微鏡写真（Chen and Ono, 2010）

製品としては，引き上げたものをそのまま刺し身のように食べる生ゆば，乾燥させた干しゆば，生乾きの状態で筒状に巻いたものを輪切りにし乾燥した巻きゆば，たたんで結んだ結びゆば，油で揚げた揚げゆば，その他種々の形状のものや調理したものなどがある．乾燥させたものは貯蔵性もよく，古くから広く流通してきた．干しゆばは水で戻すと柔軟なシート状になるため種々の料理に使用可能である．しかし，ゆば生産は，大量の豆乳から 90% の水を高温下で飛ばし人手でつくる重労働であり，熱源や時間もかかり，原価が高く，高級食材として流通してきた．現在，一部の企業では自動巻き取りによる機械生産も行われているが，多くは人手による小規模生産である．そのため一般食材としてはなじみが薄く，高タンパク質でヘルシーな食品であるにもかかわらず，日常的な消費にはつながっていない．

5.4.5 豆 腐

豆乳に凝固剤を加えると全体が凝固し豆腐カードを形成する（小野，2008）．豆腐はカードであり，ゲルではない．カードは牛乳や豆乳のように白濁する巨大粒子が含まれる液体で起こる現象で，巨大粒子が水塊を囲んで結合し壁をつくり，それらが互いに結合し固まるもので，圧縮すると壁に亀裂が入り水塊を放出して圧縮される（シネリーシスという）．一方，ゲルでは，シネリーシスは起こらない．豆腐はカードであるため，できた固まりをどれくらい圧縮するかで，水分含量の異なる柔らかいものから硬いものまで用途に合わせてつくることができる．

豆腐カード形成の機構を図 5.4 に示す．カード形成に関与する豆乳中の主要な溶質は，白濁成分のオイルボディやタンパク質粒子，それに可溶性タンパク質と

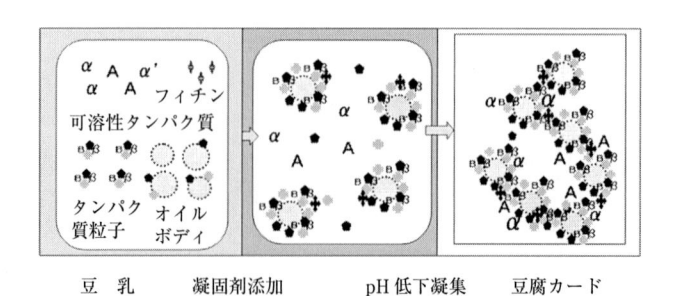

図 5.4 豆乳から豆腐が生成する機構（Ono, 2008）

フィチンである（5.4.3項を参照）．豆乳に凝固剤を添加すると，互いに反発していた粒子の表面電荷が中和され，オイルボディの周りに粒子タンパク質が結合した結合性粒子となる（図5.4の中央）．凝固剤イオンはフィチンにも結合し，pH低下を起こす．pH低下に伴いこの結合性粒子が水塊を囲むように互いに結合し壁をつくり，ボール状

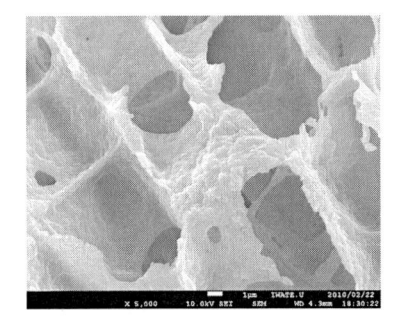

図5.5 走査型電子顕微鏡による豆腐構造の写真

になり，これらが互いに結合して豆腐カードを形成する．水に溶けていた可溶性のタンパク質もpH低下でこの結合性粒子の壁に取り込まれ，豆腐カードが完成する．図5.5に液体窒素を用いて凍結乾燥した豆腐の構造を示す．水塊の周りに壁構造が形成され，その壁を形成している粒子が結合性粒子である．壁には小さな穴があり，圧縮すると水が押し出され縮むことが理解できる．

　豆腐は豆乳のほぼすべてが固まったカードであるため，成分はほぼ豆乳と同じで，主要成分のタンパク質：脂質：糖質を5:3:2の割合で含み，豆腐調製時の圧縮に応じて糖質を含むホエーを排出するため糖質の割合が減少する．豆腐は脂質を固形物換算で30％以上も含むが，煮たり焼いたりしても油は出てこない．また含まれる脂肪酸は酸化されやすいリノール酸が主体であるにもかかわらず，酸化臭を感じることもない．この豆腐脂質の安定性は，油がタンパク質被膜をもつオイルボディで存在するだけでなく，凝固剤添加でオイルボディの周りにタンパク質粒子が結合し，さらにpH低下で可溶性タンパク質も結合して豆腐カードになるためである．豆腐形成で脂質は厚いタンパク質の被膜で覆われ，物理的な衝撃や酸化に対して強い構造になる（小野・郭，1999）．

　豆乳から豆腐の形成手順は，伝統的な方法では，大豆を水で膨潤させ，加水，磨砕，加熱，ろ過して豆乳をつくり，豆乳が70℃付近まで下がったところで凝固剤を加え，すばやく攪拌し放置する．豆腐カードは余熱で熟成され，しっかりとした豆腐になる．凝固剤には，ニガリ（主体は$MgCl_2$），すまし粉（$CaSO_4$），グルコノデルタラクトン（GDL）などが使われている．ニガリやすまし粉でMg，Caイオンが結合して凝固が起こるのとは異なり，GDLは水に溶解すると

次第に酸性のグルコン酸になるため豆乳は凝固する．この反応は緩慢であるため，冷却した豆乳にGDLを加えポリ袋などに充填する機械化がしやすく，その後80℃，1時間加熱処理で凝固と殺菌が同時にできるため，比較的消費期限の長い充填豆腐をつくることができる．すまし粉は懸濁液で添加し，溶解しながら反応が進むため，比較的均一に分散してから凝固反応が進む．GDLほどではないが，添加時点から反応が進むニガリに比べ，しっかりした組織ができる．そのため硬めの料理用豆腐に向いている．もめん豆腐や中国の老豆腐，豆腐干などはすまし粉でつくられている．ニガリは添加時点から反応が進むため不均一な凝固が起こりやすいが，pH低下が最も少なく，豆腐そのものの味を楽しむ絹ごし豆腐などに向いている．しかし，凝固が早いことから添加に熟練を要する．現在では，豆腐製造を機械化するために，すまし粉やニガリによる豆腐でもGDLと同様に豆乳を冷却しておき，凝固剤を添加撹拌後加熱して豆腐をつくる方法がとられている．

豆腐に使用する豆乳は磨砕後ろ過し，ろ液を加熱して調製する生しぼり豆乳と，磨砕，加熱後ろ過して調製する加熱しぼり豆乳がある．両者の主要成分量にはほとんど差はないが，サポニンなどの含量は加熱抽出で増加するため加熱しぼりのほうが多くなる（松本・山野編, 1987）．生しぼり豆乳では，サポニンが少ないため泡が少なく，豆乳に溶け込んでいる空気も抜けやすい．そのため消泡剤などを加えることなく豆腐の調製が可能である．加熱しぼり豆乳では，オカラ入りで加熱するため泡が出やすく，従来の方法では加熱やろ過がしにくく，泡も抜けにくい．消泡剤にはシリコーンや乳化剤のグリセリン脂肪酸エステル，植物性レシチン，シュガーエステルなどが許可（JAS規定）されている．加熱しぼり豆乳からの豆腐は，生しぼり豆乳からのものよりも硬めの豆腐ができ，収量は若干高くなる．

豆腐には水分含量順に，凝固したものをそのまま食す寄せ豆腐（おぼろ豆腐），濃い豆乳からニガリなどにより凝固させた絹ごし豆腐，すまし粉などにより凝固させた豆腐を崩した後軽く圧縮してつくる木綿豆腐などがある．中国では日本式のこれら豆腐のほかに，高めの圧力で圧縮してつくった硬めの木綿豆腐：老豆腐，さらに圧縮し水を抜いた豆腐干（豆腐乾），薄く敷いて圧縮し皮状にした豆腐皮，豆腐皮を麺状に切った豆腐絲などがある．さらにこれらを燻煙したものや，板や

布状の豆腐干を短冊状に切ったものやそれをさらに結んだものなど種々のものがつくられている．

農水省が定めた「豆腐製造流通基準」(1975) によると，日本の豆腐は次の6種類に区分し定義されている（石田ほか編，1982）．①木綿豆腐，②絹ごし豆腐，③充填（絹ごし）豆腐，④ソフト豆腐，⑤焼き豆腐，⑥油揚げである．これらの一般的な製造法を述べる．

①木綿豆腐は，豆乳を8～10倍加水（大豆に対する加水率）でつくり，凝固剤添加で固まったカードを穴の開いた箱に木綿を張ったものにおおまかに崩して入れ，上から適度な圧力をかけてつくる．②絹ごし豆腐は5～6倍加水の濃い豆乳を穴のない箱に入れ，ニガリなどの凝固剤を加えてつくる．木綿豆腐の豆乳濃度は絹ごし豆腐より薄いが，豆腐を圧縮してつくるため絹ごし豆腐よりも硬く，水分含量も少ない．寄せ豆腐（おぼろ豆腐）は木綿豆腐作製中に固まった時点（寄せという）でそれを食べるもので，水を多く含み柔らかい．③充填豆腐は絹ごし豆腐と同じようなつくりであるが，低温で凝固剤（多くはGDL）を添加し，袋に充填し，約80℃，1時間加熱してつくる．④ソフト豆腐は木綿豆腐と絹ごし豆腐の中間濃度の7～8倍加水を用い，木綿豆腐よりも崩しを少なくし，圧力も少なめで木綿豆腐同様につくる．⑤焼き豆腐は木綿豆腐やソフト豆腐の水を切り，串を刺してバーナーや炭火で焼いてつくる．⑥油揚げは呉を加熱して95℃以上に達してから戻し水を入れ，機械揚げでは15倍加水，手揚げでは10倍加水程度とし豆乳をつくり，凝固後成形装置に入れ豆腐をつくり水切りを行う．その豆腐を110℃の油で揚げ，生地を伸ばし，次に180℃で，揚げを固定し（からしという），油揚げができる．油揚げはもとの豆腐の3倍にまで伸びる．それにはタンパク質の再変性とジスルフィド(S-S)架橋の再配列が関与すると指摘されている（橋詰，1984）．

5.4.6 凍り豆腐

豆腐が凍ると，含まれる水だけが凍るため豆腐成分は濃縮を受け固まる．解凍すると水が排出されスポンジ状の豆腐が残る．これを乾燥させると長期貯蔵可能な凍り豆腐となる．凍り豆腐は日本農林規格での呼び名である．豆腐が日本に伝えられて後，冬には自然に豆腐が凍る環境であった高野山近傍で，古くからお土

産品として売られ，高野豆腐といわれた．長野や東北では凍み豆腐と呼ばれている．現在でも古くからの製法で長野県（佐久矢島），福島県（立子山），宮城県（岩出山）などではつくられている．冬季の寒い日に，よく水切りした豆腐を板状に切り屋外で凍結させ，その後，ワラで5枚ほどを連ねて短冊状に編んで軒下に吊るし，一週間ほどかけて乾燥させる．夜には凍結し，昼には融けるを繰り返し，水分が抜け乾燥し，凍み豆腐（連豆腐）になる．

実際の製造では，豆腐を凍結後"もや"という操作を経て強く結合した海綿状物質とし，それを乾燥して製品とする（渡辺ほか，1971）．きめの細かい水がよく抜ける凍り豆腐をつくるためには，水分含量の少ない，硬めの，無数の亀裂がある豆腐をつくる必要がある．豆乳は15倍加水でつくり，凝固剤に塩化カルシウムを用い，固まったところで上澄みを捨て，豆腐をよくかき混ぜばらばらの豆腐小片にし，これを型に入れて圧縮し凍結用豆腐をつくる．これを−10℃で一晩凍結したものを−1〜−3℃で約3週間の"もや"処理を行う．この"もや"処理で氷がまわりから水を引き寄せ結晶が生長するため，豆腐組織は濃縮を受け，氷のまわりで豆腐小片どうしが互いに結合し強固な網状組織を形成する（橋詰，1974）．氷が溶けると氷の部分は穴となり海綿状になる．これを水となじみやすく柔らかにするためにアルカリ処理（炭酸ナトリウム水）を行い，脱水，乾燥して製品となる．かつては東北や長野の地方で冬に家内工業的につくられていたが，現在では大規模工場で年を通して製造されている．乾燥品で構造的に酸化されにくく，貯蔵期間が長いため，流通に強く全国展開が可能である．

5.4.7　オカラ

オカラは豆乳をしぼった際に出る副産物である．不溶性の糖質が多いものの豆乳にしぼりきれなかったタンパク質や脂質を含み，タンパク質：脂質：糖質の比は5：3.7：10である．糖質は不溶性でいわゆる食物繊維として整腸作用などが期待される．そのため，栄養的には健康に優れた食材として注目されている．かつてオカラは一般的な家庭料理に用いられていたので，商品として売られていたが，現在では加工された惣菜が少量売られているだけである．大部分のオカラは食品ではなく飼料として用いられ，小規模豆腐店では引き取り手がないため廃棄処分されている．

健康に優れたオカラを有効に利用しようという試みがなされている．オカラが出ない全粒豆乳や全粒豆腐もつくられていて，健康志向品としては存在するが，食品としては流通していない．その理由の1つはオカラに含まれる繊維質が食品のざらざら感を生み，おいしさを減じているためと考えられる．そこで，不溶性糖質を酵素により溶解し，オカラの感触をなくし，有効利用しようという技術も提案されている（Kasai, 2004）．

5.4.8 大豆油

　大豆は脂質を約20%含んでいる．古くから大豆を利用してきた東アジアでは全粒を食用としてきたが，欧米では高タンパク飼料や窒素肥料として注目し，植物脂質の抽出法が発達すると油の利用も盛んになった．大豆脂質の抽出には圧搾法もとられたが，効率が悪く残留も多かった．20世紀に入ると溶媒抽出の技術が発展し本格的な油の利用が確立され，大豆の生産は急速に拡大した．2000年までは世界油脂生産量の第1位は大豆油であった．現在でも世界油脂生産量の20%が大豆油であり，世界大豆生産量の90%（2010年）は油と大豆粕（脱脂大豆）のために利用されている．

　食用油としては必須脂肪酸であるリノール酸，リノレン酸を多量に含み，栄養的に優れた油である．不飽和度合を示すヨウ素価が115〜140で半乾性油（100〜130）から乾性油（130以上）の領域に分布し，融点が低く，てんぷら油やサラダ油，調合油として使用されている．しかし，不飽和脂肪酸は酸化されやすく，開放系での長期保存は難しい．水素添加などの油脂加工法が発達すると，不飽和度を下げ，ショートニングやマーガリンなどに加工されるようになり，用途は拡大した．ショートニングはパンや菓子を焼くのに用い，マーガリンはバターの代替として用いられる．これらは20世紀の製パン，製菓の工業化やその他食品産業の発展に貢献した．しかし，加工油脂は天然にないトランス脂肪酸を生成し，これが血中の悪玉コレステロール値を上げ，血管疾患のリスクを上げるといわれている（WHO/FAO, 2003）．そのため他の油脂との調合や加工法改良の努力がなされている．一方，再生可能資源として，インク，塗料，潤滑油，プラスチック，バイオディーゼルオイルなど工業目的の油としても用途は拡大している．

〔小野伴忠〕

文　献

相島鐵郎（1982）．化学と生物，**20**，460-469．
Chen, Y. and Ono, T. (2010). *J. Agric. Food Chem.*, **58**, 6485-6489.
Chen, Y. *et al.* (2009). *J. Agric. Food Chem.*, **57**, 3831-3836.
Guo, S. T. *et al.* (1997). *J. Agric. Food Chem.*, **45**, 4601-4605.
橋詰和宗ほか（1974）．日食工誌，**21**，141-145．
橋詰和宗ほか（1984）．日食工誌，**31**，395-400．
石田　朗ほか編（1982）．図説・日本食品工業，光琳．
Kasai, N. (2004). *J. Agric. Food Chem.*, **52**, 5709-5716.
喜多村啓介ほか編（2010）．大豆のすべて，サイエンスフォーラム．
松本幸雄編・山野善正（1987）．食品の物性 第13集，食品資材研究会．
文部科学省科学技術・学術審議会資源調査分科会（2010）．日本食品標準成分表 2010．
小野伴忠（2008）．食科工，**55**，39-48．
小野伴忠・郭　順堂（1999）．化学と生物，**37**，290-292．
Ono, T. *et al.* (1991). *Agric. Biol. Chem.*, **55**, 2291-2297.
菅原悦子ほか（1988）．農化，**62**，149-155．
Torres-Penaranda, A. V. *et al.* (1998). *J. Food Sci.*, **63**, 1084-1087.
魚住　恵ほか（2004）．食科工，**51**，142-148．
渡辺篤二ほか（1971）．大豆食品，光琳．
渡辺　研・岡本　奨（1975）．日食工誌，**22**，325-330．
WHO/FAO (2003). WHO Technical Report Series, 916.
Wilkens, W. F. *et al.* (1967). *Food Technol.*, **21**, 1630-1633.

6 大豆の発酵食品

❘ 6.1 醤　　油 ❘

　醤油は，古くから日本人に親しまれた発酵調味料である．原型である 醤(ひしお) は中国から日本に伝わったとされ，その後，日本独自の調味料に発達したと考えられている．醤油は，その製造工程に圧搾や火入れなどの特異な技術を必要とすることから，室町時代からすでに専門業者による製造がはじまり，江戸時代末期からは工業化が進んだ．醤油製造工場数は，1955年に6000事業所があったが，2008年には1537事業所に減少している．現在，醤油出荷量の多い大手5社で国内市場の約半分を占めている．2009年における都道府県別醤油出荷量をみると，千葉県のシェアが34.13%，兵庫県が14.34%であり，両県で生産量の約半分を占めている．

　醤油の国内生産量は，1960年で131万4000 tであり，1973年の141万 tをピークとして，2008年には87万6000 tに減少している．また，醤油の年間1人当た

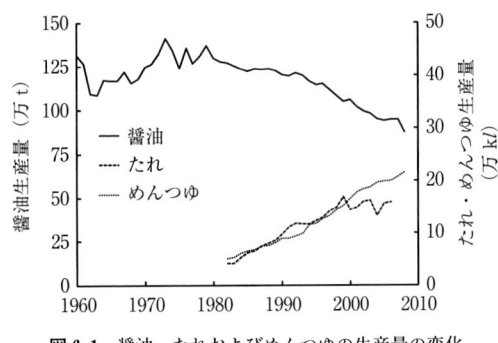

図6.1　醤油，たれおよびめんつゆの生産量の変化

りの消費量(農林水産省食料需給表)は,1960年では13.7 kgであったが,2008年では6.7 kgであり,約半分に低下している.

醤油出荷量の低下傾向に歯止めはかかっていないが,日本人の食生活が多様化し,また,簡便化を求める消費者ニーズに対応して,だし醤油やポン酢醤油などの液体調味料およびつゆ・たれ類の生産量が伸びている.2007年における醤油を原料とするめんつゆ類の生産量は21万 kl であり,醤油を原料とするたれ類の生産量は13万 kl である(図6.1).また,ポン酢類の生産量は4万 kl である.

醤油は,多様な料理に調味料として使用され,現在では世界的な調味料として普及している.海外では世界的な日本食ブームにより,世界各国への醤油輸出量が増えるとともに,現地での醤油生産も増加している.2009年における輸出数量は,1.8万 kl であり,60カ国に輸出されている(財務省貿易統計資料).輸出量の多い国としては,第1位が韓国であり,アメリカ,香港,中国およびオーストラリアが続いている.また,2007年の海外での生産量は約20万 kl になり,1975年の約0.8万 kl に比べて約25倍に伸びた.

表6.1 醤油の種類

種 類	特 徴	生産地および代表的料理
濃口醤油	大豆と小麦をほぼ同量使用する.色,風味とも濃口で,全国的に使用されている.	全国で生産されているが,千葉県の銚子や野田が有名.広く一般的に使用される.生臭みの多い魚や肉料理に合う.
淡口醤油	原料は,濃口醤油と同じである.仕上げの段階で甘酒を加えることもある.着色を抑えるために,塩分が多めで,熟成期間は短め,低温管理を行う.	兵庫県竜野地方で生産される.料理の素材を生かす野菜や白身の魚,薄味の煮物や吸物などで関西風料理に使われる.
溜醤油	大豆を主原料にして麹をつくり,仕込んだ諸味から分離した汁液で,色調も濃くどろっとしている.	愛知,三重,岐阜県などで生産される.刺し身,照り焼き,せんべい,佃煮などに使用.赤みや照りが出る.
再仕込み醤油	大豆と小麦を同量使用して,諸味をつくる段階で塩水の代わりに生揚げ醤油を使う.成分が濃厚である.	山口県の柳井地方を中心に九州,中国地方で生産される.刺し身や寿司に使用.
白醤油	小麦を主原料にして麹をつくり,食塩水に仕込んでつくる.淡口醤油よりもさらに色が薄く,糖分が高い.	愛知県で生産される.うどんの汁や吸い物,自然の色を生かす野菜などの料理向きである.

表6.2 醤油の種類と等級・成分など（規格値）

種類	等級	全窒素分 (%)	色度 (番)	無塩可溶性固形分 (%)	直接還元糖 (%)
濃口醤油	特級	1.50 以上	18 未満	16 以上	―
	上級	1.35 以上	18 未満	14 以上	―
	標準	1.20 以上	18 未満	―	―
淡口醤油	特級	1.15 以上	22 以上	14 以上	―
	上級	1.05 以上	22 以上	12 以上	―
	標準	0.95 以上	18 以上	―	―
溜醤油	特級	1.60 以上	18 未満	16 以上	―
	上級	1.40 以上	18 未満	13 以上	―
	標準	1.20 以上	18 未満	―	―
再仕込み醤油	特級	1.65 以上	18 未満	21 以上	―
	上級	1.50 以上	18 未満	18 以上	―
	標準	1.40 以上	18 未満	―	―
白醤油	特級	0.40 以上　0.80 未満	46 以上	16 以上	12 以上
	上級	0.40 以上　0.90 未満	46 以上	13 以上	9 以上
	標準	0.40 以上　0.90 未満	46 以上	10 以上	6 以上

6.1.1 醤油の種類

　醤油は，日本農林規格（JAS）が適用されており，醤油の定義，規格，表示までが定められている．種類は，濃口醤油，淡口醤油，溜醤油，再仕込み醤油および白醤油がある．2008年における醤油の生産量は，87万6000 t であり，濃口醤油，淡口醤油，溜醤油，再仕込み醤油および白醤油の割合は，それぞれ83.8, 12.8, 1.5, 1.0 および0.9%である．各醤油の製造方法，生産地および代表的な料理を表6.1にまとめた．

　また，醤油は，JAS規格により特級，上級，標準に分けられている（表6.2）．等級は，うま味に関連する窒素成分の多少が重要な要素である．醤油のうま味成分であるグルタミン酸をはじめ多くのアミノ酸類は窒素化合物であることから，窒素含有量が多いほど，うま味成分の多い醤油といえる．

6.1.2 醤油の製造法

　醤油の種類は多く，種類に応じて製造法もさまざまである．ここでは，ほぼ等量の脱脂大豆と小麦を原料とする生産量の最も多い濃口醤油の製造法について述

べる．製造方法は，JAS法により本醸造方式，混合醸造方式および混合方式の3方式に定義されている．

a. 本醸造方式

本醸造方式は，醤油の伝統的な製造方法であり，約8割の醤油がこの方法でつくられている（図6.2）．製造工程は，原料処理，製麴，仕込み・発酵，圧搾，火入れ，包装に大きく分けることができる．

1) 原料処理

醤油の原料は，大豆または脱脂加工大豆，小麦，食塩である．大豆の油脂分は，醤油の品質に与える影響が少なく，むしろ醤油醸造に必要がないことから，油脂を除き，粒度をそろえた脱脂加工大豆を使用することが多い．また，醤油の品質は，窒素成分の多少により評価されるので，窒素含量の高い大豆が好まれる．

大豆または脱脂加工大豆は，麴菌プロテアーゼによる酵素分解を受けやすくするために，細胞壁の破壊と大豆タンパク質の変性を十分にする必要がある．現在では，加圧蒸煮釜（NK式）で $1\,kg/cm^2$ 前後の圧力をかけ，数十分間蒸煮することでその目的を達成している．NK式蒸煮釜の登場により窒素溶解利用率が飛躍的に向上した．また，連続蒸煮装置は，加圧下（$1.5 \sim 1.8\,kg/cm^2$）で短時間（5〜8分間）の加熱を行うもので，蒸熟専用であるが普及している．

醤油原料としての小麦は，約70%前後の炭水化物を含み，その主体であるデ

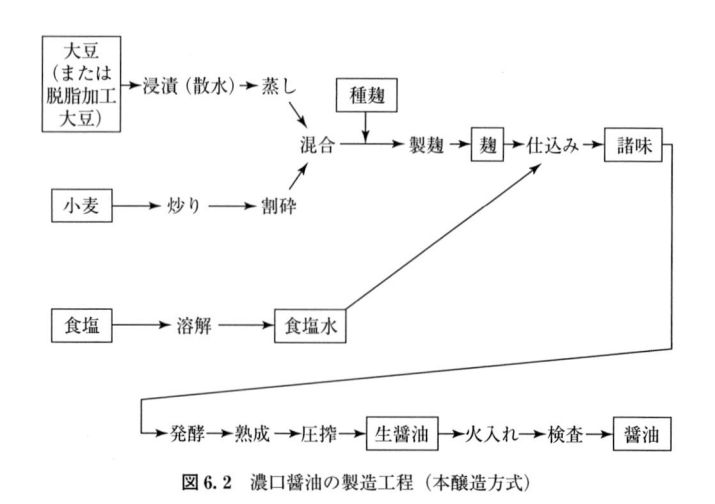

図6.2 濃口醤油の製造工程（本醸造方式）

ンプンが発酵源として重要である．また，小麦は，タンパク質を約 10% 程度含み，醤油の窒素成分の約 1/4 が小麦タンパク質に由来することから，醤油原料用小麦としては窒素含量の高い硬質小麦が適している．小麦のデンプンは，麹菌アミラーゼによる分解を受けやすくなるために α 化する必要がある．α 化のために，小麦を炒る（炒熬（しゃごう）という）．炒熬小麦は，割砕後に製麹に使用する．

2) 製麹

炒熬小麦と蒸煮大豆をほぼ等量混合し，種麹を加えてから麹室（こうじむろ）に入れて，適当な温度（25～37℃）と湿度を保ちながら麹をつくる．麹をつくる工程を製麹（せいきく）と呼ぶ．

種麹に用いられる麹菌は分類学上，黄麹菌 *Aspergillus oryzae* と *A. sojae* の2種である．*A. oryzae* は清酒・味噌・醤油などの伝統的な醸造物に用いられるが，*A. sojae* はほとんど醤油のみに限られている．種麹は，プロテアーゼやアミラーゼの生産性の高い菌を選択し，培養して使用する．種麹は，純粋培養で継代する必要性があり，また，変異のないように管理することは，中小企業では負担が大きい．そのため，多くの醤油製造業者は，種麹をつくる専門業者から購入している．

製麹のはじめは，品温の低下を防止するために，種麹をつけた炒熬小麦と蒸煮大豆の混合物を麹室に厚めに盛り込む．麹菌の増殖に伴い発酵熱が発生し，品温が上昇してくるので，40℃を超えないように数回の手入れをし，また，盛り込みの厚さを薄くすることで品温調節を行う．品温が低すぎると麹菌が十分に増殖せず，また，品温が高すぎると麹がヤケ，酵素活性の低下を引き起こすので温度管理は重要である．約2～3日で麹ができあがる．以前は，麹蓋（こうじぶた）を用い，麹室で手作業での製麹が行われていた．しかし現在では，通風機械製麹法により，装置を用いて半自動～自動で製麹が行われている．各種通風機械製麹装置が販売されているが，装置自体は，通常，引き込み，手入れ，出麹などの麹の移動・撹拌機能を備えた製麹装置本体，適正な送風ができる空調装置，それらを制御するための制御装置から構成されている．

製麹過程中に麹菌が酵素を生産し，同時に，大豆や小麦のタンパク質やデンプンが分解を受ける．生産される酵素は，プロテアーゼやアミラーゼのほかに，グルタミナーゼ，ペクチナーゼ，セルラーゼ，ヘミセルラーゼ，リパーゼなどがあり，それぞれ醤油ができあがるために重要な役割をもっている．製麹工程は，窒

素溶解利用率に大きく影響する．同時に，最終製品の品質（味，香，色）に対する影響が大きいことから醤油工程中で最も重要な工程である．

3) 仕込み・発酵

できあがった麹を食塩水（汲水）と一緒にタンクに仕込んで諸味をつくる．食塩水の濃度は，諸味中の食塩濃度が17%程度になるように調製しておく．大豆と小麦を合わせて原料 1 kl を使用した場合に，塩水 1.1 kl を使用して仕込むことを 11 水といい，濃口醤油では通常 11～12 水である．仕込み諸味は，撹拌を重ねながら約 6～8 カ月寝かせることで熟成された諸味となっていく．諸味中では，麹菌が生産したアルカリプロテアーゼや中性プロテアーゼにより，大豆や小麦のタンパク質がペプチドに分解され，さらに，ペプチダーゼによりアミノ酸までに低分子化される．デンプンは，アミラーゼにより糖化される．生成したアミノ酸や糖は，耐塩性の酵母や乳酸菌により，アルコールや有機酸に発酵されるとともに，これら成分の化学反応よりエステル類や色素が生産され，醤油特有の色・味・香りが生まれる．

4) 圧搾，火入れ，包装

発酵・熟成が終わった諸味は，布の袋に入れて圧搾・ろ過する．しぼった醤油は生醤油または生揚醤油と呼ばれる．これを 80～85℃で 10～30 分間，加熱（火入れ）する．火入れの目的は，殺菌と酵素の失活，さらに，醤油らしい香り（火香）と色の付与にある．火入れした醤油は，清澄タンクに移し数日間放置し，"おり"の生成を待つ．はじめ混濁を生じ，時間ともにタンクの底部におりが沈降する．上澄み液を分離して容器に詰めて製品とする．

b. 混合醸造方式（新式醸造方式）

混合醸造方式は，脱脂加工大豆や小麦グルテンなどの植物タンパク質を酸分解したアミノ酸液，および/または，脱脂加工大豆や小麦グルテンなどの植物タンパク質を酵素分解した酵素処理液を，諸味に加え，その後，本醸造方式と同様に発酵・熟成させたものである（図 6.3）．2004 年の JAS 改正前には，新式醸造方式と呼ばれていた．現在の醤油製造の多くが本醸造方式であるが，アミノ酸液には独特の香りと味があり，それを好む地域では混合醸造方式や混合方式（後述）がいまも残っている．アミノ酸液製造時における脱脂加工大豆の塩酸分解によりレブリン酸が生成することから，アミノ酸液には特異的にレブリン酸が存在する．

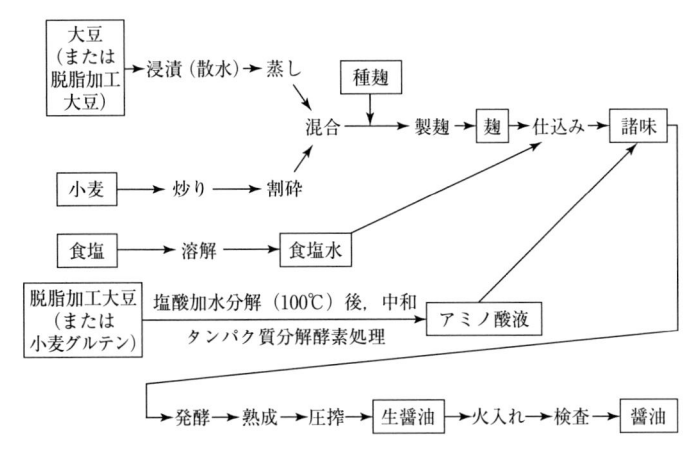

図 6.3 混合醸造方式による醤油製造工程（新式醸造方式）

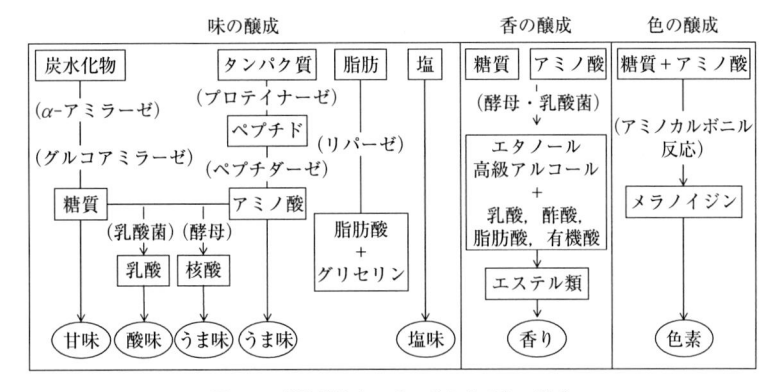

図 6.4 醤油製造中の味，香および色の醸成

このことから，本醸造醤油と新式醸造の識別にレブリン酸反応が利用される．

c. 混合方式（アミノ酸液混合方式）

混合方式は，大豆（脱脂加工大豆）のタンパク質から塩酸分解により製造したアミノ酸液（または酵素分解調味液，または発酵分解調味液）を本醸造醤油や混合醸造醤油に混合後，火入れ・充填して製品にする．発酵や熟成過程は含んでいないことが特長である．

6.1.3 醤油の発酵・熟成中における成分変化および微生物の消長

a. 成分変化

発酵・熟成中における成分変化の概略を図6.4に示した．

1) 味の醸成

麹は，原料である大豆や小麦に由来する成分を分解するための各種酵素を提供する役割をもっている．すなわち，大豆や小麦のタンパク質は，プロテイナーゼやペプチダーゼによりペプチドや醤油のうま味の主体であるアミノ酸に分解される．ペプチダーゼで生成したグルタミンは，グルタミナーゼによりアミノ酸の中でも最もうま味の強いグルタミン酸に加水分解される．小麦のデンプンは，液化酵素であるα-アミラーゼによりデキストリンやオリゴ糖に分解され，続いて，グルコアミラーゼによりグルコースまで分解される．大豆の脂質は，リパーゼの作用により脂肪酸とグリセロールに分解される．

生成したアミノ酸やペプチドは，うま味・甘味・苦味・コクなど複雑な味を示す．生成した糖類は，醤油に甘味を与える．また，生成した糖は，諸味中の微生物の栄養源になり，乳酸やアルコールが生産されることで，酸味と香の素になる．これに食塩の塩味が加わり，醤油特有の味ができあがっていく．

2) 香の醸成

酵母により生成したアルコールと有機酸がエステル結合して，特有の香りが醸し出される．また，後熟発酵で活動する Candida 属の酵母（C. versatilis と C. ethchellsii）は，アルコール発酵とともに本醸造醤油に特徴的な燻煙香を付与する4-エチルグアイヤコールなどの香気成分を生成する．

醤油の香気成分としては，アルコール類，カルボニル化合物類，エステル類，有機酸，フェノール類などの300種類近くの化合物が明らかにされている．アルコール類は，酵母の発酵で生成したものがほとんどで，エチルアルコールが最も多く，そのほかに，n-ブチルアルコール，イソブチルアルコール，イソアミルアルコールなど，アミノ酸から酵母の脱アミノ・脱炭酸作用で生成する香気の強い高級アルコールがある．エステル類は，麹菌や乳酸菌の代謝で生成した有機酸と酵母がつくるアルコールから多種類のエステルが生成する．カルボニル化合物は，生醤油中には少なく，火入れにより著しく増加する．火入れ過程中に褐変反応の中間物質からストレッカー分解により生成する．アセトアルデヒド，プロピオン

アルデヒド, n-イソブチルアルデヒドがある．糖の化学反応で生成するカルボニル化合物としては，フルフラール，5-ヒドロキシメチルフルフラールがある．微量で醤油の香気を特徴づける成分として，4-ヒドロキシ-2（または5)-エチル-5（または2)-3（2H)-フラノン（HEMF）がある．この成分は，強いカルメラ香をもち，官能閾値が0.04 ppbと非常に低い．醤油中には，HEMFが200 ppm以上存在する．

3) 色の醸成

麹菌の各種酵素によるタンパク質やデンプンから生成したアミノ酸と糖は，諸味熟成中や火入れ中にアミノカルボニル反応（Mailard反応）を起こして，最終的に高分子の褐色色素であるメラノイジンを生成し，醤油特有の色をつくりだす．

b. 微生物の消長

発酵中で主要な微生物は，麹菌のほかに乳酸菌と酵母である．醤油諸味中の主要乳酸菌は，耐塩性の通性嫌気性菌である *Pediococcus halophilus* である．この菌は，四連球菌であるが好塩性で遺伝的にほかの四連球菌と異なるため，最近では *Tetragenococcus halophilus* という名前で新しい属に分類されている．麹菌の酵素で生成したグルコースやクエン酸を発酵し，主として乳酸や酢酸を生成する．乳酸菌は，中性付近（pH 5.5〜9.0）が生育に好適である．仕込み時のpHは，6.0付近にあり，乳酸菌に適したpHである．醤油の食塩濃度は，18%程度であり，相当高い濃度であるにもかかわらず，同じ濃度の食塩水と比較するとはるかに塩味を感じない．これは乳酸の作用によるもので，塩馴と呼ばれている．

乳酸発酵およびタンパク質の分解の進行に伴いpHが5.5より下がったところで，アルコール発酵性耐塩性酵母である *Zygosaccharomyces rouxii* にとって好適条件となり，増殖が盛んになる．*Z. rouxii* は，pH 5.0で最も発育が旺盛であり，アルコールを生成する．旺盛な発酵を終えると，増殖した酵母は自己消化を引き起こし，酵母内容物が諸味に遊離される．この内容物には，グルタミン酸や核酸などのうま味成分を含み，醤油のうま味をいっそう高めることに寄与する．一方，乳酸菌は，pH 5.0以下になると生育できなくなる．*Z. rouxii* による発酵の盛りがすぎたころには，耐塩性 *Candida* 属酵母（*C. versatilis*, *C. etchellsii*）が生育し，醤油の特徴ある香を生成する．　　　　　　　　　　　　　　　　　〔工藤重光〕

文　献

海老根英雄・千葉秀雄（1981）．味噌・醤油入門，日本食糧新聞社．
福場博保・好井久雄・吉川誠次・青木　博（1984）．大豆―畑で生まれた健康タンパク，女子栄養大学出版部．
東　和男（2002）．発酵と醸造I，光琳．
山内文男・大久保一良編（1992）．大豆の科学，朝倉書店．

6.2 味　　噌

味噌は，伝統的な大豆発酵食品であり，タンパク質原料である大豆とデンプン原料である米もしくは麦を主原料にし，これに塩をまぜて発酵・熟成したものである．タンパク質やデンプンを分解するために，麹菌が生産する酵素を上手に利用してうま味や甘味を引き出し，また，塩の力で腐敗菌を制御しながら有用な酵母や乳酸菌の働きを促進することにより，独特の風味を醸し出している．

味噌と醤油は，主原料や製造方法に共通点が多いながらも異なる発展を遂げてきた．醤油は，江戸時代末期から工業化が進み，現在，全国を市場とする数社で約半分のシェアを占めているのに対して，味噌は，地域性があり種類も多く，製造法が醤油に比べて容易であることから自家製の味噌が農家を中心に最近までつくられていた．そのため，味噌を製造する企業は，地域の中小企業が多い．味噌は，米を主食とする日本人にとって，米の栄養素を補う副食的位置づけにあった．味噌の9割以上が味噌汁に使用されている．

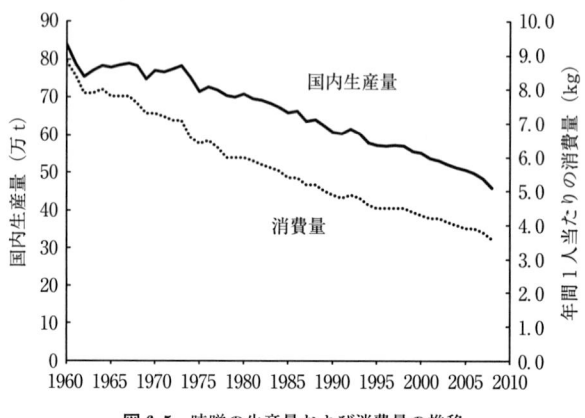

図 6.5　味噌の生産量および消費量の推移

味噌の年間の1人当たりの消費量（農林水産省食料需給表）は，1960年では8.8kgであったが，2008年では3.6kgであり，半分以下に低下している．味噌消費量の低下は，米の年間1人当たり消費量の低下（1960年126.2kg，2005年67.8kg）とよく一致しており，食生活が多様化し，欧米化が進んでいることを示唆している（図6.5）．

6.2.1 味噌の種類

a. 原料による分類

味噌を原料から大別すると米味噌，麦味噌および豆味噌に分類され，大豆と食塩はすべての味噌に用いられる（福場ほか，1984；海老根・千葉，1981）．麹をつくる原料として米を用いたものを米味噌，大麦・裸麦を用いたものを麦味噌，大豆を麹とし他のデンプン質原料を用いないものを豆味噌と呼んでいる．米味噌，麦味噌，豆味噌のうち2種以上の味噌を調合したものを調合味噌と呼んでいる．2009年度に生産された味噌は，45万5738tであり，米味噌が79.6%，麦味噌が5.7%，豆味噌が5.1%，調合味噌が9.6%である（農林水産省「米麦加工食品生産動態統計調査」）．米味噌，麦味噌，豆味噌は，使用する原材料の違いに加えて，麹をつくる原料が異なるためできあがった麹の酵素組成も異なり，それぞれ特有の風味をつくりだしている．

b. 味・色による分類

米味噌と麦味噌は，味（甘，甘口，辛口）および色（白，淡色，赤）により，さらに区別される（福場ほか，1984；海老根・千葉，1981）．味および色は，後述する原料配合割合（麹歩合と塩分濃度）および熟成期間による影響を受け，それぞれ特徴ある風味となる．表6.3に味噌の分類および産地などを示す．

c. 分解・発酵型による分類

味噌の熟成は，麹による酵素分解工程と，乳酸菌や酵母による発酵工程からなっている．そのため，味噌は，熟成パターンにより，分解型と発酵型およびそれらの中間型の3つに分類できる（山内・大久保編，1992）．

分解型熟成は，麹の量を多くし，仕込み直後の温度を55℃の高温に保つことにより，酵素の分解作用を高め，タンパク質やデンプンの分解を促進する．この温度では，乳酸菌や酵母が活動できないため発酵が起こらない．高温で比較的短

表 6.3 味噌の分類

原料による分類	味・色による分類		麹歩合	塩分(%)	醸造期間	おもな銘柄もしくは産地
米味噌	甘	白	20～30	5～7	5～20 日	白味噌, 西京味噌, 府中味噌, 讃岐味噌
		赤	12～20	5～7	5～20 日	江戸甘味噌
	甘口	淡色	8～15	7～11	5～20 日	相白味噌（静岡）, 中甘味噌
		赤	10～20	10～12	3～6 カ月	中味噌（瀬戸内沿岸）, 御膳味噌（徳島）
	辛口	淡色	5～12	11～13	2～6 カ月	信州味噌, 白辛味噌
		赤	5～12	12～13	3～12 カ月	仙台味噌, 佐渡味噌, 越後味噌, 津軽味噌, 北海道味噌, 秋田味噌, 加賀味噌
麦味噌	甘口	淡色	15～30	9～11	1～3 カ月	九州, 中国, 四国
	辛口	赤	10～15	11～12	3～12 カ月	九州, 埼玉, 栃木
豆味噌	辛口	赤	（全量）	10～12	5～20 カ月	八丁味噌, 名古屋味噌, 三州味噌, 二分半味噌

時間に分解が完了するため，醸造期間がきわめて短く，5～20 日で製品となる．この型の代表的な味噌としては，米甘味噌がある．

発酵型熟成は，麹菌酵素による加水分解と，乳酸菌や酵母による発酵によって熟成が進む．多くの味噌が発酵型に属する．乳酸菌や酵母が活動しやすいように，仕込み後の温度を 30℃ もしくはそれ以下にする．異常発酵を防止するため塩分濃度は 11% 前後が必要である．醸造期間は，3～12 カ月が必要である．

中間型熟成は，上記の 2 つのパターンの中間の型である．米味噌では，甘口赤味噌や辛口淡色味噌がこの型をとる．また，麦味噌の中で麹歩合が高い甘口味噌もこのタイプに入る．

6.2.2 原料および原料配合比

a. 原　料

1) 大豆

多種多様の味噌が存在するが，共通する原材料は大豆と塩である．原料大豆の使用状況は，2000 年で，中国産大豆 7 万 2000 t，アメリカ・カナダ白目 7 万 t，

国産8000tである．国産大豆の使用比率は，約5%である．2008年で，中国産大豆3万7000t，アメリカ・カナダ白目8万5000t，国産1万1000tである．国産大豆の使用比率は，約8%である．味噌用大豆としては，大粒で糖含量の高い国産大豆のほうが外国産のものより好適であるとされている．

　味噌加工適性としては，糖含量，生大豆粉色調，蒸煮大豆の特性（硬さ，均一性），種皮率，吸水率が重視されている（元木ほか，1999）．すなわち，味噌用大豆の品質特性としては，粒子が大きいこと（100粒の重さが25g前後，またはそれ以上のもの），種皮は薄く黄白色で光沢を有すること（種皮率6%以下），へその色が淡いこと，吸水率が高いこと（吸水後の重量増加率2.2倍以上），蒸煮特性が優れていること（蒸煮硬度が均一であり，食味官能評価が良好），糖含量が高いこと（全糖含量23%以上），蒸煮後の色調が明るく美しいこと，保水性の高いことが好適であると評価されている．当然のことではあるが，大豆原料比率の高い味噌ほど，すなわち，麹歩合の低い味噌ほど原料大豆による品質の影響を受ける．

　味噌の色は，商品価値に直接影響する重要な品質特性であり，原料大豆および大豆の処理条件が大きく影響する．とくに，淡色系味噌では，原料大豆の種皮の色が直接味噌の色調に影響することから，大豆のへその色が淡い白目大豆が好まれ，蒸煮後の色調が明るく（$Y\%$が高く），さえがあることが望まれている．赤色系味噌は，透明感のある鮮やかな赤みとてりが重要な評価因子となる．赤系味噌の場合は，原料となる大豆特性も重要であるが，それ以上に，原料大豆の処理方法（蒸煮方法や条件）による影響を強く受ける．

2）米

　麹歩合が10を超える味噌では，米の原料に占める割合が大豆よりも多くなる．麹歩合の高い味噌ほど米の使用割合が高くなることから，米の品質が味噌自体の品質に及ぼす影響も強くなる．味噌に使用される精米の量は，2006年で年間8万1000tである．米は，全量を麹にしてから，味噌の仕込みに使用される．そのため，味噌用原料米の要件として，麹にしやすいことが最も重要である．吸水性がよく，粘りがなく，米麹にした際に酵素力価が高いこと，さらには，麹の溶けがよいことも重要である．

3) 麦

麦味噌用には，大麦または裸麦を用いる．ほとんどの麦味噌は，麹歩合が10を超えることから，使用原料の中で，麦の割合が最も高く，麦の品質が味噌の品質に影響を及ぼす．味噌に使用される精麦の量は，2006年で年間1万8000 t であり，ほとんどが輸入されたものである．麦は，米と比較してタンパク質が多く，製麹により米麹よりも麦麹のプロテアーゼ力価が高くなる．それとともに，麦のタンパク質がプロテアーゼにより分解を受けて，うま味成分であるグルタミン酸が生成することから，麦味噌のうま味は強い．

b. 原料配合比

大豆（S）に対する米（R）または麦（B）の比率 $R/S \times 10$（または $B/S \times 10$）を麹歩合と呼んでいる（山内・大久保編，1992）．一般的に，麹の割合が高いと甘味が強い味噌となり，大豆の割合が高いとうま味の強い味噌となる．食塩濃度は，味噌の味や熟成期間に影響する．一般に食塩濃度が高いと発酵が遅れ熟成期間も長くなる．家庭で一般的に味噌がつくられていた時代では，保存性を高める目的から，現在の味噌よりも食塩濃度が高く，味噌のできあがりまでに長い期間を要した．

米甘味噌は，麹歩合が通常15以上で，食塩濃度が5～7%と少ない．発酵していないため，香りが少なく糖分が高い甘い味噌となる．米辛口味噌は，麹歩合が10以下であり，食塩濃度が10～13%である．日本で最も多く生産されているタイプの味噌であり，製造者や生産地により特徴ある風味をもつ芳醇な味噌がつくられている．

麦味噌は，麹歩合が10～25と一般に米辛味噌より高く，食塩が10～11%であ

表 6.4 各種味噌の一般成分および食塩相当量（g/味噌 100 g 当たり）（文部科学省科学技術・学術審議会資源調査分科会，2010）

種　類	水分	タンパク質	脂質	炭水化物	灰分	食塩相当量
米味噌						
甘味噌	42.6	9.7	3.0	37.9	6.8	6.1
淡色辛味噌	45.4	12.5	6.0	21.9	14.2	12.4
赤色辛味噌	45.7	13.1	5.5	21.1	14.6	13.0
麦味噌	44.0	9.7	4.3	30.0	12.0	10.7
豆味噌	44.9	17.2	10.5	14.5	12.9	10.9

る．麦麹の甘味とうま味が調和した濃厚な味を有している．

　豆味噌は米や麦を使用せず，原料大豆の全量を製麹し，食塩含量 10 ～ 12% である．光沢のある濃赤褐色で，特有の香りをもち，わずかに苦味を伴ったうま味の強い濃厚な味を呈する．

　各種味噌の一般成分値を表 6.4 にまとめた．味噌の種類による原料配合比（R/S）の違いが一般成分値によく反映されていることがわかる．

6.2.3　味噌の製造法
a. 米味噌および麦味噌

　米（麦）味噌の基本的な製造法を図 6.6 に示した．製造工程は，大きく分けて製麹工程，大豆処理工程，仕込み工程，発酵工程，包装工程からなる．

　製麹工程では，味噌のでき具合を左右するタンパク質分解酵素やデンプン分解酵素が生産されるため，味噌の製造工程の中でも製麹が最も重要な工程である．精白した米または大麦から夾雑物を取り除くために選別を行い，水で洗浄してから一晩水に浸漬することで十分に吸水させる．水切り後，芯がないよう均一に蒸す．30℃程度に冷却した蒸米に種麹を加え，保温・保湿のできる麹室に入れ，麹菌の発芽と繁殖を行う．20 時間をすぎたころから，麹菌の増殖による発熱から温度の上昇が始まる．温度の過剰な上昇を防ぎ，均一な麹菌の増殖を図るためときどき手入れを行う．約 40 時間で麹ができあがる．その後，室から麹を出し，冷却することで麹菌の動きを止める．これを出麹と呼ぶ．仕込に使用するまでに時間がある場合は，再発熱を防止するために食塩を麹に加える．これを塩切り麹

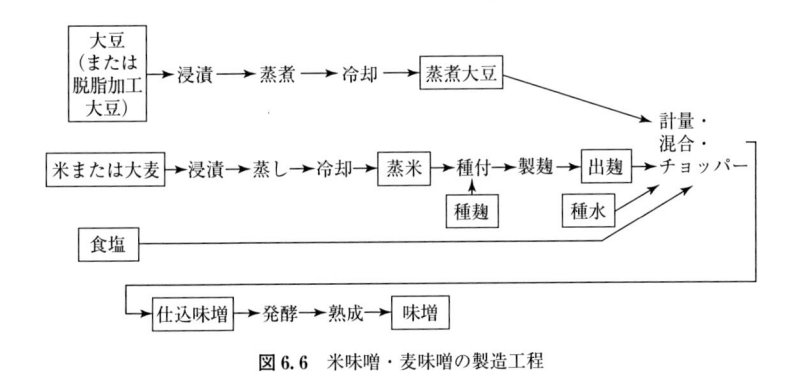

図 6.6　米味噌・麦味噌の製造工程

と呼ぶ．従来は麹蓋を使用して人手で製麹をしていたが，現在では機械による自動製麹がほとんどである(東, 2005)．種麹(「もやし」と呼ぶ)は，黄麹菌(*Aspergillus oryzae*) の成熟胞子を乾燥したものであり，「もやし」を製造・販売する専門業者から製麹方法や製造する味噌にあった種麹を購入する．

大豆は，石などの夾雑物を取り除くために，選別および洗浄を行った後，一晩水に浸漬する．十分に水を吸った大豆は，2.2倍程度の重量になる．水切り後，加圧蒸煮・冷却して蒸煮大豆とする．これに，麹と食塩を加えた後で，チョッパーで細かく潰す．この工程を「仕込み」と呼ぶ．仕込み時に味噌の水分を調整するため，種水を加える．最近では，発酵の促進と風味の向上を目的として，仕込み時に有用な酵母（*Zygosaccharomyces rouxii*）や乳酸菌（*Pediococcus halophilus*)を添加することもある．仕込みの後の混合物は，適当な容器に入れる．このときに，発酵を均一に行わせるために踏み込みによって詰め込み，押蓋をして重石をのせる．麹菌の酵素による分解作用と微生物の生育，発酵作用が食塩の存在下でバランスよく行われるように温度の管理を行う．

味噌の仕込み後に，乳酸菌の増殖が始まる．乳酸菌の中でも，耐塩性の強い *P. halophilus* が中心的役割を果たして乳酸や酢酸を生成するため，味噌のpHが低下する．pHが低下して5.3程度になると，自己の生産した酸で乳酸菌の生育が衰え，酵母が優勢になる．酵母の中でも耐塩性のある *Z. rouxii* と *Candida* 属（*C. versatilis* と *C. etchellsii*）が主要な酵母とされている．これらの酵母は糖分をアルコール発酵するので香気を生成する．酵母による発酵が進むにつれて品温が上昇するので，均一な発酵促進と香りの向上のために，味噌をかきまぜて，空気を入れるための「切り返し」を適当な時期に行うこともある．酵母による活発な発酵が終わると冷涼な場所に容器を移し，熟成を行う．この熟成期間は，酵母が生成したエタノールや高級アルコール類，麹菌の酵素により大豆から生成した脂肪酸やアミノ酸などが複雑な化学反応を起こして，芳醇な香りと深みのあるうま味を醸し出す重要な時期である．

b. 豆味噌

豆味噌の製造工程を図6.7に示した．豆味噌は，大豆と食塩だけを原料としてつくる．選別・洗浄した大豆を水に浸漬する．このとき，浸漬大豆の水分を50%前後に仕上げることが重要である．浸漬大豆は，浸漬前の1.6〜1.7倍にな

図 6.7　豆味噌の製造工程

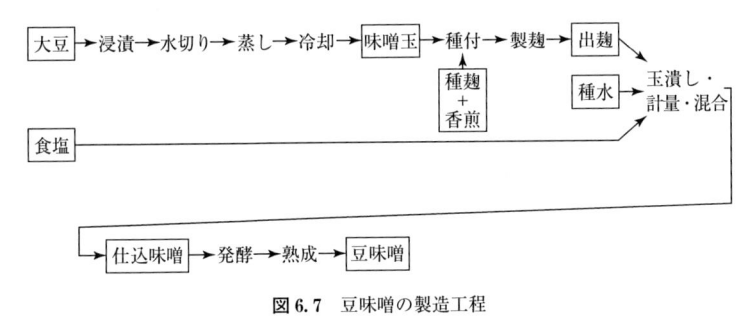

る．完全に吸水させてしまうと蒸煮大豆の水分も高くなり，仕込味噌の水分が高くなりすぎ，腐敗を招くことになる．適度に浸漬を止めた大豆は，水分が不均一であることから，適度な硬さになるように強めに蒸煮する必要がある．蒸煮大豆は，熱いうちに味噌玉機にかけて人のこぶし程度の大きさの味噌玉にする．この味噌玉に種麹をつけて製麹を行う．豆味噌の特徴は麹を味噌玉でつくることにある．玉状にするのは，内部が嫌気性になることで通性嫌気性の乳酸菌がよく増殖してpHを下げ，枯草菌の増殖を抑制し，麹菌を安全に生育させるためである．麹菌が十分に繁殖した味噌玉は，玉潰し機にかけて軽く潰してから，食塩，種水とまぜて仕込む．熟成期間は6〜12カ月程度であり，他の味噌と比べて長くかかる．大豆は，発酵源となる糖質をほとんど含んでいないので，発酵はほとんど行われない．麹菌の生成した酵素により大豆タンパク質の分解が進み，遊離アミノ酸量が多い濃厚なうま味のある味噌となる．

6.2.4　味噌の生体調節機能性

味噌の生体調節機能をもつ成分は，原料にもともと存在する成分と発酵・熟成を通して生成する成分がある．もともと存在する成分としては，大豆由来のものが多く，タンパク質，サポニン（工藤ほか，1990；大久保ほか，1994），イソフラボン（日本食品科学工学会編，2003），レシチン，コリン，ビタミンEなどがある．発酵・熟成を通して生成する成分としては，褐色色素（加藤，1993）や水酸化イソフラボンがある．

長期熟成味噌は，化学発がん性物質で胃がんまたは大腸がんを誘発したラットに対して，腫瘍の増殖抑制効果を示した（Ohara *et al.*, 2002；Ohuchi *et al.*,

2005).味噌および醤油から抽出したメラノイジンは,腫瘍細胞増殖阻害効果を示した(Kamei et al., 1997).寺中ほか(1995)は味噌抽出液のアンギオテンシンⅠ変換酵素の抑制効果を,吉城・大久保(1998)は味噌などの活性酸素消去能を報告している.味噌から分離した8-ヒドロキシゲニスチンは,ヒト前骨髄球性白血病細胞に対して増殖抑制効果を示した(Hirota et al., 2000).

〔工藤重光〕

文　献

海老根英雄・千葉秀雄(1981).味噌・醤油入門,日本食糧新聞社.
福場博保ほか(1984).大豆―畑で生まれた健康タンパク,女子栄養大学出版部.
東　和男(2002).発酵と醸造Ⅰ,光琳.
Hirota, A. et al. (2000). *Biosci. Biotechnol. Biochem.*, **64**, 1038-1040.
Kamei, H. et al. (1997). *Cancer Biother Radiopharm.*, **12**, 405-409.
加藤博通(1993).味噌の科学と技術,**41**,40-48,70-73.
工藤重光ほか(1990).日食工誌,**37**,786-792.
元木　悟ほか(1999).北陸作物学会報,**34**,118-119.
日本食品科学工学会編(2003).食品工業における科学・技術の進歩Ⅹ,光琳.
Ohara, M. et al. (2002). *Oncol. Rep.*, **9**, 613-616.
Ohuchi, Y. et al. (2005). *Oncol. Rep.*, **14**, 1559-1564.
大久保一良ほか(1994).*New Food Industry*,**36**,17-27.
寺中穀頼ほか(1995).農化,**69**,1163-1169.
山内文男・大久保一良編(1992).大豆の科学,朝倉書店.
吉城由美子・大久保一良(1998).醸協,**93**,702-708.

◀ 6.3　納　　豆 ▶

納豆には蒸煮した大豆に納豆菌と呼ばれる *Bacillus* 属バクテリアの胞子を散布して発酵させた糸引き納豆と,*Aspergillus* 属カビである麹菌を生育させて塩水に漬け込んで熟成させた浜納豆,大徳寺納豆などと呼ばれるものがある.本節では糸引き納豆について紹介する.

糸引き納豆は日本の代表的な大豆発酵食品として醤油,味噌と並ぶものであるが,醤油,味噌とは異なり,食塩を添加することなく発酵を行う無塩発酵食品として知られている(渡辺,2009).醤油や味噌は食塩の働きによって雑菌の生育を抑制しているが,納豆の場合食塩を用いないことで異なる特徴を有している.世界の無塩発酵食品としては *Rhizopus* 属のカビを利用した東南アジアのテンペ,

Bacillus 属が主体とされるヒマラヤのキネマなどが知られている．

6.3.1 納豆菌

　納豆の発酵・熟成は納豆菌の働きによって進行するが，麹菌，乳酸菌，酵母などさまざまな微生物が関与する味噌や醤油などとは異なり，納豆菌だけがかかわっている．古くは稲ワラに自生していた納豆菌を利用していたため，生産は安定せず，不良品も多かった．納豆についての研究は矢部（1894）のものが最初と考えられているが，その後1905年に納豆を生成する新種の微生物として *Bacillus natto* Sawamura が報告された（沢村，1905）．1916年には半沢が納豆菌の純粋培養に着手し，現在行われている純粋培養納豆菌による納豆製造の基礎を築くこととなった．

　沢村によって報告された納豆菌は，世界的には枯草菌の一種と考えられており，*Bacillus subtillis*（*natto*）と表記されることが多い．しかし，納豆菌は他の *Bacillus* 属菌とは異なり，強い糸引き性粘質物の生成と納豆様の香味の生成で特徴的であり，ビオチンを生育に要求する点など栄養素の要求性も異なるため別種と考える研究者も多い．

　納豆の製造工程において混入する有害菌としては，納豆菌と同属の *Bacillus* 属細菌が挙げられるが，ほかには納豆菌に感染して溶菌作用を示すバクテリオファージ（細菌ウイルス）がある（北原・金子，1958；藤井ほか，1967）．バクテリオファージは納豆菌に侵入して納豆菌細胞を溶菌するが，糸引き性が大きく損なわれることで商品価値を著しく低下させる．細菌の汚染に関しては純粋培養した納豆菌を用い，耐熱性の高い納豆菌胞子の特性を利用して高温の蒸煮大豆に種菌を散布することで汚染を防いでいる．バクテリオファージは熱に弱く，通常60℃，10分の加熱で不活性化することができるので，製造ラインを熱湯消毒することで感染を防ぐことが可能である．

6.3.2 納豆の製造法

　納豆製造の原料となる大豆は一般的には小粒大豆がよく使われている．これは小粒のほうが表面積は大きくなり，納豆菌が繁殖しやすいためといわれている．また納豆菌のエネルギー源となる糖質を多く含み，吸水力の大きく柔らかな煮

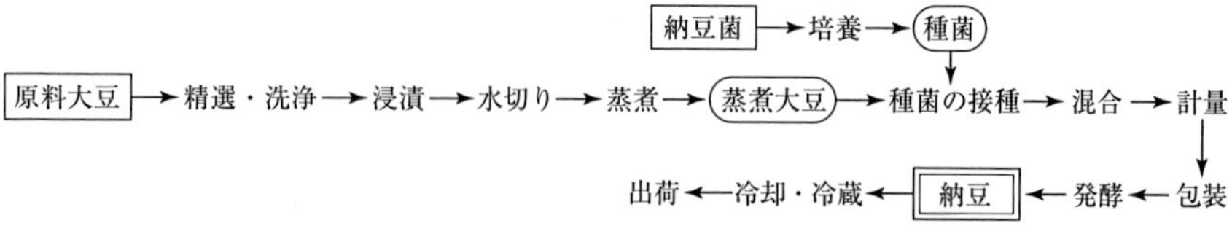

```
原料大豆 → 精選・洗浄 → 浸漬 → 水切り → 蒸煮 → 蒸煮大豆 → 種菌の接種 → 混合 → 計量
                                                         ↑                              ↓
                                              納豆菌 → 培養 → 種菌                      包装
                                                                                        ↓
出荷 ← 冷却・冷蔵 ← 納豆 ← 発酵 ←
```

図 6.8 納豆の製造・出荷工程（野白ほか編，1988）

豆となるものがよいとされている（渡辺，2009；渡辺ほか，1971；野白ほか編，1988）．

原料は精選処理によって，金属，石，植物体組織などの異物を除き，洗浄工程で付着物と土壌微生物を除去し，浸漬（吸水）工程へと移される．浸漬は現在では微生物の繁殖を抑えるために，低温の水で行われる．十分に吸水した大豆はバッチ式高圧蒸煮缶で加熱処理される．蒸煮大豆に対して納豆菌接種装置より純粋培養された納豆菌の希釈菌液がミスト状に均一に噴霧接種される．このとき蒸煮大豆を冷却しない（温度は 80℃ 程度となる）ことで雑菌の汚染を防ぐ．納豆菌を接種された蒸煮大豆は熱いままポリスチレンペーパー製あるいは紙製のカップに充填され，たれや辛子とともに包装され，発酵室に搬送される（図 6.8）．

納豆の発酵は室温 40℃，湿度 80% 以上に設定した発酵室内で行われる．充填された蒸煮大豆は品温を 50℃ 以上に保って発酵室内に入れられる（引き込み）．品温は次第に納豆菌の発芽，生育の適温である 40℃ 前後になる．引き込み後 8 時間程度で納豆菌は対数増殖期に移行し盛んに増殖するようになり，発生する熱によって品温が上昇する．温度制御を行わないと 4 時間ほどで 55〜56℃ にもなり増殖は衰え一部自己消化が始まるようになり，アンモニアが発生する．そこで，室温を 52℃ 程度に制御して 4 時間ほど発酵を続ける（定常期）．引き込みより 16 時間程度経つと菌は死滅期に移行し，自己消化物が生成しはじめるので，発酵室内を冷却および除湿して低温での後熟発酵へと移行させる．約 24 時間で発酵は終了するが，これ以降は品温を低く保つことがアンモニアの発生を抑え，納豆の品質低下を防ぐことにとって重要である（図 6.9）．

もともとは自家製造あるいは小規模な企業での製造が主体で，製造から短期間に消費されていた納豆であったが，1960 年ころより冷蔵庫，コールドチェーンの発達，あるいはファクトリーオートメーションの進展によってアンモニア臭の

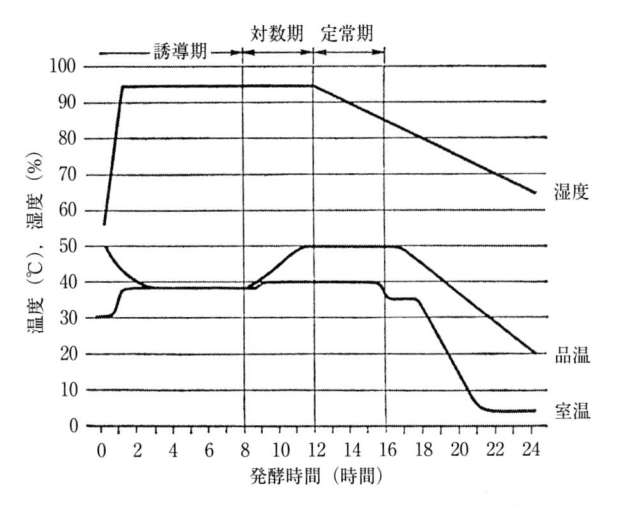

図 6.9 発酵室における納豆発酵の環境条件の経過例(野白ほか編, 1988)

少ない良質な納豆を大量に製造,流通させることが可能となった.

6.3.3 発酵による成分の変化

納豆の特徴として,ごく短時間に発酵が進む点を挙げることができる.味噌や醤油では数カ月から数年も要するのに対して納豆の場合1日程度で納豆へと変換される.たとえばタンパク質の分解において味噌や醤油では麹菌の生成するプロテアーゼによって進むが,納豆では細菌プロテアーゼによる点と塩分濃度が低く酵素の活性が高く維持されることが非常に速い分解速度の原因として挙げることができる.

引き込み後数時間で水溶性窒素が増加しはじめ,少し遅れてアミノ態窒素も増加し,発酵終了時には全窒素の半分以上が可溶性となる(表6.5).納豆菌の強力なプロテアーゼの働きによって発酵終了までに味噌に匹敵するほどにタンパク質は可溶化されるが,アミノ酸の遊離率は比較的低く,10%前後となっている(表6.6).こうしたアミノ酸の中でもグルタミン酸は納豆100g中に0.36gとかなり多く含まれており,納豆のうま味に関与しているものと考えられる(渡辺ほか,1971).

表6.5 納豆発酵中の窒素化合物の形態変化 (渡辺ほか, 1971)

発酵時間 (時間)	無水物中 (%)				全窒素中の比率 (%)		
	全窒素	水溶性窒素	アミノ態窒素	アンモニア態窒素	水溶性窒素	アミノ態窒素	アンモニア態窒素
0	7.36	1.26	0.07	0.02	17.1	0.9	0.3
4	7.45	1.26	0.07	0.02	16.9	0.9	0.3
6	7.45	2.72	0.17	0.02	36.9	2.3	0.3
8	7.29	3.22	0.20	0.03	44.2	2.7	0.4
12	7.29	3.78	0.43	0.15	51.9	5.9	2.0
16	7.41	3.99	0.60	0.16	53.9	8.1	2.2
18	7.23	4.13	0.60	0.20	54.9	8.3	2.8

表6.6 納豆中のアミノ酸 (納豆100g中) (渡辺ほか, 1971)

	全アミノ酸 (g)	遊離アミノ酸 (g)	遊離率 (%)
グリシン	0.6	0.06	10
アラニン	0.8	0.20	25
バリン	1.0	0.10	10
イソロイシン	1.0	0.12	12
ロイシン	1.6	0.28	18
アスパラギン酸	2.0	0.04	2
グルタミン酸	3.4	0.36	11
リジン	1.2	0.10	8
アルギニン	0.9	0.09	10
ヒスチジン	0.6	0.08	14
フェニルアラニン	1.0	0.10	10
チロシン	0.5	0.03	6.5
プロリン	1.5	0.07	4.5
トリプトファン	0.2	0.04	22
メチオニン	0.2	0.02	10
シスチン	0.2	0.01	5
セリン	1.2	0.04	4
スレオニン	0.8	0.22	26

納豆の発酵中に生成する粘質物は，大豆成分より納豆菌によって合成されるものであり，グルタミン酸のポリペプチドであるγ-ポリグルタミン酸とフラクトースが重合したフラクタンの混合物よりなっている (野白ほか編, 1988).

納豆の香気成分は発酵時に生成するイソバレリアン酸，ジアセチル，ピラジン類が主体と考えられている (藤井, 1963). さらに発酵の後期以降低温で熟成さ

せるが，このとき品温が上昇すると納豆菌の再増殖が起こるためにアミノ酸の脱アミノ反応が進行して，アンモニアが発生することとなり，食味は大きく低下する．

6.3.4 納豆の栄養・機能

納豆の発酵時にはタンパク質の可溶化が進行するために，消化率が大きく向上する．煮豆では 68% 程度の消化率が納豆では 85% に上昇し，非常に消化吸収に優れた食品であることがわかる（三星・木内，2010）．納豆菌はこのようにタンパク質の分解酵素の活性が高く，アレルゲンタンパク質の一種である *Gly m* Bd 30K を劇的に分解することが報告されている（喜多村ほか編，2010）．*Gly m* Bd 30K のみの分解で大豆のアレルゲン性について議論することは不十分ではあるが，将来的に研究が進むことで大豆アレルギー低減化への解決策の1つとなる可能性をもっている．

ビタミン類の含量（表6.7）をみると大豆を原料としているためにビタミンAとCはほとんど含まれておらず，ビタミン B_1 も発酵によって大きく減少し

表 6.7 納豆中のビタミン組成（香川，2006）

	単位	煮豆	糸引き納豆	ひきわり納豆
エネルギー	kcal/100 g	180	200	194
水分	g/100 g	63.5	59.5	60.9
タンパク質	g/100 g	16.0	16.5	16.6
脂質	g/100 g	9.0	10.0	10.0
炭水化物	g/100 g	9.7	12.1	10.5
灰分	g/100 g	1.8	1.9	2.0
ビタミン A	レチノール当量	痕跡	0	0
ビタミン B_1	mg/100 g	0.22	0.07	0.14
ビタミン B_2	mg/100 g	0.09	0.56	0.36
ナイアシン	mg/100 g	0.5	1.1	0.9
ビタミン B_6	mg/100 g	0.11	0.24	0.29
ビタミン B_{12}	mg/100 g	0	痕跡	0
ビタミン C	mg/100 g	0	0	0
葉酸	mg/100 g	39	120	110
パントテン酸	mg/100 g	0.29	3.60	4.28
ビタミン E	mg/100 g	10.5	9.9	15.5
ビタミン K	mg/100 g	7	600	930

ている．一方で，ビタミンB_2とビタミンKはそれぞれ煮豆のおよそ6倍，100倍と大きく増加しており納豆菌の作用によって合成されていることがわかる（Yamanishi *et al.*, 1995；香川，2006）．ビタミンB_2は酸化還元酵素の補酵素として働き，代謝の維持に重要な役割をもっている．一方，ビタミンKは血液凝固，カルシウム沈着といった生理作用を有しているために，とくに腸内細菌叢が未発達でビタミンK合成量の低い乳幼児などにおいて納豆より補給することは重要と考えられている．また，成人にあっては骨粗しょう症および動脈硬化を予防する健康機能性物質として注目されている．ビタミンKをこれほど含有している食品はほかに知られておらず，納豆菌の特徴の1つと考えられる．しかしながら，ビタミンKは血栓溶解剤であるワーファリンと拮抗しその働きを抑えてしまうために，血栓症などでワーファリンを服用している人は医師と相談するなど納豆を食べることに十分な注意が必要となる．

1987年に納豆よりナットウキナーゼという酵素が発見されている（Sumi *et al.*, 1987）．このナットウキナーゼは試験管内において血栓を強力に溶解することが示されており，実験動物においてもその効果が報告されている．ヒトを用いた実験ではナットウキナーゼが直接血栓に作用するというよりも生体がもともともっている血栓を溶解する活性を亢進していることを示すデータが得られている（Sumi *et al.*, 1990）．

また，納豆にはバクテリアや酵母の増殖を抑制する働きも知られており，酒づくりにおいて杜氏は納豆にふれないように戒められてきた．納豆からはジピコリン酸が見出されており，広い抗菌活性を示すことが報告されている（須見・大杉，1999）．

〔下山田　真〕

文　献

藤井久雄（1963）．農化誌，**37**, 407-411.
藤井久雄ほか（1967）．農化誌，**41**, 39-43.
伊丹賢吉・加藤寿美男（1958）．栄養と食糧，**10**, 206-208.
香川芳子（2006）．五訂増補 食品成分表，女子栄養大学出版部．
北原覚雄・金子太吉（1958）．農化誌，**32**, 411-414.
喜多村啓介ほか編（2010）．大豆のすべて，サイエンスフォーラム．
三星沙織・木内　幹（2007）．環境学会誌，**38**, 151-162.
野白喜久雄ほか編（1988）．醸造の事典，朝倉書店．

沢村　真（1905）．納豆の細菌について．農学会報，**67**，1-9．
須見洋行・大杉忠則（1999）．農化誌，**73**，1289-1291．
Sumi, H. *et al.* (1987). *Experientia,* **43**, 1110-1111.
Sumi, H. *et al.* (1990). *Acta Haematol.,* **84**, 139-143.
渡辺篤二ほか（1971）．大豆食品，光琳．
渡辺杉夫（2009）．納豆入門，日本食糧新聞社．
矢部規短次（1894）．納豆の研究．農学会報，**24**，3-10．
Yamanishi, R. *et al.* (1995). *Food Sci. Technol., Int.,* **1**, 14-17.

◀ 6.4　乳腐と豆腐よう ▶

6.4.1　乳　腐

　乳腐は中国大陸や台湾でごく普通に食されている豆腐の発酵食品である（渡辺ほか，1980；安田，1986；喜多村ほか編，2010）．この食品は，乳腐（ru-fu），腐乳（fu-ru）あるいは豆腐乳（toufu-ru）とも称され，英語では sufu，わが国では乳腐（nyu-fu）の名称で紹介されている（太田，1966）．

　中国各地で各種の乳腐が製造されている．豆腐の表面に微生物を生育させずに直接諸味に漬け込んで熟成させた腌製型乳腐，カビ（*Mucor* 属や *Rhizopus* 属），細菌（*Bacillus* 属や *Micrococcus* 属）などの微生物を生育させたあとに諸味に漬け込んで熟成させた微生物類型の乳腐などがある（伊藤・菊池編，2003）．そのうち，カビを使用した乳腐が最もポピュラーであり，色調の違いから紅乳腐や白乳腐などがある．前者の製造には紅麹菌（*Monascus* 属カビ）が使用される．一般に乳腐は塩味が強く，香味が濃厚でなめらかなテクスチャーを有している．この食品は，中国大陸や台湾では朝食の粥とともに食するのが一般的であるが，饅頭にはさむとか，料理の味つけや香りづけにも利用されている．

a. 乳腐の製造

　カビを使用する乳腐の製造工程を図 6.10 に示した．その製造工程は豆腐の調製，カビ豆腐の調製，塩漬け，漬込みおよび熟成からなる（渡辺ほか，1980；山内・大久保編，1992；喜多村ほか編；2010）．

1）豆腐の調製

　乳腐製造に用いる豆腐はできるだけ水分が少ない硬めの豆腐をつくることが重要である．通常の豆腐よりも濃度が 20% 以上高い凝固剤を使用し，よく撹拌し

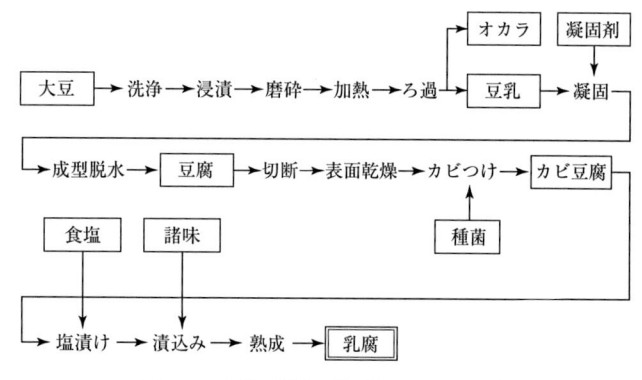

図 6.10 乳腐の製造工程（渡辺ほか，1980）

た後に 15 分間放置．その後，圧搾，水切りを行い，サイコロ状（2.5×3×3 cm）に切りそろえる．

2) カビ豆腐の調製

Actinomucor 属や *Mucor* 属カビの種菌を上記サイコロ豆腐に接種し，スノコの箱に並べる．20～24℃で 3～7 日間培養すると豆腐の表面が白色の菌糸に覆われ，きめ細かく弾力のある皮膜を形成したカビ豆腐（腐乳坯）ができる．乳腐製造に用いるカビは，諸味に漬込んだときに菌糸が強靱で豆腐の形が崩れず，豆腐成分を必要以上に溶解せず，白色で概観が良好であることが重要である．

3) 塩漬け

カビ豆腐表面の菌糸を押し倒し，食塩をふりかけながら積み重ねて 6～12 日間塩漬けする．この工程で，カビ豆腐は食塩含量が約 16% となり，脱水され，さらに硬い豆腐になる．塩漬けされた豆腐は塩水で洗浄，乾燥後熟成のために別の容器に移される．

4) 漬込みと熟成

諸味に使用する原材料は気候，風土，地域により異なり，さまざまな種類の乳腐がつくられる．一般的な諸味の原材料は，紅麹，醬，酒（黄酒），食塩（約 12%）などであるが，その他に唐辛子，茴香，ハマナス，エビ，ハムなども使用される．塩漬け豆腐を諸味に漬込む．乳腐の種類により熟成期間が異なるが，冷暗所で数カ月から 1 年間熟成させる．

b. 乳腐の発酵

　乳腐の発酵は食塩存在下で行われ，その香味は熟成中に生成される．乳腐のタンパク質および脂質含量は熟成中に減少する（Han *et al.*, 2001；Tokue and Kataoka, 1999）．乳腐製造過程における熟成率（水溶性窒素の総窒素量に対する割合）は，熟成時間の経過に伴い増大し，カビ豆腐で34.6%，熟成1カ月および3カ月目の乳腐で56.2および71.4%の値を示し，タンパク質が可溶化することがわかる．熟成3カ月における乳腐水溶性画分の分子量分布を調べると，分子量5000以上のペプチドはなく，1800以下が57%，255以下が38%を占めており，大豆タンパク質は熟成中に著しく低分子化する．熟成3カ月の乳腐における遊離アミノ酸量は，グルタミン酸が最も高い値を示し，ロイシン，アスパラギン酸，バリン，フェニルアラニン，セリンの順である．乳腐の呈味性を調べるために水溶性画分を酸性，塩基性および中性の3画分に分画し官能検査を行ったところ，中性画分の呈味性は最も高いと評価されている．うま味を呈するアミノ酸として知られるグルタミン酸やアスパラギン酸は中性画分と酸性画分に多く存在していること，および中性画分には約50種類のペプチドが検出されることなどから，乳腐のうま味成分はアミノ酸以外にもペプチドの可能性が示唆されている（Tokue and Kataoka, 1999）．

　また，乳腐熟成中に脂質は分解され，3カ月間発酵させた乳腐の脂質組成は，中性脂質が90.4～92.9%，糖脂質が4.1～5.3%，リン脂質が3.0～4.3%である．乳腐熟成中の中性脂質の変化をみるとトリグリセリドがカビ豆腐で1/2，乳腐で1/4に減少している．リン脂質では，フォスファチジルコリン，フォスファチジルエタノールアミン，フォスファチジルイノシトールで約70%を占めている．これらのことから脂質とタンパク質との間で乳化・分散が起こり，乳腐独特のチーズ様の食感を付与すると示唆されている（徳江・片岡，1997）．最近，乳腐の機能性についても検討されている（Wang *et al.*, 2004；Yin *et al.*, 2004, 2005）．

6.4.2　豆腐よう

　豆腐ようは，麹と泡盛を含む諸味（漬け汁）に室温で陰干し乾燥させた豆腐を漬込んで熟成させたもので，一般に塩味が薄く，甘みがあり，雲丹のような風味とソフトチーズ様の滑らかなテクスチャーを合わせもつ沖縄独特の低塩大豆発酵

食品である（安田，1983；日本栄養・食糧学会，1999）．麹に紅麹を用いた赤い豆腐ようや紅麹を使用しないものもある．豆腐ようは，泡盛の肴あるいは茶請けとして食されるのが一般的であるが，フランス料理をはじめとする料理の素材としても利用されている．

　豆腐ようは，琉球王朝時代の18世紀ごろに中国（福建省）から伝来した紅乳腐を，沖縄の気候・風土・食習慣や嗜好に合うように改良されたものと考えられているが，それに関する記録はきわめて少ない．病後の滋養食として，また，高級グルメ食品として当時の王族や貴族の間でのみ珍重・賞味され，庶民にはほとんど知られることはなかった（原編，1994）．最近では工場生産されるようになり，沖縄県の特産品として発展している．

　なお，豆腐ようは「豆腐漾」と表記されることもあるが，本書では「豆腐よう」を用いた．

a. 豆腐ようの製造と発酵

　豆腐ようの製造工程を図6.11に示した．豆腐ようの製造法は製造者により微妙に異なるが，基本的な製造工程は，豆腐の製造，豆腐の乾燥，麹の製造および漬込み・熟成からなる（東編，2004；日本栄養・食糧学会，1999）．

1）豆腐の製造

　豆腐よう製造にはできるだけ水分が少なく硬めの豆腐をつくることが重要である．サイコロ状（約3 cm角）に切りそろえる．

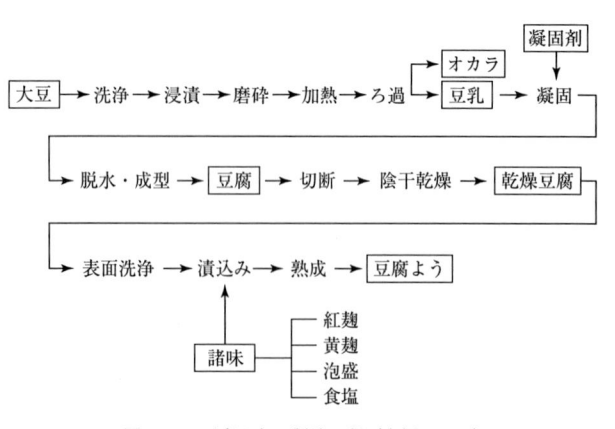

図6.11 豆腐ようの製造工程（東編，2004）

2) 乾燥豆腐

サイコロ豆腐をスノコに並べ，室温で陰干し乾燥する．乾燥過程で，豆腐の表面に微生物（*Bacillus* 属細菌が多い）の生育がみられ，次第にネトが生じる．豆腐表面を泡盛でよく洗い，次の漬込みに用いる．

3) 製麹

麹の製造工程では，紅麹菌（*Monascus* 属カビ）や黄麹菌（*Aspergillus oryzae*）を蒸した米に生育させた米麹をつくる．豆腐ようの製造に適した麹は，プロテイナーゼやペプチダーゼなどの酵素活性が高く，熟成期間を通してある程度の酵素活性が維持され，さらに美味で芳醇な製品を醸成させうるものが望ましい．

4) 漬込みと熟成

米麹（紅麹 and/or 黄麹），食塩（少量），泡盛（伝統的にはアルコール濃度43%のもの）を混和し，麹が十分に軟化するまで放置したのち，すり鉢で破砕して諸味をつくり，壺に入れる．この諸味に乾燥豆腐を漬込み，密栓して室温で熟成させる．熟成期間は漬込み時期により異なるが3〜6カ月間必要とする．

豆腐ようの発酵は高濃度アルコール（20%）存在下で，麹由来の各種酵素作用で行われる．発酵過程で，大豆タンパク質はプロテイナーゼやペプチダーゼの作用により分解される．最も多い遊離アミノ酸はグルタミン酸であり，続いて，アラニン，アスパラギン酸，グリシン，セリンの順である．

アミノ酸以外の呈味成分は糖（グルコース）が主要成分であり，そのほかに有機酸，ヌクレオチドおよび食塩が存在する．豆腐ようの味形成には，これら呈味成分とともに存在する各成分との成分間相互作用も大きく貢献していると考えられている．

b. 豆腐ようの機能性

最近，豆腐ようの機能性に関する知見が得られつつあり，血圧低下に関与するアンギオテンシンI変換酵素阻害作用（Kuba *et al.*, 2003, 2004），赤血球変形能抑制作用（井上ほか，2006），脂質代謝改善（Kuba *et al.*, 2004；井上ほか，2006）および抗酸化作用（安田，2010）などが報告されている． 〔安田正昭〕

文　献

Han, B. Z. et al. (2001). *Int. J. Food Microbiol.*, **65**, 1-10.
原　泰根編（1994）．民俗のこころを探る，初芝文庫．
東　和男編著（2004）．発酵と醸造Ⅲ，光琳．
井上文英ほか（2006）．医学と生物，**150**，438-442.
伊藤　寛・菊池修平編著（2003）．中国の豆類発酵食品，幸書房．
喜多村啓介ほか編（2010）．大豆のすべて，サイエンスフォーラム．
Kuba, M. et al. (2004). *J. Health Sci.*, 50, 670-673.
Kuba, M. et al. (2003). *Biosci. Biotechnol. Biochem.*, **67**, 1278-1283.
日本栄養・食糧学会監修，菅野道廣・尚　弘子責任編集（1999）．大豆タンパク質の加工特性と生理機能，建帛社．
太田輝夫（1966）．醸協誌，**60**，588-591，695-699.
徳江千代子・片岡栄子（1997）．栄食誌，**50**，139-145.
Tokue, C. and Kataoka, E. (1999). *Food Sci. Technol. Res.*, **5**, 119-124.
Wang, L. et al. (2004). *Food Sci. Technol. Res.*, **10**, 324-327.
渡辺篤二ほか（1980）．大豆食品　第2版，光琳．
山内文男・大久保一良編（1992）．大豆の科学，朝倉書店．
安田正昭（1983）．醸協誌，**78**，839-842，912-915.
安田正昭（1986）．大豆月報，**134**，1-9.
安田正昭（2010）．食科工，**57**，181-190.
Yin, L. -J. et al. (2004). *Food Chem.*, **87**, 87-592.
Yin, L. -J. et al. (2005). *Biosci. Biotechnol. Biochem.*, **69**, 267-272.

❖ 6.5　テ　ン　ペ ❖

　テンペは，数百年の歴史をもつインドネシアの伝統的大豆発酵食品で，ジャワ島を中心に庶民の間で，常食の1つとして親しまれてきた．アメリカにおいて，コレステロールを含まない非動物性食品として研究が進められた．大豆に含まれるゲニステインやダイゼインなどのイソフラボン類が乳がんや前立腺がん予防に働くことが明らかにされ，テンペでは発酵の途中で糖がはずれアグリコンの形になるため，体内への吸収も早いことが示唆された．日本へは1950年以降，テンペ製造法が紹介されたが，利用法などが普及しておらず，流通するには至らなかった．

　日本の代表的発酵食品である納豆は，糸を引く点と，特異なアンモニア臭を発することで知られているが，同じように大豆を原料としてカビの作用でつくられたテンペは，かすかな栗様の匂いをもつだけで，糸を引かず，ケーキ状の表面が白いカビで覆われたチーズ状の食品である．インドネシアでは，雑菌などの関係

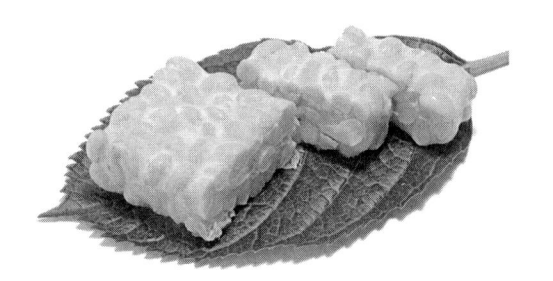

図 6.12 大豆テンペ（登喜和食品提供）

から生食はせず，風味と歯ざわりの点で油で揚げたものが好まれる．クセのなさがテンペの特徴であり，蒸したり，揚げたり，焼いたり，炒めたり，和洋中の家庭料理から改まった料理まで，あらゆる料理に応用されている．

1955 年，東南アジアの乳幼児にとってテンペが栄養価の高い安価な食品であることが発表され，1960 年代には *Rhizopus oligosporus* がテンペの主要菌であることが明らかにされた．さらに，混在する菌の中からビタミン B_{12} 産生菌も発見された．分離された菌は「NRRL2710 株」と命名され，純粋培養し，テンペ製造用の菌株として広く用いられている．この株の特徴は，30〜42℃という比較的高い温度で生育が早いこと，タンパク質，脂質分解酵素活性が強いこと，強い抗酸化物質を生成すること，風味がよいことなどが挙げられる．

6.5.1 テンペの製造法

テンペ製造に用いられる菌は，真菌門（Eumycota）接合菌亜門（Zygomycotina）ケカビ目（Mucorales）の *Rhizopus* 属菌である．*Rhizopus* の属名は，*rhiza*（根）および *pus*（足）に由来する．また，菌毛があたかも「蜘蛛の巣様」であるので「クモノスカビ」とも呼ばれる．

古来からのインドネシアにおけるテンペスターターには 2 種類ある．キャッサバデンプンに菌を接種し一口饅頭様に固めた「ラギー」と呼ばれるものと，「ウサル」と呼ばれる 2 枚のハイビスカスの葉の間にテンペの一部を並べ，胞子が形成されるまで培養し天日乾燥したものとである．ウサルやラギーのようなテンペスターターは，微生物学的にみて，酵母，バクテリアが混入した混和物であるが，Ko（1986）によるとスターターにバクテリアが混入していても，*Rhizopus* の胞

子数を汚染菌数が上回らない限りテンペが生成されるという．

インドネシアにおける伝統的な製法と，現在のテンペの製法には，大豆の煮方やスターターの用い方に大きな違いがある．まずはじめに，インドネシアで実際に行われている伝統的なテンペの製法について図6.13に示す．

現地において，大豆の水煮より浸漬が後にきているのは，乳酸菌による乳酸の生成を図るためである．その結果大豆のpHは4前後まで下がる．概してカビ(テンペ菌)は低いpHで，バクテリアは中性近くでよく増殖する．伝統的製造法で

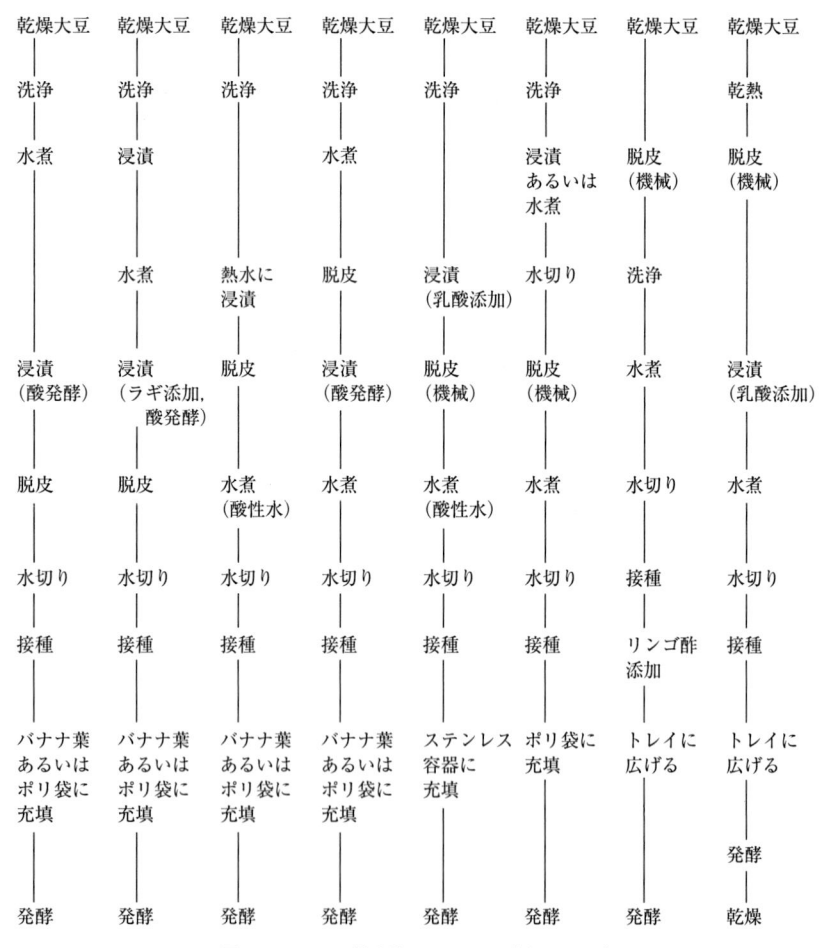

乾燥大豆	乾燥大豆	乾燥大豆	乾燥大豆	乾燥大豆	乾燥大豆	乾燥大豆	乾燥大豆
洗浄	洗浄	洗浄	洗浄	洗浄	洗浄	洗浄	乾熱
水煮	浸漬		水煮		浸漬あるいは水煮	脱皮(機械)	脱皮(機械)
	水煮	熱水に浸漬	脱皮	浸漬(乳酸添加)	水切り	洗浄	
浸漬(酸発酵)	浸漬(ラギ添加,酸発酵)	脱皮	浸漬(酸発酵)	脱皮(機械)	脱皮(機械)	水煮	浸漬(乳酸添加)
脱皮	脱皮	水煮(酸性水)	水煮	水煮(酸性水)	水煮	水切り	水煮
水切り	水切り	水切り	水切り	水切り	水切り	接種	水切り
接種	接種	接種	接種	接種	接種	リンゴ酢添加	接種
バナナ葉あるいはポリ袋に充填	バナナ葉あるいはポリ袋に充填	バナナ葉あるいはポリ袋に充填	バナナ葉あるいはポリ袋に充填	ステンレス容器に充填	ポリ袋に充填	トレイに広げる	トレイに広げる
							発酵
発酵	発酵	発酵	発酵	発酵	発酵	発酵	乾燥

図6.13　テンペ製造法のいろいろ（岡田，1988）

は，大豆浸漬段階を一次発酵，カビによる発酵を二次発酵と区別して呼ぶ場合がある．水煮する前に浸漬する方法をとる場合や，気候が冷涼な地方では，浸漬中の乳酸の生成は期待できないので，テンペ発酵に入る前に大豆の pH を適度に下げておかねばならない．その目的で，乳酸，酢酸などが用いられる．まず，原料大豆についたほこり，小石，雑草の種，不良大豆などを洗浄して除去し，ドラム缶で 40～60 分程度水煮する．

発酵を通して酵素によって柔らかくなるから，大豆を完全に柔らかく煮る必要はない(7～8 割程度)．加熱時間が短いと，バクテリアの汚染が多く保存が効かず，テンペが少し硬めとなる．加熱時間が長いと，大豆は潰れ，くっつき，通気性が失われ，菌糸の生育が阻害される．

水煮し浸漬のすんだ大豆は，ドラム缶を利用した容器に移し，足で踏みつけたり手で揉みほぐしたりして脱皮する．脱皮処理の終わった半割れ大豆は，よく洗浄した後，ドラム缶の底の小穴から水を切るためにしばらく放置する．水切り後スターターを混入し（接種），まんべんなく混合して，バナナの葉に包むか，通気用の小孔の開けられたポリ袋に詰め，しばらく発熱を待った後，発酵棚に並べ，室温に 1 日半ほど置いてテンペは完成する．*Rhizopus* は好気性であるため適度の酸素が必要であり，酸素供給の面から，大豆層の厚さは約 5 cm が限度である (Martinelli and Hesseltine, 1964)．

以上が伝統的製造法であるが，次に現在のテンペ製造の要点を述べる．まず脱皮は乾式か湿式の機械を用いて行い，一次発酵にあたる乳酸発酵の代わりに 1% の乳酸か 0.2% の酢酸などの有機酸を添加し浸漬後，水煮を行う．排水し，40℃以下になるまで冷やし，0.1～0.2% に相当する純粋培養されたテンペスターターをまんべんなく振りまく．有孔のポリ袋に詰め，平らに成型して，室温 28～32℃の部屋で 20～24 時間発酵させる．通常は脱皮するが，皮つきの大豆を用いた製品や黒大豆を原料とした製品もある．

テンペは通常，冷凍流通されているが，真空包装してボイルしチルドで流通したり，レトルト加熱品や凍結乾燥したものなどもある．大豆のインドネシア到来以前はココナッツを原料につくられていたらしく，テンペの原料として，現在では黒豆，ハトムギ，オカラなども活用されるようになった．

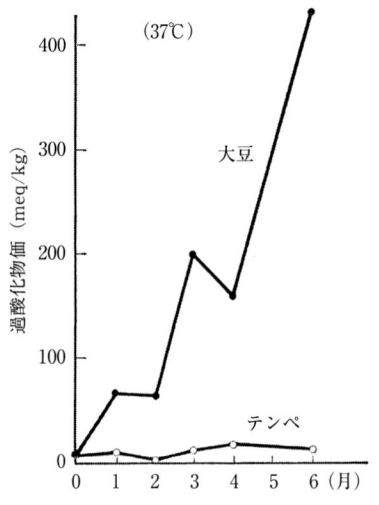

図6.14 テンペおよび大豆粉末の貯蔵中の過酸化物価の変化（渡辺ほか，1971）

表6.8 大豆発酵食品の過酸化物価（野白ほか編，1988）

食品名	過酸化物価（ミリ当量/kg）	
テンペ粉末	1.0（入手時）	1.3（3カ月後）
蒸煮大豆粉末	1.1（製造時）	71.2（3カ月後）
納豆粉末	1.1（製造時）	78.3（3カ月後）
乾燥味噌	2.9（市販品）	35〜40（3カ月後）
生味噌	0.7（市販品）	1.0（15カ月後）

6.5.2 テンペの抗酸化性

　テンペが，大豆原料や他の大豆発酵食品と比べて際立って優れている点は，その乾燥粉末の貯蔵性にある．テンペおよび大豆の粉末の貯蔵中の過酸化物の変化を図6.14に示す．テンペの粉末は半年を経ても大豆粉末のように大きな変化を示さない．大豆油には，酸化を受けやすいリノール酸やリノレン酸が多く含まれるにもかかわらず，テンペが安定であることは，その抗酸化性の強さによるところが大きい．3カ月間保存したテンペの粉末と大豆発酵食品との比較を表6.8に示す．テンペの粉末は，蒸煮大豆や納豆の粉末に比べて著しく過酸化物価が低く，安定である．生味噌も抗酸化力は強いが，乾燥味噌では過酸化物価が高く，粉末となると酸化されやすい．このようにテンペ粉末は油の酸化が遅いので，ビタミン，タンパク質などの変質も防ぐことができ，長期貯蔵にも優れた食品といえる．

　1960年代から70年代にかけて，抗酸化性物質の研究が進められ，大豆にある配糖体が発酵中にカビのグルコシダーゼの作用で加水分解されて生成した 6,7,4′-トリヒドロキシイソフラボンであることが見出された．また，テンペの中には，活性酸素を取り除く酵素（superoxide dismutase, SOD）が1g当たり200〜290単位という高濃度で含まれていることが明らかにされている． 〔堀井正治〕

文　献

相田　浩ほか (1986). アジア無塩発酵大豆会議 '85 講演集, STEP.
Ko, S. D. (1986). Proc. of Asian Symp. on Non-Salted Soybean Fermentation.
今野　宏 (1995). 大豆月報, **8-9**, 13-22.
Martinelli, A. F. and Hesseltine, C. W. (1964). *Food Technology*, **18**, 761-765.
野白喜久雄ほか編 (1988). 醸造の事典, 朝倉書店.
岡田憲幸 (1988). 醸協誌, **27**, 65-93.
Shurtleff, W. and Aoyagi, A. (1979). *The Book of Tempeh*, Harper & Row Publishers.
渡辺篤二ほか (1971). 大豆食品, 光琳.

7 大豆の加工学

7.1 大豆タンパク製品の種類と製造法

　日本では古来より，大豆は豆腐，納豆，味噌，醤油などという形態で利用されてきたが，アメリカでは主として搾油目的で利用されてきた．しかしながら，世界的なタンパク質の不足および資源の有効利用の必要性から，また動物性タンパク質と脂質のとりすぎに対する健康的要求から，アメリカで大豆の新しい利用に関する研究が60～70年ほど前の1930年代から開始された（渡辺ほか，1987；菊池，1990）．日本では，大豆をいろいろな方法で利用してきたため，大豆タンパク質の新しい利用法については必ずしも関心が高いとはいえず，研究のスタートは1960年代になってからである．日本で，いわゆる大豆タンパク製品が市場に出荷されるようになって約40年になるが（福場ほか，1984），その間，大豆タンパク製品に求められたものは時代とともに変化してきている．大豆タンパク製品に求められている特性は主として以下の3点であろう（小幡，1981）．
　① 安価なタンパク素材としての経済効果を目的とするもの
　② 保水性，乳化性，ゲル化性などの品質改善効果を目的とするもの
　③ 栄養的効果を目的とするもの
　市販された当時は，①の効果に重点がおかれていたが，近年は，②の効果に関心が集まっており，さらに最近の健康志向から，②の特性に加えて③の特性も重要視されている（小幡，1981；油脂編集部，2002，2005；本郷，2007；高松，2000）．本節では，現在流通している大豆タンパク製品を中心に，過去に製造されたものも含め，それらの種類と製造方法について述べる．なお，本書では基本的に物質名として「タンパク質」，製品名や慣用名として「タンパク」の表記とした．

7.1.1 大豆タンパク製品の種類と生産量

現在流通している，あるいは過去に流通していた主要大豆タンパク製品としては，次のようなものがある．

① 粉末状大豆タンパク製品

　全脂大豆粉，脱脂大豆粉，濃縮大豆タンパク，分離大豆タンパク

② 粒状（組織状）大豆タンパク製品

③ 繊維状大豆タンパク製品

これらの製品の日本農林規格による定義を表 7.1 に，上記製品の製造上の相互関係を図 7.1 に示した．

表 7.2 は，小麦系植物性タンパク製品を含む植物性タンパク質の生産量を示したもので，1975 年には全体で 3 万 7047 t であったものが，1985 年には 67% 増の 6 万 1781 t となった．1985 年以降も 6 万 t 前後を生産し，2000 年には 6 万

表 7.1 日本農林規格による植物性タンパク質の定義

用語	定義
植物性たん白	次に掲げるものをいう． 1　大豆等の採油用の種実若しくはその脱脂物又は小麦等の穀類の粉末（以下「主原料」という．）に加工処理を施してたん白質含有率を高めたものに，加熱，加圧等の物理的作用によりゲル形成性，乳化性等の機能又はかみごたえを与え，粉末状，ペースト状，粒状又は繊維状に成形したものであって，主原料に由来するたん白質含有率（無水物に換算した場合の値とする．以下「植物性たん白質含有率」という．）が 50% を超えるもの 2　1 に食用油脂，食塩，でん粉，品質改良剤，乳化剤，酸化防止剤，着色料，香料，調味料等を加えたもの（調味料又は香辛料により調味したものであって，調味料及び香辛料の原材料に占める重量の割合が 3% 以上のものを除く．）であって植物たん白質含有量が 50% を超えるもの
粉末状植物性たん白	植物性たん白のうち，乾燥して粉末状としたものであって，その粒子が日本工業規格 Z 8801-1 (2006)（以下「JIS Z 8801-1」という．）に規定する目開き 500 μm の試験用ふるいを通過するもの及びこれを顆粒状に成形したものをいう．
ペースト状植物性たん白	植物性たん白のうち，ペースト状又はカード状のものをいう．
粒状植物性たん白	植物性たん白のうち，粒状又はフレーク状に成形したものであって，かつ，肉様の組織を有するものをいう．
繊維状植物性たん白	植物性たん白のうち，繊維状に成形したものであって，かつ，肉様の組織を有するものをいう．

154   7. 大豆の加工学

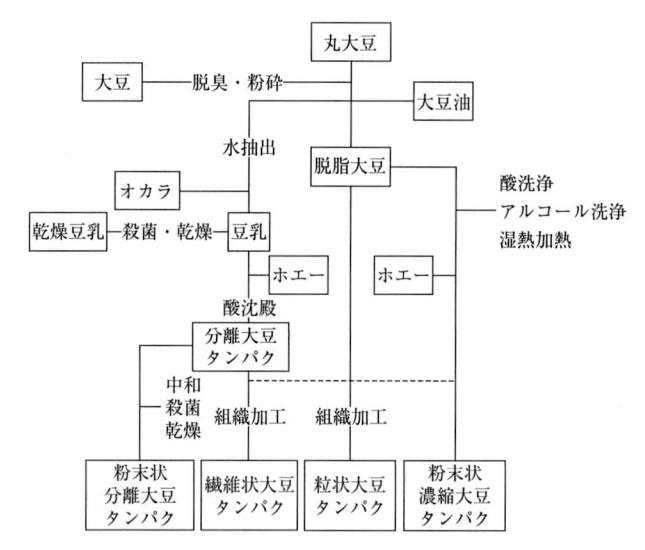

図7.1 大豆タンパク製品の相互関係

表7.2 植物性タンパクの生産数量（日本植物蛋白食品協会データをもとに作成）

年	生産数量 (t)					
	総量	原料別		形態別（大豆系）		
		大豆系	小麦系	繊維・粒状	冷凍品	粉末状
1975	37,047	13,259	23,788	6,620	2,821	6,639
1985	61,781	35,480	26,301	16,728	1,396	18,752
2000	60,716	39,999	20,717	19,270	796	20,728
2001	63,573	40,885	22,688	19,152	740	21,734
2002	62,834	41,203	21,631	18,527	740	22,677
2003	62,322	40,734	21,588	19,264	740	21,470
2004	62,126	42,065	20,061	19,639	740	22,426
2005	64,573	43,942	20,631	20,053	740	23,890
2006	62,236	42,097	20,139	20,270	740	21,827
2007	62,877	41,469	21,407	19,073	740	22,396
2008	64,829	42,672	22,158	20,356	740	22,315
2009	66,880	44,492	22,388	21,932	740	22,560

716 t, 2009年には史上最高となる6万6880 tが生産された．大豆タンパク製品についてみると，1975年に1万3259 tであったものが，1985年には168％増の3万5480 tとなり，2009年には4万4492 tとさらに生産量が増加した．製品の形態別では，ハンバーグやミートボールなどに利用されている繊維・粒状の製品

のうち，冷凍タイプの生産量は1975年当時の1/4程度に減少しているものの，常温タイプでは，1975年の生産量6620 tが2009年には231％増の2万1932 tになった．一方，水産練り製品やクリームなどに添加される粉末製品は，1975年に6639 t生産され，2009年には240％増の2万2560 tとなり，繊維・粒状製品とほぼ同じ伸び率を示している．

　大豆タンパク製品は，食肉加工，水産練り製品，冷凍食品・惣菜，健康食品分野などが主要な需要先であったが，今後は国内人口の減少・高齢化に伴い，従来タイプの食品市場の縮小が予想されるなか，濃厚流動食品，コーヒーホワイトナー，製菓・製パン向けの新製品の開発が進められ，市場開拓の努力が続けられている．また，酸性領域で溶解性が低下するという大豆タンパク質の欠点を，製造方法の工夫のみで改善した製品や保健機能特性を有する大豆タンパク成分を主体とする製品，さらには大豆タンパク質をプロテアーゼ処理し，吸収性や疲労回復効果などが期待されている大豆ペプチド製品も市販化されている（本郷，2007；喜多村ほか編，2010；渡辺ほか，1987）．

7.1.2　大豆タンパク製品の製造法

　本項では，現在流通している製品を主に，歴史的な経緯もふまえながら大豆タンパク製品の製造方法について述べる．表7.3a〜cに，現在流通している国内主要メーカー3社のおもな大豆タンパク製品の概要を示した．

a. 粉末状大豆タンパク
1）全脂大豆粉

　丸大豆をそのまま粉砕すると，大豆特有の青臭みや大豆中のリポキシゲナーゼの作用によって油が酸化され，その結果，二次的な産物としてアルデヒド，ケトン，アルコールが生成して不快臭が発生する（山内編，1987）．ここで述べる全脂大豆は，これらの不快臭を除去・抑制し，成分的には微量成分も含めて丸大豆とほぼ同等で，とくに脂質を含みながらも安定性に優れているものをいう．製造方法の一例を図7.2に示した（渡辺ほか，1987；渡辺・柴崎，1974）．粒状の大豆を過熱蒸気気流中で短時間（120〜150℃で1分程度）浮遊移動させて不快臭の除去と酵素の失活を行うが（山内編，1987），生または酵素活性保持全脂大豆粉を製造する際は，蒸気処理は行わない．全脂大豆粉は，パン，麺，ケーキなどに

表7.3a　昭和産業のおもな大豆タンパク製品概要（昭和産業カタログ「業務用油脂食材製品のごあんない」をもとに作成）

商品名	種類	商品特徴	色調	形状	硬さ	サイズ
フレッシュフラワーS-55	全脂大豆粉	大豆臭の少ない全脂大豆粉末．ベーカリー，菓子，乳加工品，惣菜一般向け				
フレッシュ RF	脱脂大豆粉	タンパク質が加熱変性した食品用脱脂大豆粉				
フレッシュ M-600	粉末状大豆タンパク	保水性，乳化性，ゲル形成性などに優れる分離大豆タンパク．魚肉，畜肉ソーセージ，水産練り製品，惣菜一般向け				
ソイバリュー 100	粒状大豆タンパク		チキン	フレーク	ソフト	M
ソイバリュー 300	粒状大豆タンパク	大豆臭が少なく，吸水性に優れた粒状大豆タンパク．ギョーザ，シュウマイなどへの利用	ポーク	フレーク	ソフト	M
ソイバリュー 500	粒状大豆タンパク		ビーフ	フレーク	ソフト	M
デラックスフレッシュ 100	粒状大豆タンパク	大豆臭の少ない粒状大豆タンパク．ギョーザ，シュウマイなどへの利用	チキン	フレーク	ソフト	M
デラックスフレッシュ 300	粒状大豆タンパク		ポーク	フレーク	ソフト	M
フレッシュ CX	粒状大豆タンパク		チキン	フレーク	ソフト	S
フレッシュ PX	粒状大豆タンパク		ポーク	フレーク	ソフト	S
フレッシュ NT	粒状大豆タンパク	ギョーザ，シュウマイなどひき肉料理一般向け	ビーフ	フレーク	ソフト	S
ニューフレッシュ 10	粒状大豆タンパク		チキン	フレーク	ソフト	S
ニューフレッシュ 50	粒状大豆タンパク		ビーフ	フレーク	ソフト	S
ミーテックス K-6	粒状大豆タンパク		チキン	粒状	ハード	M
ミーテックス K-11	粒状大豆タンパク		チキン	粒状	ハード	SS
ミーテックス K-13	粒状大豆タンパク		チキン	粒状	ハード	S
ミーテックス K-100	粒状大豆タンパク		チキン	粒状	ハード	M
ミーテックス K-33	粒状大豆タンパク	大豆臭が少なく，食感に優れた粒状大豆タンパク．ハンバーグ，メンチカツ，シュウマイなどへの利用	ポーク	粒状	ハード	L
ミーテックス K-34	粒状大豆タンパク		ポーク	粒状	ハード	S
ミーテックス K-54	粒状大豆タンパク		ビーフ	粒状	ハード	S
ミーテックス K-55	粒状大豆タンパク		ビーフ	粒状	ハード	L
ミーテックス K-61	粒状大豆タンパク		ビーフ	粒状	ハード	M

7.1 大豆タンパク製品の種類と製造法

表 7.3b 日清オイリオのおもな大豆タンパク製品概要(日清オイリオカタログ「大豆食品素材商品のご案内」をもとに作成)

商品名	種類	商品特徴	用途	色調	形状	硬さ	サイズ
ソーヤフラワー NSA	全脂大豆粉末	生タイプの大豆粉末(酵素活性残存) だまになりにくく, 小麦粉との親和性高い 小麦粉製品の色調改良向け	パン粉, めん, 中華惣菜の皮	淡黄色	粉末		
アルファプラス HS-600	脱臭全脂大豆粉末	加熱・脱臭処理大豆粉 食物繊維, イソフラボンなどの健康機能成分含有	飲料, 健康食品, ミックス粉, 菓子, パン	淡黄色	粉末		
ソーヤフラワー FT-N	脱脂大豆粉末	加熱処理脱脂大豆粉末	ミックス粉, 菓子類, 培地	淡黄白色	粉末		
プラスメート BL	水産練り製品用物性改良剤	水産練り製品製造時の「戻り」の抑制 加熱脱臭大豆粉から調製	すり身	淡黄色	粉末		
ソイプルーブ HA	製菓製パン用大豆素材	従来の大豆粉よりもさっくりとした食感を付与 加熱脱臭大豆粉から調製	小麦粉製品	淡黄色	粉末		
ソルピー 1500	乳化性大豆タンパク	濃縮大豆タンパクを原料に酵素分解処理 高乳化機能で酸性下でも安定した乳化物	ドレッシング, アイスクリーム, ソーセージなど	淡黄白色	粉末		
ソルピー 4000	粉末状分離大豆タンパク	保水性, 乳化性を有し, 脂肪や水分の分離抑制 しなやかなゲル形成性, 食肉などの結着	食肉加工品, 水産練り製品, 冷凍食品	淡黄色	粉末		
プラスメート TH-1S	抽出大豆タンパク	低粘度で肉類の食感改良	とんかつ	淡黄白色	粉末		
ニューソイミー S10	粒状大豆タンパク	風味良好で, チキン, ポーク, ビーフの食肉加工品向け 肉類の焼縮みを抑制し, 歩留まり向上	大粒:中華まんなど 中粒:ミートボール, ハンバーグ, ギョーザ, そぼろなど 小粒:ミートボール, 魚肉ハンバーグなど		チキン	粒状	S
ニューソイミー S11	粒状大豆タンパク			ビーフ	粒状	S
ニューソイミー S20F	粒状大豆タンパク			チキン	粒状	M
ニューソイミー S21F	粒状大豆タンパク			ビーフ	粒状	M
ニューソイミー S21MKJ	粒状大豆タンパク			ビーフ	粒状	M
ニューソイミー S22F	粒状大豆タンパク			ポーク	粒状	M
ニューソイミー S31B	粒状大豆タンパク			ビーフ	粒状	L
ニューソイミー S50	粒状大豆タンパク			チキン	粒状	L
ニューコミテックス A-300 I	粒状大豆タンパク		肉粒感よりも具材との親和性が求められる食品向け	チキン	フレーク	M
ニューコミテックス A-301	粒状大豆タンパク			チキン	フレーク	M
ニューコミテックス A-302	粒状大豆タンパク			チキン	フレーク	M
ニューコミテックス A-318	粒状大豆タンパク			ビーフ	フレーク	M
ニューコミテックス A-320	粒状大豆タンパク			ポーク	フレーク	M
ニューコミテックス A-321S	粒状大豆タンパク			ポーク	フレーク	M
ニューコミテックス A-400	粒状大豆タンパク	水戻りが速く, 肉汁などの吸収方向上(高機能タイプ)		チキン	フレーク	M

表7.3c 不二製油のおもな大豆タンパク製品概要（不二製油カタログ「大豆タンパクのご案内」をもとに作成）

製品名	種類	製品特性* ゲル形成性	粘度	乳化性	分散性	起泡性	用途	色調	形状	硬さ	サイズ
ニューフジプロ 3500		△	△	○	○	—	ハム, プレスハム, ソーセージ, 焼豚, 唐揚げ, とんかつ				
ニューフジプロ 3000		△	△	○	○	—	ハム, プレスハム, ソーセージ, 焼豚, 唐揚げ, とんかつ				
ニューフジプロ 1900		△	△	○	○	—	ハム, プレスハム, ソーセージ, 焼豚, 唐揚げ, とんかつ				
ニューフジプロ 1700		△	△	○	○	—	ハム, プレスハム, ソーセージ, 焼豚, 唐揚げ, とんかつ				
ニューフジプロ HP		△	△	○	◎	—	ハム, プレスハム, ソーセージ, 焼豚, 唐揚げ, とんかつ				
ニューフジプロ V		△	△	○	○	—	ハム, プレスハム, ソーセージ, 焼豚, 唐揚げ, とんかつ				
ニューフジプロ SEH		◎	◎	◎	△	—	プレスハム, ソーセージ, ミートボール, ハンバーグ, 豆腐ハンバーグ, メンチカツ, シュウマイ, ギョーザ, コロッケ, ちくわ, かまぼこ				
ニューフジプロ SE		◎	◎	○	△	—	プレスハム, ソーセージ, ミートボール, ハンバーグ, 豆腐ハンバーグ, メンチカツ, シュウマイ, ギョーザ, コロッケ, バターミックス, ちくわ, かまぼこ, プレミックス, めん類				
ニューフジプロ E		○	◎	○	△	—	プレスハム, ソーセージ, ちくわ, かまぼこ				
フジプロ FM	粉末状分離大豆タンパク	○	◎	○	△	—	プレスハム, ソーセージ, ミートボール, ハンバーグ, 豆腐ハンバーグ, メンチカツ, シュウマイ, ギョーザ, コロッケ, バターミックス, ちくわ, かまぼこ				
フジプロ E		○	○	○	△	—	プレスハム, ソーセージ, 豆腐ハンバーグ, メンチカツ, シュウマイ, ギョーザ, コロッケ				
フジプロ F		○	○	○	△	—	ミートボール, ハンバーグ, 豆腐ハンバーグ, メンチカツ, コロッケ				
フジプロ WR		○	○	○	△	—	ミートボール, ハンバーグ, 豆腐ハンバーグ, メンチカツ, シュウマイ, ギョーザ, コロッケ				
フジプロ MC		○	◎	○	△	—	プレスハム, ソーセージ, ミートボール, ハンバーグ, メンチカツ, シュウマイ, ギョーザ, コロッケ, バターミックス, ドーナッツ, プレミックス				
フジプロ CLE		—	×	◎	△	◎	プロテインパウダー, 育児粉乳, 経腸栄養剤, 焼菓子類, キャンディ, キャラメル, コーヒークリーム, フラワーペースト, フローズンデザート, ドーナッツ, ドレッシング, スープ, プレミックス, 飲料				
サンラバー 50		△	△	○	◎	—	ハム, プレスハム, ソーセージ, 焼豚, 唐揚げ, とんかつ				
サンラバー 20		○	◎	○	◎	—	プレスハム, ソーセージ, ドライソーセージ, ミートボール, ハンバーグ, メンチカツ, シュウマイ, ギョーザ, コロッケ				

7.1 大豆タンパク製品の種類と製造法

製品名	種類	製品特性* ゲル形成性	粘度	乳化性	分散性	起泡性	用途	色調	形状	硬さ	サイズ
サンラバー 10		△	◎	○	◎	—	プレスハム, ソーセージ, ドライソーセージ, ミートボール, ハンバーグ, 豆腐ハンバーグ, シュウマイ, ギョーザ, 揚げかまぼこ, パン類, プレミックス				
プロリーナ 900		—	×	○	○	—	プロテインパウダー, 経腸栄養剤, 焼菓子類, スープ, プレミックス, 飲料				
プロリーナ 700		—	△	—	○	—	バターミックス, 焼菓子類, パン類, ドーナッツ, プレミックス				
プロリーナ 300		—	×	△	○	—	バターミックス, プロテインパウダー, ドーナッツ, プレミックス				
プロリーナ 250		—	△	△	○	—	バターミックス, かまぼこ, ちくわ, プロテインパウダー, 焼菓子類, ドーナッツ, プレミックス				
プロリーナ RD-1		—	△	○	△	—	経腸栄養剤, 飲料				
プロフィット 1000		—	△	—	○	—	バターミックス, プレミックス				
ソヤフィット 2000	調製豆乳粉末	—	△	△	○	—	焼菓子類, キャンディ, フローズンデザート, パン類, ドーナッツ, スープ, プレミックス				
ソヤサワー 4000	酸性可溶大豆タンパク	—	△	○	○	—	プロテインパウダー, 経腸栄養剤, フラワーペースト, フローズンデザート, ドレッシング, 飲料				
ニューフジニック 20								ビーフ	顆粒	ハード	S
ニューフジニック 22								ビーフ	顆粒	標準	M
ニューフジニック 25								ビーフ	顆粒	標準	S
ニューフジニック 29								ビーフ	顆粒	標準	M
ニューフジニック 40								ビーフ	フレーク	ソフト	SS
ニューフジニック 41								ビーフ	フレーク	ソフト	S
ニューフジニック 43								ビーフ	フレーク	ソフト	S
ニューフジニック 61								ビーフ	顆粒	ハード	M
ニューフジニック 70								ビーフ	フレーク	標準	S
ニューフジニック 80								ビーフ	顆粒	標準	M
ニューフジニック BS								ビーフ	顆粒	ハード	S
フジニックエース 40								ビーフ	フレーク	ソフト	S
フジニックエース 55								ビーフ	フレーク	ソフト	S
フジニックエース 70								ビーフ	フレーク	ソフト	S
ベジテックス 310							ハンバーグ, ミートボール, メンチカツ, ギョーザ, シュウマイ, 中華まん, 春巻, 肉巻, コロッケ, そぼろ, ふりかけ, 調理加工食品	ビーフ			
ニューフジニック 10	粒状大豆タンパク							ポーク	フレーク	ソフト	S
ニューフジニック 12								ポーク	フレーク	ソフト	SSS
ニューフジニック 15								ポーク	フレーク	ソフト	SS
ニューフジニック AR								ポーク	顆粒	ハード	S
ニューフジニック AS								ポーク	顆粒	ハード	S
ニューフジニック P5								ポーク	フレーク	標準	S
フジニックエース 10								ポーク	フレーク	ソフト	S
フジニックエース 20								ポーク	フレーク	ソフト	M
フジニックエース 25								ポーク	顆粒	ハード	M
ニューフジニック 50								チキンナ	フレーク	ソフト	S
ニューフジニック 51								チキンナ	フレーク	ソフト	SS
ニューフジニック 52								チキンナ	フレーク	ソフト	S
ニューフジニック 59								チキンナ	顆粒	標準	M
フジニックエース 50								チキンナ	フレーク	ソフト	S
フジニック PT-FL								チキンナ	スライス	標準	薄
フジニック PT-FLH								チキンナ	スライス	標準	薄小
アペックス 110								チキンナ	ブロック	ハード	LL

製品名	種類	製品特性*				用途	色調	形状	硬さ	サイズ
		ゲル形成性	粘度	乳化性	分散性 起泡性					
アペックス 650							チキンツナ	フレーク	ソフト	S
アペックス 1000							チキンツナ	棒状繊維束	標準	LLL
ベジテックス 2000							チキンツナ	フレーク	ソフト	S
ソヤパフ 30	大豆加工食品	原料：調製粉末豆乳				シリアルバー，クッキー		顆粒		SS
ソヤパフ 40		原料：高タンパク質含量の粉末状大豆タンパク						顆粒		SS
リポフ -700	大豆 β-コングリシニン含有物	大豆 β-コングリシニン含量（80％以上）				飲料，粉末飲料，ゼリー，錠菓				
ハイニュート-YM	大豆ペプチド	苦味が低く，優れた消化吸収性，優れたアミノ酸バランス，低粘性				粉末飲料，タブレット，顆粒状商品，焼菓子など				

*) ◎：非常に高い，○：高い，△：低い，×：非常に低い，-：なし．

丸大豆 → 精選 → 水分調整 → 脱皮 → 蒸気加熱 → 脱臭 → 乾燥 → 粉砕 → 全脂大豆粉

図7.2 全脂大豆粉の製造工程

丸大豆 → 浸漬 → 磨砕 → 加水・加熱 → ろ過 → 濃縮 → 噴霧乾燥 → 乾燥豆乳

図7.3 乾燥豆乳の製造工程

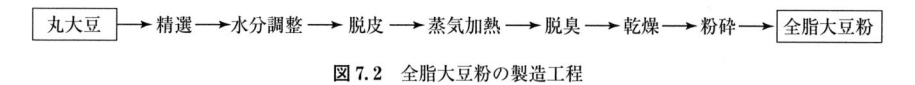

表7.4 乾燥豆乳の一般組成（％）（渡辺ほか，1980）

水 分	タンパク質	脂 肪	炭水化物	灰 分
3.0～4.0	40.0～44.0	17.0～20.0	30.0～34.0	5.0～5.5

添加されている．パンに用いた場合には，生地の加水量が増す，表面が褐変しやすい，柔らかさを保つなどの効果が認められている．最近は，大豆タンパク製品に比べ，イソフラボンなどの微量栄養成分や食物繊維が含まれることなどから品質の安定性を高めた製品の開発も行われている（油脂編集部，2005）．

2）乾燥豆乳（豆乳粉）

通常の豆乳と同様に製造し，得られた豆乳を噴霧乾燥により乾燥粉末としたもので，製造工程の概略を図7.3に，乾燥豆乳の組成を表7.4に示した．乾燥豆乳は袋入り豆腐の原料として，また，家庭の手づくり豆腐用の材料として流通している．

乾燥豆乳の製造方法としては，丸大豆ではなく後述する脱脂大豆粉を原料とする方法もある（山内編，1987）．この方法では，低変性脱脂大豆粉からタンパク質を抽出し，オカラを除去したあとに，油脂を加えて乳化させ（脱脂大豆粉から

タンパク質を抽出後，殺菌・乾燥させたものも調製粉末豆乳として流通），噴霧乾燥を施して粉末化する．用途は脱脂粉乳の代わりにアイスクリーム製造に用いたり，小麦粉の一部代替として焼菓子に利用されたりしている．

3) 脱脂大豆粉

アメリカでは，大豆はそもそも油をとるための油糧種子であり，油含量の多いものが育種されてきた．大豆から油をとった粕をいかに有効に利用するかが大豆タンパク製品開発の歴史であり，この大豆から油を工業的にとった残りが脱脂大豆である（山内編，1987；渡辺ほか，1987；渡辺・柴崎，1974；渡辺ほか，1980）．油の抽出率を高めるために粗砕きをし，タンパク質の純度を高めるために脱皮後，水分を調製し，ロールで圧扁して薄いフレーク状にする．この操作によって大豆から効率よく油が抽出される．油の抽出は，現在は，ヘキサンを溶媒とするのがほとんどで，抽出の方法もバッチ法と連続向流式があるが，連続向流式が主流となっている．油を抽出したフレークにはまだヘキサンが残っており，このヘキサンの除去方法によって得られる製品の特性が異なってくる．脱脂大豆の変性度によって高変性，中変性，低変性脱脂大豆粉に分けられる．変性度はNSI（窒素溶解性指数）で示されるが，この値が高いほど脱脂粉に含まれるタンパク質の溶解性が高く，変性の度合が低い．高変性脱脂大豆粉（NSI30以下）は主として飼料用に用いられており，飼料効果を向上させるために110～120℃，10～15分程度の蒸気加熱を行っている．中変性脱脂大豆粉（NSI30～60）は醤油

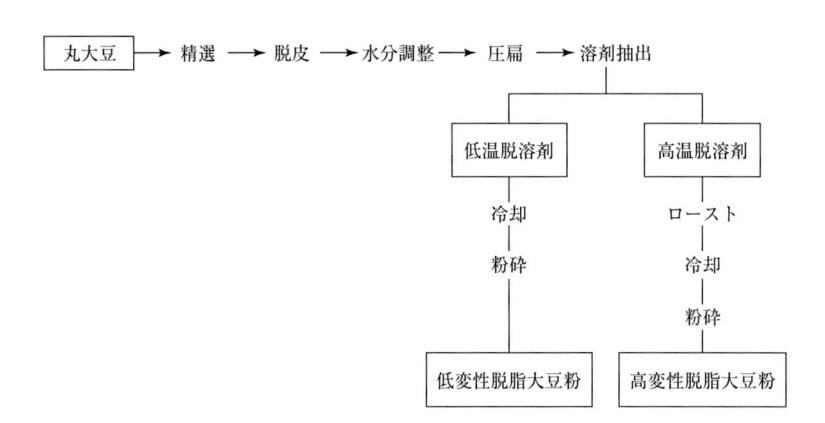

図7.4 脱脂大豆粉の製造工程

や味噌の醸造原料に用いられる．低変性脱脂大豆粉（NSI 80 以上）は，他の大豆タンパク製品の出発原料となるために変性を最小限度に抑える必要があり，フラッシュ脱溶媒法または蒸気脱溶媒法を用いてフレークから残存するヘキサンを除去する（山内編，1987）．このようにして得られたフレークを，さらに冷却・粉砕したものが低変性脱脂大豆粉である．代表的な製造方法を図 7.4 に示した．用途に応じて，低変性脱脂大豆粉にさらに湿熱加熱処理を加えて変性度を調整した製品や活性物質を失活させた製品もある．また，大豆粉に含まれる油含量により低脂大豆粉，高脂大豆粉，レシチン添加大豆粉などもある．低脂大豆粉は，大豆から油を一部除くか，脱脂大豆粉に油を添加して製造されるもので，油脂含量は 5～6% である．高脂大豆粉は，脱脂大豆粉に油を添加して油脂含量を 15% 程度としたものである．また，レシチン添加脱脂大豆粉は，脱脂大豆粉または含脂大豆粉にレシチンを 15% 以下添加したものである（山内編，1987）．

4）濃縮大豆タンパク

濃縮大豆タンパクは，基本的には脱脂大豆粉から糖類やその他の可溶性成分を除去したもので，タンパク質，セルロース，ヘミセルロースなどを主成分とし，タンパク質含量は約 70% である．濃縮大豆タンパクの製造方法には大きく分けて次の 3 種類あるが（山内編，1987），現在流通している濃縮大豆タンパクの製造には，①と②の方法が用いられている．

① アルコール洗浄法

脱脂大豆を 50～70% のエタノール水溶液で洗浄し，糖類，灰分，その他の微量成分を除去後，乾燥粉砕したものである．エタノールはタンパク質の変性剤であり，この方法による製品の NSI は 10% 以下に低下するが，風味および色が優れている．

② 希酸による洗浄法

大豆タンパク質は pH 4.5 付近で溶解しないので，脱脂大豆分散液の pH を 4.5 に調整して，タンパク質の溶出を最小に抑え，糖類などの可溶性成分を除くが，このときにペプチド，アミノ酸なども除去される．洗浄・中和後，乾燥して粉砕する．この製品はタンパク質の変性が少ないために溶解性には富むが，栄養成分の一部が除去されているためにタンパク質の栄養価は劣る．

表7.5 主要大豆タンパク製品の成分組成例(福場ほか(1984)および山内編(1987)をもとに作成)

	水分(%)	タンパク質(%)	油分(%)	繊維(%)	灰分(%)	NSI
全脂大豆粉	5.0	40.8	22.1	2.9	4.4	
脱脂大豆粉	7.0	56.0	0.9	3.3	5.6	
濃縮大豆タンパク						
アルコール法	6.7	70.9	0.3	3.5	5.6	5
酸洗浄法	5.2	71.1	0.3	3.4	4.8	69
湿熱法	3.1	72.2	1.2	4.4	3.7	3
分離大豆タンパク	7.0	96.0	0.1	0.1	3.3	95
粒状大豆タンパク(乾燥タイプ)	6.0	57.0	0.5	3.0	6.5	
繊維状大豆タンパク(冷凍タイプ)	65〜70	20〜32	0.3	0.5	1.0	

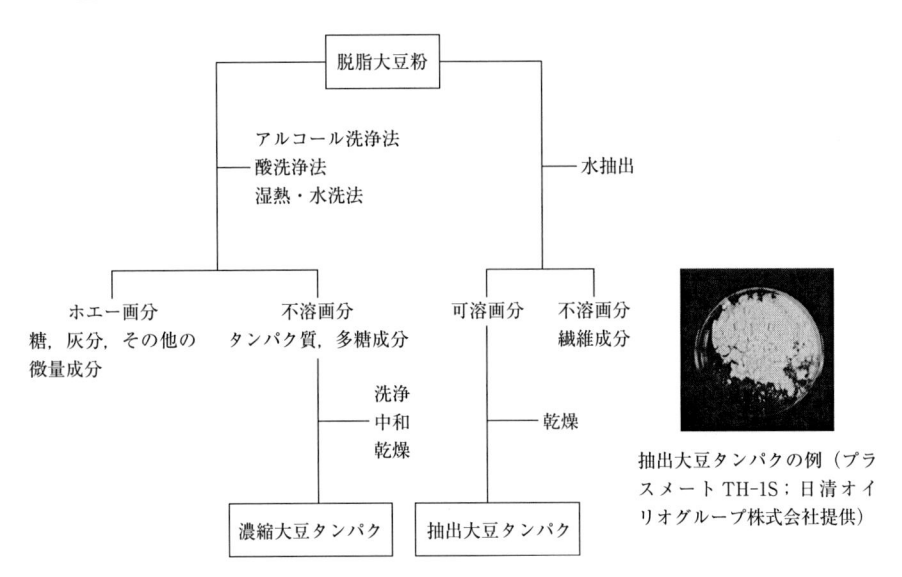

図7.5 濃縮大豆タンパクと抽出大豆タンパクの製造工程

抽出大豆タンパクの例(プラスメート TH-1S;日清オイリオグループ株式会社提供)

③ 湿熱・水洗法

この方法は,脱脂大豆をあらかじめ水蒸気で加熱して,タンパク質を不溶化させてから水でタンパク質以外の可溶性成分を除去し,乾燥後粉砕する方法で,製品の NSI は低い.

これらの3種の方法で製造された濃縮大豆タンパク製品の成分値と特性を,他

の大豆タンパク製品を含め，表7.5に示した．濃縮大豆タンパク製品間で，成分的な差異は，ほとんどないが，溶解性については②の方法で製造された製品が優れている．

濃縮大豆タンパク製品に近いものとして，抽出大豆タンパクというものもある（山内編，1987；渡辺ほか，1987）．脱脂大豆を水に懸濁してタンパク質と水溶性成分を抽出し，オカラに相当する繊維成分を除去してから，濃縮・噴霧乾燥したもので，タンパク質含量は60%程度である．抽出タンパクは，混合割合が増えても粘度が増加せず，チキンハンバーグなどに使われている（油脂編集部，2002）．濃縮大豆タンパクと抽出大豆タンパクの製造方法を図7.5に示した．

5）分離大豆タンパク

分離大豆タンパクは，大豆タンパク製品の中では最も精製度の高いもので，NSIが90以上の脱脂大豆から製造される．脱脂大豆から希アルカリ溶液（pH 8〜9）でタンパク質を抽出後，不溶成分を遠心分離で除去し，その後，抽出液のpHを4.5にしてタンパク質を沈殿させる．遠心分離によって沈殿したタンパク質（カード）を回収し，カードを水洗後，水に懸濁してから噴霧乾燥を行うが（山内編，1987；渡辺ほか，1987；渡辺・柴崎，1974），懸濁液のpHを7に調整し

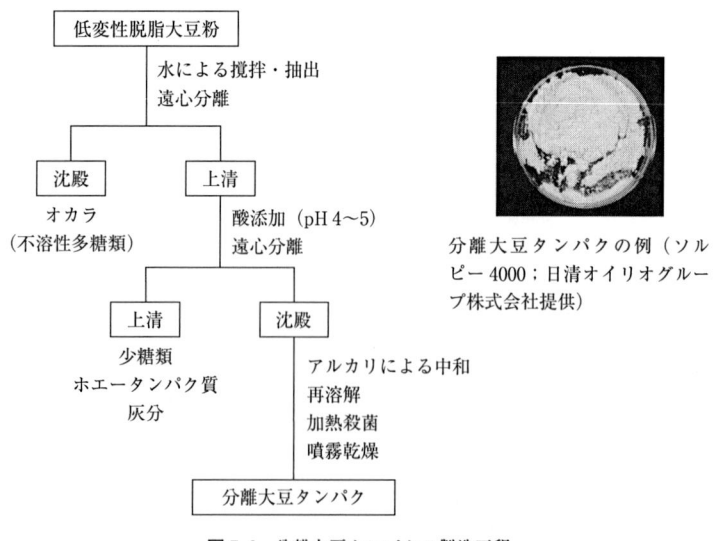

図7.6 分離大豆タンパクの製造工程

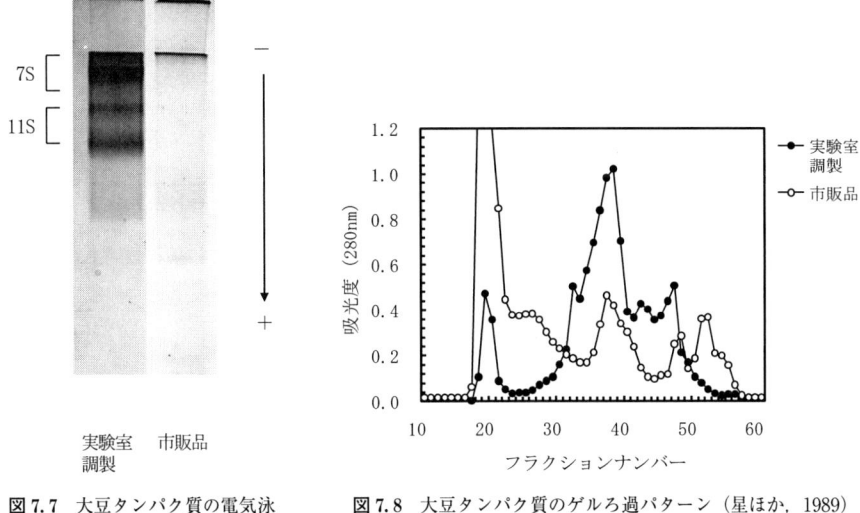

7.1 大豆タンパク製品の種類と製造法

図7.7 大豆タンパク質の電気泳動パターン

図7.8 大豆タンパク質のゲルろ過パターン（星ほか, 1989）

てから乾燥することが一般的である．噴霧乾燥の前に殺菌のために加熱処理などを施すが，これらの操作条件によって最終製品の物性が変化するので，製品ごとの特徴づけに利用されている．分離大豆タンパクのタンパク質含量は90％以上で，変性度を抑えた製品は水によく溶け，多様な機能特性を発揮する．製造方法の一例を図7.6に示した．また，代表的な分離大豆タンパクの化学組成を表7.5に示した．

分離大豆タンパクは，タンパク質組成の点では，大豆タンパク質の基礎研究に用いられる温和な条件下で調製したタンパク質に近いが，その性質はかなり異なっている．図7.7は，大豆タンパク質の電気泳動パターンであるが，実験室規模の温和な条件下で調製したものには，大豆タンパク質の主要成分であるβ-コングリシニン（7S）とグリシニン（11S）のバンドが認められるが，一般向け市販品には未変性の大豆タンパク質のバンドは認められない（星ほか, 1989）．図7.8は，実験室規模で調製した大豆タンパク質と上記分離大豆タンパクのSepharose CL-6Bによるゲルろ過パターンである．実験室で調製した大豆タンパク質の場合，フラクションナンバー33〜41番にかけてβ-コングリシニンとグリシニンが溶出するが，市販品ではフラクションナンバー20番付近の高分子量画分に主要

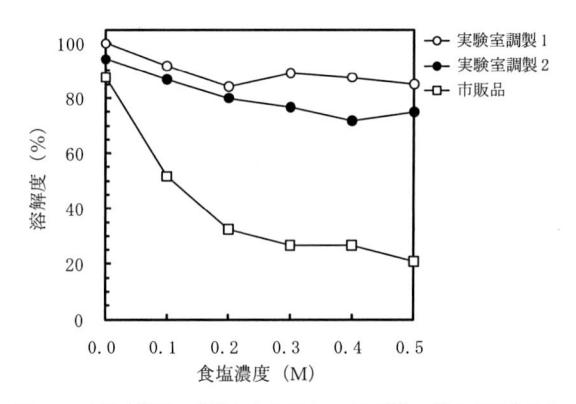

図 7.9 実験室規模で調製した大豆タンパク質と一般的市販分離大豆タンパクの溶解性に及ぼす食塩の影響（星ほか，1989）

表 7.6 大豆タンパク質の乳化活性と表面疎水性
（星ほか，1989）

	実験室規模で調製した大豆タンパク質	市販品
乳化活性	0.150	0.457
表面疎水性	100	208

なピークが溶出していることがわかる．

図 7.9 にゲルろ過に用いたのと同じ市販品の溶解性に及ぼす食塩濃度の影響を検討した結果を示した．実験室で調製した大豆タンパク質は，食塩濃度 0.5 M でも良好な溶解性を示したが，市販品は食塩が存在すると急激に溶解度が低下した．ところで，大豆タンパク質中には，一度沈殿すると水には再溶解するが，塩を含む溶媒には溶解しなくなる成分（acid sensitive fraction, ASF）が含まれており（Yamauchi et al., 1980；Lillford and Wright, 1981），図中の「実験室調製 2」は，pH 4.5 で沈殿させた大豆タンパク質を水に再溶解して調製したもので，塩溶媒に再溶解した「実験室調製 1」よりも全般的に溶解度が低下した．酸沈殿後，水に再分散させる市販品の溶解度が食塩存在下で低下する原因として，製造工程の加熱処理の影響に加え，ASF の含有量の多いことも一因と考えられる（喜多村ほか編，1987）．

次に，実験室で調製した大豆タンパク質と上記市販品の乳化活性と表面疎水性を比較し，結果を表 7.6 に示した．表に示したように，市販品のほうが，乳化活

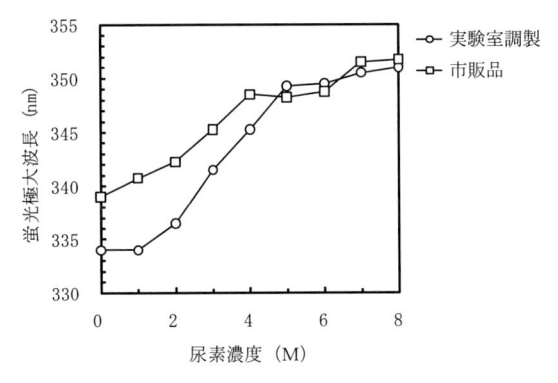

図7.10 大豆タンパク質の変性曲線

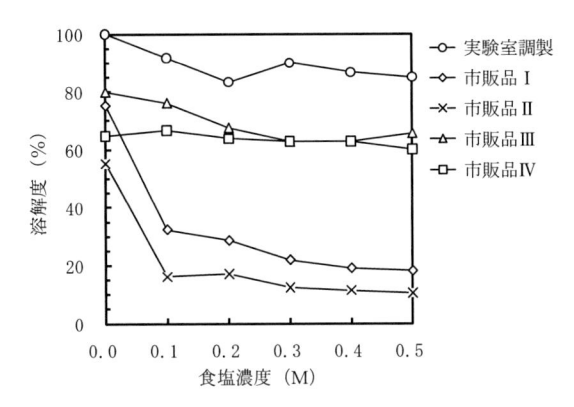

図7.11 実験室規模で調製した大豆タンパク質と市販分離大豆タンパク（4種）の溶解性に及ぼす食塩の影響（星ほか，1991）

性は3倍程度，表面疎水性も2倍程度高い値を示し，市販品は油滴界面に吸着しやすいものと考えられた．また，油滴界面での界面変性のしやすさを評価するために尿素による変性曲線を作成し，結果を図7.10に示した．図の横軸に球状タンパク質を変性させる尿素の濃度を，縦軸には蛍光極大波長をとり，極大波長の波長が長くなるほど，タンパク質が変性していることを示している．図のように，市販品は尿素が存在しない時点で，すでに極大波長が長波長側に移行しており，一部の構造がアンフォールドしているとともに実験室調製の大豆タンパク質よりも低濃度の尿素で変性しやすい構造をとっていることがわかる．市販品は，製造

工程における殺菌などの加熱処理の影響でタンパク質の構造が変化して,分子表面に疎水性領域が露出して油滴に吸着しやすくなり,さらに柔軟な構造を有することから,油滴表面で界面変性を起こして丈夫な吸着膜を形成しやすくなるために優れた乳化活性を示したものと考えられる(星ほか,1989).

以上のように,大豆タンパク質に関する基礎的研究においては,どのようなタンパク質試料を用いて研究を行ったのかが重要な問題となるが,市販の分離大豆タンパク製品は,使用目的に合わせてその特性を制御していることにも留意する必要がある(本郷,2007).図7.11は,使用目的の異なる市販製品4種の溶解性に及ぼす食塩濃度の影響を示したもので,製品によってその溶解性が大きく異なることがわかる.市販品Ⅰは一般的な製品,市販品Ⅱは水産練り製品向けの製品,市販品Ⅲはハム・ソーセージ,惣菜向けに開発された製品,市販品Ⅳはドレッシング,冷菓,飲料向けに開発された製品である.実験室で調製した大豆タンパク質は,食塩濃度0.5 Mでも良好な溶解性を示したが,市販品ⅠとⅡは食塩が存在すると急激に溶解度が低下した.一方,市販品ⅢとⅣは,全体的な溶解性は実験室規模のものに劣るものの,食塩濃度が高くなっても溶解性低下の程度は低く,とくに,市販品Ⅳは,ほぼ一定の溶解度を示した.これら市販品の2-メルカプトエタノール存在下におけるSDS電気泳動パターンを図7.12に示した.市販品Ⅰ〜Ⅲには,実験室で調製したものと同様,β-コングリシニン由来のα',α,

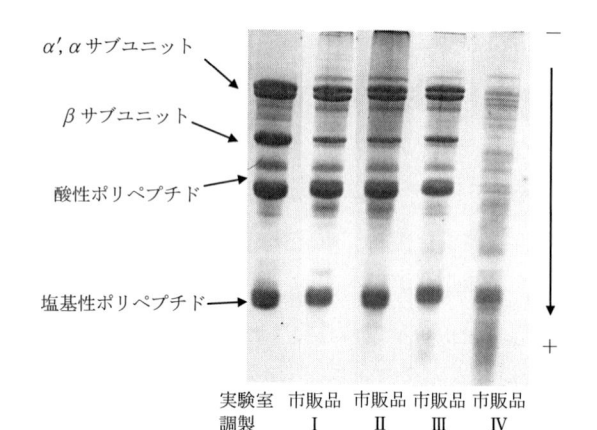

図7.12 市販大豆タンパク製品のSDS電気泳動パターン(星ほか,1991)

β サブユニットとグリシニン由来の酸性ポリペプチドと塩基性ポリペプチドのバンドが認められたが，市販品 IV には大豆タンパク質のサブユニットのバンドはなく，後述する乳化性大豆タンパクのグループに属する製品と推察される．

6) 乳化性大豆タンパク

大豆タンパク質は，本来優れた乳化性を有するが，酸性領域で溶解性が低下することに伴い，乳化機能も低下することが問題であった．そこで，分離大豆タンパクカード（または濃縮大豆タンパク）に酸または酵素処理を加えて乳化性に富

```
脱脂大豆フレーク
  │
  水あるいは
  希アルカリ液抽出
  │
  抽出液
  ├─── 残渣
  │    オカラ画分
  │
  上清
  酸添加（pH 4.5）
  遠心分離
  ├─── 上清
  │    ホエー画分
  │
  酸沈殿カード
  酸添加（pH 1.5）
  0.1% ペプシン添加
  50℃，20時間反応
  │
  加水分解物
  pH 4.5 に調整
  遠心分離
  ├─── 沈殿
  │    高分子画分
  │
  上清
  中和
  90℃，10分加熱
  噴霧乾燥
  │
  酵素加工分離大豆タンパク
  乳化性大豆タンパク
```

乳化性大豆タンパクの例
（ソルピー 1500；日清オイリオグループ株式会社提供）

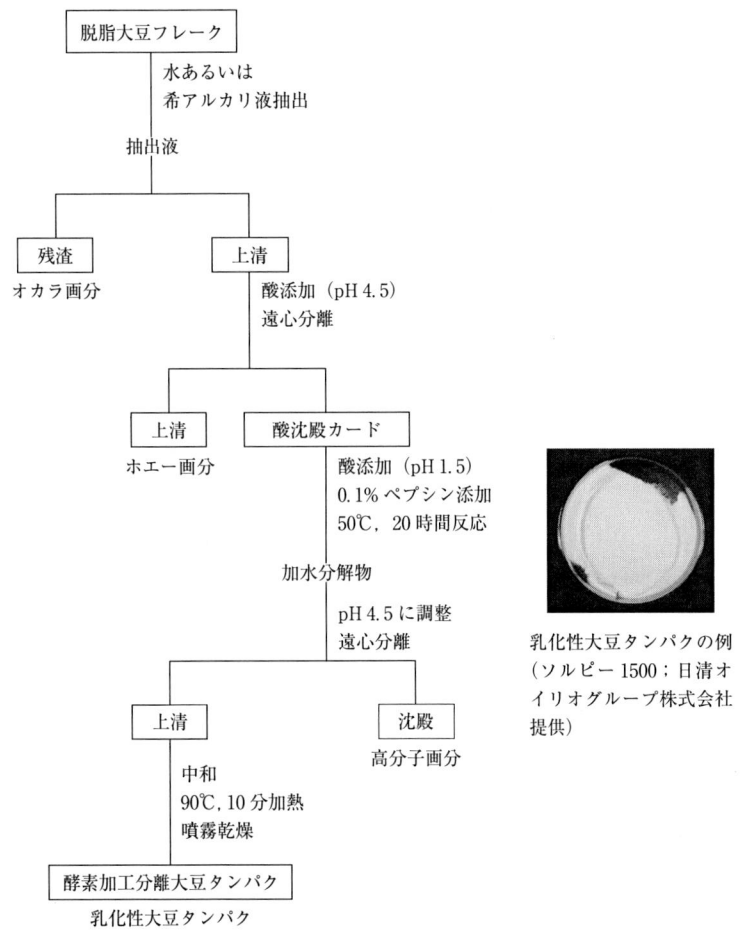

図 7.13 乳化性大豆タンパクの製造方法（渡辺ほか（1987）をもとに作成）

む製品を製造する方法があり，図7.13にタンパク質分解酵素を用いた製造方法を示した．このようにして得られた製品は，3000～1万5000程度の分子量分布を有し，広いpH領域および高温下で優れた乳化性を示す（山内編，1987）．加水分解の程度をさらに進めると乳化性がなくなり，起泡性が出てくるといわれている（菅野・尚編，1999）．

7）酸性可溶大豆タンパク

一般的な分離大豆タンパク製品は，中性領域では溶解性が高く，種々の機能特性を発揮するが，酸性領域では凝集・沈殿し，このため果汁飲料など酸性の食品への添加は難しかった．最近，分離大豆タンパクの製造プロセスとして認められている技術を組み合わせて，pH 4.5以下でも良好な溶解性，ゲル化性，乳化性，起泡性を発揮する製品が開発され，「ソヤサワー」という商品名で流通している（齊藤，2004）．通常の分離大豆タンパク製品を水に溶解すると，そのpHはほぼ中性を示すのに対し，当該製品は有機酸を含有しているために，溶液のpHは3.5程度を示すとともに可溶性ミネラルの高配合も可能となっている（喜多村ほか編，2010）．酸性可溶大豆タンパクは，フィターゼによるフィチン酸の除去と弱酸性下（pH 2～4）における100℃以上（105～145℃）の加熱を組み合わせて製造されているものと思われ，必要に応じて多価陽イオンの添加やプロテアーゼ処理も加えられる（特許公報，WO/2002/067690）．図7.14は，酸性可溶大豆タンパクの溶解性に及ぼすpHの影響をみたもので，pH 4.5以下で良好な溶解性を示し

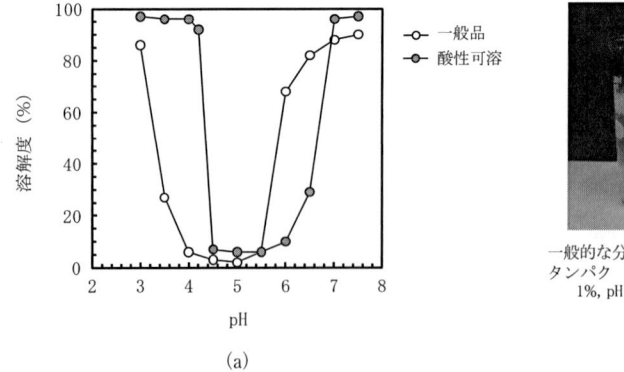

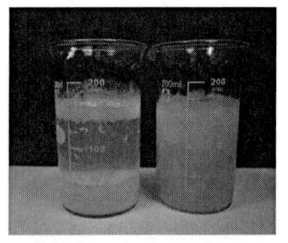

(a) 溶解度(%) vs pH グラフ（一般品，酸性可溶）

(b) 一般的な分離大豆タンパク 1%, pH 4.5 ／ 酸性可溶大豆タンパク（ソイサワー4000；不二製油株式会社提供）1%, pH 4.5

図7.14 酸性可溶大豆タンパクの溶解性に及ぼすpHの影響(a)と溶解状態(b)（齊藤(2004)をもとに作成）

ており，一般的な分離大豆タンパク製品が pH 4.5 で沈殿を形成しているのに対し，酸性可溶大豆タンパクは分散状態を維持している．

8) β-コングリシニン

大豆タンパク質には LDL と血中中性脂肪低下効果が認められ，中性脂肪の低減は，大豆タンパク質の主要成分の1つである β-コングリシニンによるものとされている（河野・廣塚，2007）．現在，おもに特定保健用食品素材として工業的規模で分画された β-コングリシニンが，「リポフ」という商品名で市販されている（広塚，2004）．グリシニンと β-コングリシニンの実験室規模での分画法としては，Thanh らの方法などが最もよく用いられているが（Thanh and Shibasaki, 1976；Iwabuchi and Yamauchi, 1987），タンパク質に結合しているフィチン酸の影響で工業的規模での分画に応用することは困難であった（喜多村ほか編，2010）．Saito et al. (2001) らは，脱脂大豆抽出液の pH を 6 に調整後，フィチン酸を分解するフィターゼを作用させると，酵素反応中にグリシニンが沈殿し，

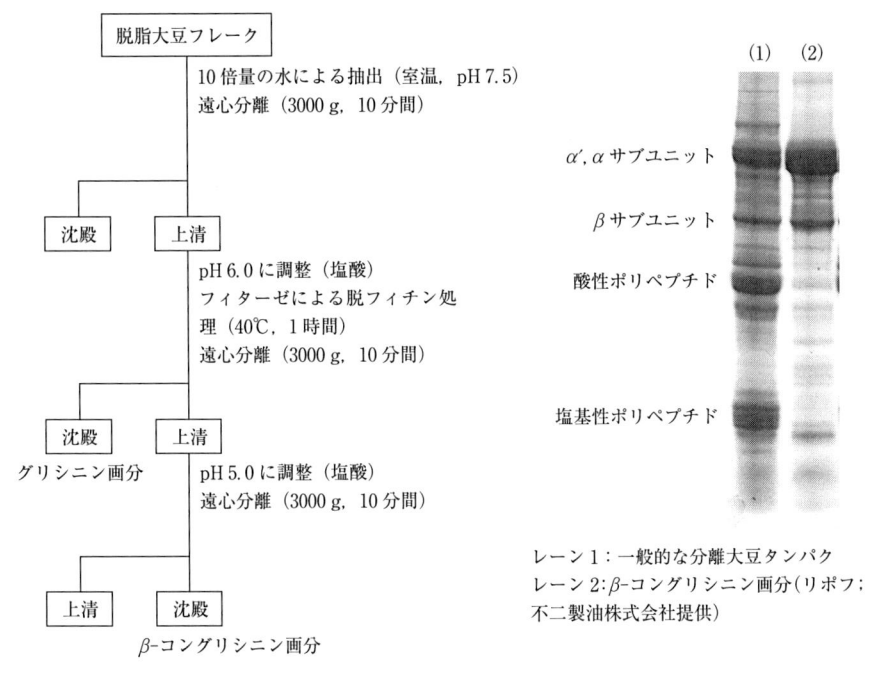

図 7.15 大豆タンパク質の工業的分画法（左）と SDS 電気泳動図（右）（Saito et al. (2001) をもとに作成）

上清には β-コングリシニンが残ることを見出した（特許公開 2002-262838）．上清の pH を 5 にすれば，β-コングリシニンを沈殿として回収でき，その際の遠心加速度は 3000 g 程度ですみ，工業用の遠心分離機が利用できる．このようにして分画されたグリシニンおよび β-コングリシニンは，電気泳動的に両者とも 80% 以上の純度を有することが確認されている（Saito et al., 2001）．図 7.15 に製造工程の概略と β-コングリシニン製品の SDS 電気泳動の結果を示した．

9） 大豆ペプチド

タンパク質補給を目的としたプロテインパウダーやアミノ酸混合物が市販されているが，プロテインパウダーは水への溶解度が低く，溶解しても濃度が高いと粘度も高くなる傾向があり，一方，アミノ酸混合物は浸透圧が高いことや風味の点で問題がある．大豆タンパク質をプロテアーゼで分解して得られる，アミノ酸残基が 3～6 個からなるオリゴペプチドは，大豆タンパク質に比べ溶解性が高く，高濃度溶液でも低粘性で浸透圧も低く，タンパク質分解酵素の種類や反応条件を調整すれば，風味のよい製品がつくられる（喜多村ほか編，2010；菅野・尚編，1999；赤坂，1999）．大豆ペプチドには，易消化易吸収性，体脂肪燃焼促進効果，

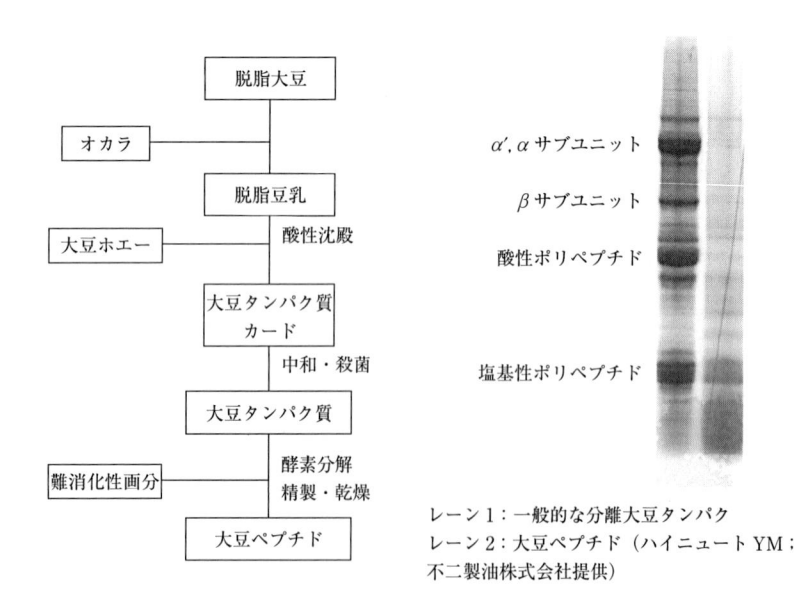

図 7.16　大豆ペプチドの製造工程（左）と SDS 電気泳動図（右）（喜多村ほか編（2010）をもとに作成）

疲労回復効果，筋肉増強効果，物性改良機能などが期待され，各種スポーツフーズや健康食品，病者・高齢者食，培地などの素材として活用されている（赤坂，1999）．また，いわゆる第3のビールの原料としても用いられている（油脂編集部，2005）．

図7.16に製造工程の概略とSDS電気泳動図を示したが，グリシニンの塩基性ポリペプチドよりも分子量の小さい成分のみからなることがわかる．食品ペプチドが大きな市場を形成しない一因として，苦味をはじめとするオフフレーバーの問題があったが，苦味の発現を抑えるために，エンドプロテアーゼの作用で生成する苦味ペプチドのC末端の疎水性アミノ酸をエキソプロテアーゼで遊離させる工夫がなされている．一方，エンドプロテアーゼとエキソプロテアーゼを併用して得られるペプチド溶液はうま味を呈し，清涼飲料への応用の際には問題が残るが，酸味料と甘味料を添加することによりペプチドの苦味がマスクされる．現在は，エンドプロテアーゼとエキソプロテアーゼの併用による分解系とエンドプロテアーゼのみによる分解系が使い分けられているようである（喜多村ほか編，2010）．

b. 粒状大豆タンパク

おもに脱脂大豆（必要に応じて粉末状大豆タンパクも併用）を原料として粒状に成形したもので，肉に近い食感を有し，ハンバーグ，ミートボール，ギョーザ，シュウマイなどの加工食品によく用いられている（菊池，1987）．製造方法には押出成型法（エクストルージョンクッキング）と水蒸気造粒法があるが，後者は現在用いられていない．押出成型法にも一軸型エクストルーダー（押出成型機）を利用した方法と二軸型エクストルーダーを利用したものがある．粒状大豆タンパクが開発された当初は，一軸型が主流であったが，二軸型は，一軸型に比べて材料の搬送性に優れ，原料の粒度，水分，油分の広い範囲に対して適応性があるので，現在は，二軸型エクストルーダーによる製造が主流となっている（山内編，1987）．

一軸型エクストルーダーの基本構造を図7.17に示した．水分を10〜40%程度に調整した原料はホッパーより投入され，スクリューにより前方に送られるが，スクリューの外径は装置の前方にいくに従って増大しており，原料はだんだんと圧縮され，流動抵抗も増加して発熱する．圧縮加熱された原料は，ダイから常温

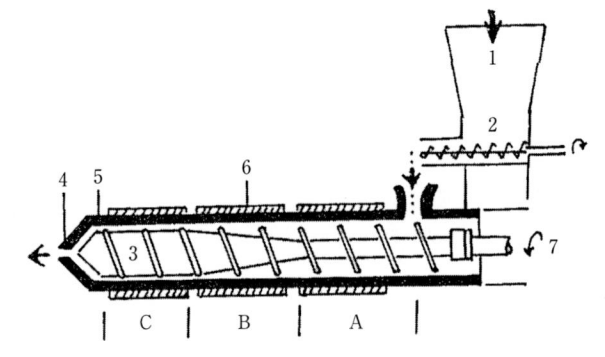

図 7.17 一軸型エクストルーダーの基本構造（土井，1985）
1：ホッパー，2：フィーダー，3：スクリュー，4：ダイ，5：バレル，6：ヒーター，7：モーター，A：搬送部，B：圧縮部，C：調理・計測部．

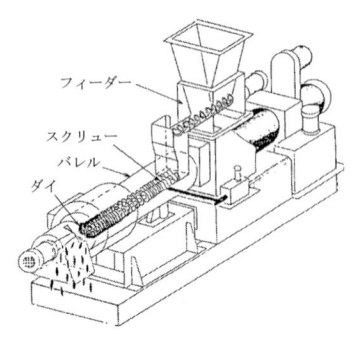

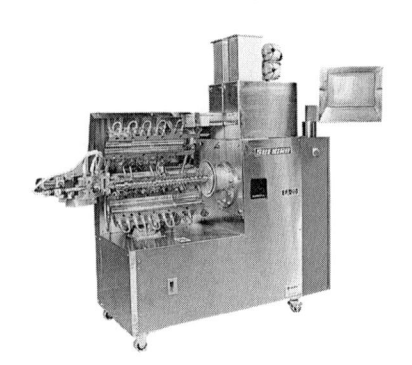

(a) 二軸型エクストルーダー　　　(b) スエヒロ EPM 社 EA-20 型

図 7.18 二軸型エクストルーダーの構造（a）と製品例（b）
（野口（1983）およびスエヒロ EPM 社カタログより）

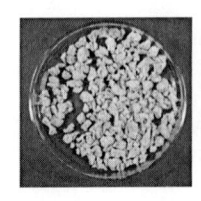

粒状ポークタイプ（ミーテックス K-33；昭和産業株式会社提供）

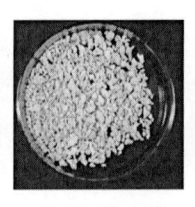

フレーク状チキンタイプ（ソイバリュー 100；昭和産業株式会社提供）

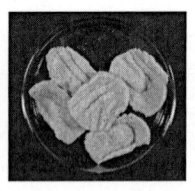

スライス状チキンタイプ（フジニック PT-FL；不二製油株式会社提供）

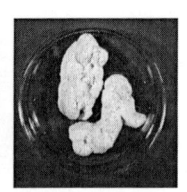

ブロック状チキンタイプ（アペックス 110；不二製油株式会社提供）

図 7.19 粒状大豆タンパク製品の外観例

常圧の外部に吐出され，この過程で水の急激な蒸発による組織化が起きる．圧縮に伴う発熱だけでは不十分な場合には，バレルと呼ばれる部分を加熱することもある（土井，1985）．ダイの部分で任意の長さに切断され，整粒後，約120℃の熱風で乾燥されて製品となるが，製品の組織の強さはタンパク質含量が多いほうが強くなる（野口，1983）．一軸型エクストルーダーでは，バレルの内壁に種々の工夫を加えて，原料との摩擦抵抗を増大させているが，粘着力の強い原料の場合，スクリューの内面に付着し，スクリューとともに回転するだけで前方へ送られなくなる（土井，1985）．

一軸型エクストルーダーにはこのような構造的な問題があるが，二軸型エクストルーダーでは（図7.18），2本の平行したスクリューが互いに回転して，スクリューの谷の部分に付着した原料が別のスクリューのねじ山の部分で削り取られ，前方へ搬送される（土井，1985）．二軸型エクストルーダーでも一軸型エクストルーダーと同様の製品もつくられるが，条件を選ぶことによって，より緻密で方向性のよい組織状の製品が得られる（寺嶋，1987）．図7.19に粒状大豆タンパク製品の外観を示した．

c. 繊維状大豆タンパク

1) 紡糸大豆タンパク

分離大豆タンパクをアルカリ溶液に溶解させ，紡糸ドープ液を調製し，このドープ液を多数の小孔から酸あるいは塩凝固槽に押し出す．吐出された糸を束ねて集め，洗浄後，脂肪，フレーバー，色素，添加物などで味つけをして肉製品様の形に加工したものが紡糸大豆タンパクである（渡辺ほか，1987；渡辺ほか，1980）．原料に炭水化物や脂肪が含まれると組織の構造が弱まるので，原料としては分離大豆タンパクが利用される．紡糸大豆タンパクは，肉の組織に非常に近いなど優れた性質を有するが，アルカリ溶液に溶解するので有効性リジンが減少し，コスト的な問題，排水処理の問題などのために，現在は製造されていない（寺嶋，1987）．

2) 構造性繊維状大豆タンパク

微酸性の分離大豆タンパク溶液を高温・高圧下で加熱し，小孔から空気中に押し出すことにより繊維状に加工する（小幡，1986）．この方式で製造された製品は構造性繊維状大豆タンパクといわれ，微細な小繊維が集合してより大きな繊維

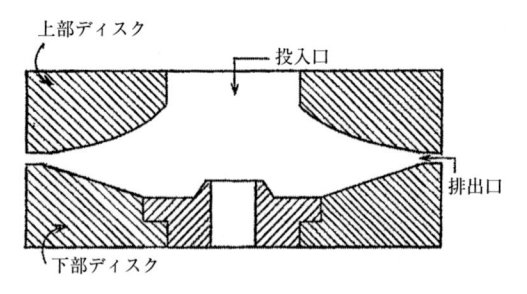

図7.20 組織化装置模式図（佐藤・片桐，1985）

を形成しており，肉繊維に近い外観をしているが，現在は流通していない．

3）大豆繊維状食品

この製品は，高速で回転する石臼式成型機を用いて製造した繊維状・組織状の製品で，従来の繊維状・粒状製品とは，技術的，成分組成，風味，物性などが非常に異なる特性を有している．紡糸状大豆タンパクはテクスチャーが本物に近いなど優れた性質を有するが，上述のようにコストや排水処理の問題から現在は製造されていない．また，構造性繊維状大豆タンパクも原料として分離大豆タンパクを使用するためにコスト的には安いものではない．本製品は，大豆を丸ごと粉砕し，繊維状，フレーク状，粒状などに組織化する方法であり，また，従来の繊維状製品が，その物性的な面から冷凍で流通する場合が多いのに対して，乾物としての流通が可能である（向井，1987）．この製品の製造原理は，図7.20に示すような石臼の原理を応用したもので，原料大豆がこの装置に投入されると，高速で回転している砥石盤の間を円周部に向かって押し出され，その間に働くせん断力，圧力および熱により，摩砕とタンパク質の部分融解が起こり，この部分融解したタンパク質と他の成分が高い圧力によって圧着され，組織化が行われるものと考えられる（佐藤・片桐，1985）．使用する臼の形状や材質を変えることにより種々の形状の製品が得られ，家庭用として「大豆の華」，業務用として「AS-K」の商品名で流通していたが，本品も現在は市販されていない． 〔星　祐二〕

文　献

赤坂好美（1999）．*New Food Industry*, **41**(7), 15-20.
Circle, S. J. and Smith, A. K. 著，渡辺篤二・柴崎一雄翻訳監修（1974）．大豆タンパク質―その化学と加工技術，建帛社．

土井悦四郎 (1985). 食品と科学, **27**(10), 69-73.
福場博保ほか (1984). 大豆―畑で生まれた健康タンパク, 女子栄養大学出版部.
広塚元彦 (2004). 食の科学, **46**(12), 25-33.
本郷晋一 (2007). 月刊フードケミカル, 12月号, 36-41.
星 祐二ほか (1989). 宮城学院女子大学生活科学研究所報告, **21**, 15-22.
星 祐二ほか (1991). 宮城学院女子大学生活科学研究所報告, **23**, 1-9.
Iwabuchi, S. and Yamauchi, F. (1987). *J. Agric Food Chem.*, **35**, 200-205.
菅野道廣, 尚 弘子編 (1999). 大豆タンパク質の加工特性生理機能, 建帛社.
菊池三郎 (1987). 調理科学会誌, **20**, 308-318.
菊池三郎 (1990). 大豆タンパク物語, 光琳.
喜多村啓介ほか編 (2010). 大豆のすべて, サイエンスフォーラム.
河野光登・廣塚元彦 (2007). *New Food Industry*, **49**(11), 9-20, 食品資材研究会.
Lillford, P. J. and Wright, D. J. (1981). *J. Sci. Food Agric.*, **32**, 315-327.
向井 恵 (1987). 食品と科学, **23**(増刊号), 101-104.
野口明徳 (1983). 大豆開発, **57**, 7-30.
小幡静雄 (1981). 食品と科学, **23**(11), 99-104.
小幡静雄 (1986). 食品工業, **29**, 31-40.
齊藤 努 (2004). 食品と科学, **46**(11), 80-84.
Saito, T. *et al.* (2001). *Biosci. Biotechnol. Biochem.*, **65**, 884-887.
佐藤重彦・片桐 清 (1985). 調理科学会誌, **18**, 72-79.
高松清治 (2000). 食品と科学, **42**(8), 81-85.
寺嶋正彦 (1987). 食品と科学, **29**(増刊号), 98-101.
Thanh, V. H. and Shibasaki, K. (1976). *J. Agric Food Chem.*, **24**, 1117-1121.
特許公開 2002-262838.
特許公報, WO/2002/067690.
渡辺篤二ほか (1987). 大豆とその加工 I, 建帛社.
渡辺篤二ほか (1980). 大豆食品 第2版, 光琳.
Yamauchi, F. *et al.* (1980). *Agric. Biol. Chem.*, **44**, 2455-2459.
山内文男編 (1987). 食品タンパク質の科学―タンパク食品の製造と利用編, 食品資材研究会.
油脂編集部 (2002). 油脂, **55**, 20-23.
油脂編集部 (2005). 油脂, **58**, 18-22.

❖ 7.2 大豆タンパク製品の機能特性 ❖

7.2.1 化学的にみた加工時のタンパク質変性

　大豆に限らず食品素材は加工・調理，貯蔵操作を経て食卓に上ることが多い．こうした操作によってタンパク質成分のほとんどは変性を起こすこととなる．つまりタンパク質の変性あるいは変性機構について理解することは，食品の物性，嗜好性を知り，制御する上で有益と考えられる．タンパク質の変性については「アミノ酸配列が変わることなしに，未変性構造を大きく変化すること」という定義

が一般的である．食品化学的な側面から考えるとタンパク質の構造よりもむしろ性質の変化が重要であり，山内 (1981) が述べているように「処理前に保持していた物理的，化学的な何らかの性質が変化すること」ととらえたほうが理解しやすいかもしれない．

a. 大豆粉状態における加熱変性

大豆種子から脱脂大豆粉を製造する間にはさまざまな加熱処理がなされる．得られたタンパク質の溶解性を維持するために加熱変性の研究がなされ，脱脂大豆粉の変性度は温度，湿度，加熱時間の増加とともに高まることが見出されている．このように初期の研究ではタンパク質の溶解性が重要な指標と考えられ，溶解した液の上清中の窒素濃度によって変性度の評価がなされていた．

b. タンパク質粉体状態における加熱変性

分離大豆タンパク質は噴霧乾燥粉末として供給されているが，この乾燥粉末を固体のままで加熱，すなわち乾熱処理した際の変性について検討されている（小林ほか，1989）．分離大豆タンパク質に対して80℃，24時間の乾熱処理を行うと溶解度を比較的保ったままで，泡特性，乳化特性などが向上した．これは乾熱処理によってタンパク質が部分的にアンフォールディングし，表面疎水性や表面荷電のバランスが変化することでタンパク質分子間の相互作用が変化したためと考察されている．

c. 低濃度状態での加熱変性

豆乳を加熱すると粘度が上昇するなどの変化がみられることから，加熱によるタンパク質の変性とその物性や品質との関係について研究が進められるようになった．初期の研究ではタンパク質の分子サイズに着目したものが多く，超遠心沈降法やゲルろ過法によって検討された．大豆水抽出液を用いた場合，70℃の加熱によってタンパク質の分子サイズに変化がみられ，90℃での加熱によってタンパク質分子が結合し合って巨大化した成分（凝集体）が検出された．

大豆タンパク質は複雑な組成のタンパク質よりなっているために，しばしば分画・精製したタンパク質の分散系を用いて検討されている．グリシニンの希薄な分散液の場合，70℃までの加熱では比較的安定で70℃以上での加熱によって濁りが生じ，90℃で沈殿が生じる．また，Wolf and Tamura (1969) はイオン強度0.5，pH 7.6のグリシニン希薄分散液の加熱変性について超遠心法を用いて検討した．

未変性のグリシニン分子は5分以内の加熱によって消失し，可溶性凝集物を一時的に形成するが，その可溶性凝集物はやがて減少し，呼応して沈殿物が増加した．同時に小さな分子サイズの成分（沈降定数；4S）が生成し，約10分以降一定になった（図7.21）．筆者らは図7.22のように，未変性のグリシニン分子が最初の段階としてA-サブユニットとB-サブユニットに解離し，このうちB-サブユニットが凝集して可溶性凝集物を経由して不溶性凝集物へと移行する挙動を提案した（図7.22）．こうした反応には疎水的相互作用，スルフヒドリル-ジスルフィド交換反応が重要な役割を果たしているものと考えられている．

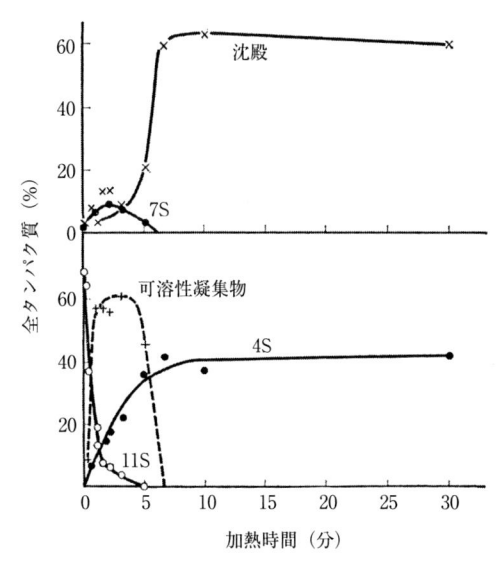

図7.21 グリシニンの超遠心分析組成に及ぼす加熱時間の影響（Wolf and Tamura, 1969）
pH 7.6，イオン強度：0.5.

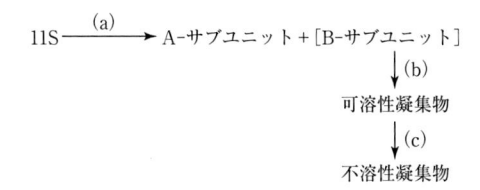

$$11S \xrightarrow{(a)} A\text{-サブユニット} + [B\text{-サブユニット}] \xrightarrow{(b)} 可溶性凝集物 \xrightarrow{(c)} 不溶性凝集物$$

図7.22 加熱によるグリシニン（11S）分子のサブユニットへの解離（Wolf and Tamura, 1969）

一方，β-コングリシニンの変性挙動については，55℃で加熱すると分子中のチロシン残基の露出がみられ，コンホメーションの破壊は100℃で加熱した際の半分程度と見積もられている．さらに60℃を超えると四次構造の破壊がみられ，70℃まで温度を上昇させると100℃と同程度に解離，変性することが示された（図7.23）．この結果は，β-コングリシニンの加熱変性がグリシニンよりも低い温度で開始することを示している．しかしそのコンホメーション変化は限定的でペプチド鎖が完全にほどけてしまうわけではない．

加熱変性してアンフォールディングした各サブユニットは，冷却後には一部リフォールディングを起こすとともに，溶液の塩濃度（イオン強度）に依存して会

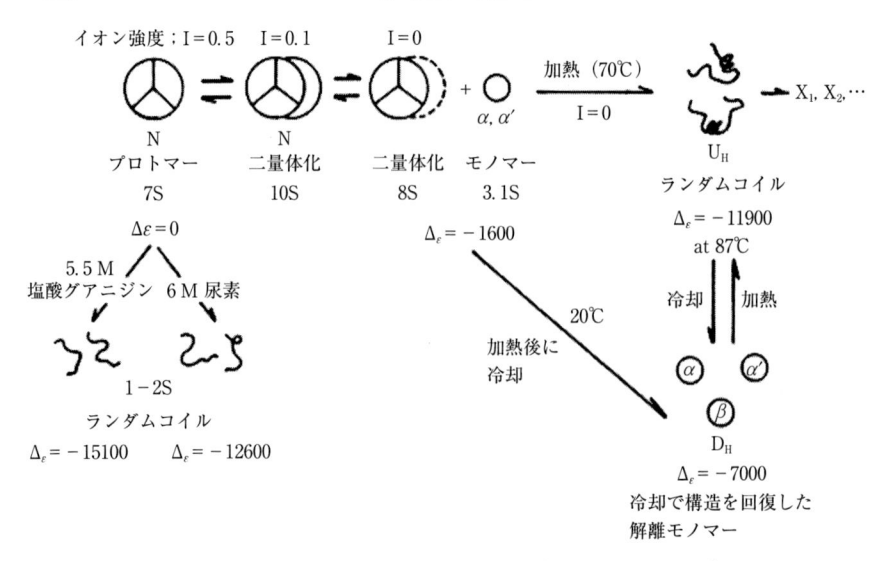

図 7.23 β-コングリシニンの加熱変性挙動（Iwabuchi *et al.*, 1991）

β-コングリシニンの加熱変性は天然構造（プロトマー）からモノマーへの崩壊とアンフォールディングが関係している．Δ_ε はコンホメーション変化の程度を示す．D_H は加熱-冷却状態を示す．U_H は高温下での加熱変性状態を示す．U_H の加熱変性状態は温度に依存して X_1, X_2 といった異なる変性状態をとる．

合を起こすことも示されている．こうした解離-会合反応は，各サブユニットの表面電荷と疎水性領域の分布のバランスによって決められ，大豆タンパク質を用いた食品を加熱する際には塩濃度を考慮すべきである．また，加熱した食品は多くの場合冷却するが，このときに起こるリフォールディングも考慮すべきことがわかる．

その後，酸沈殿タンパク質のようなグリシニンと β-コングリシニンが共存する系においてグリシニンの塩基性ポリペプチドと β-コングリシニンの β サブユニットが結合して核となりタンパク質の可溶性凝集体を形成するという反応が見出されている．

d．高濃度状態での加熱変性

大豆タンパク質は水あるいは塩溶液に高濃度に分散させると，加熱時にゲル化を起こすことが知られている．市販の大豆タンパク質は 8% 以上の濃度で蒸留水に分散させて 70〜100℃ で加熱するとゲルを形成し，16% 以上にするとしっかりとしたゲルとなった．さらに添加物の影響としては，脂質や多糖では粘度上昇が

みられた．還元剤の添加では逆に粘度低下がみられ，ジスルフィド結合による架橋構造の寄与が示された．

Catsimpoolas and Meyer (1970) は 8% 以上の大豆グロブリン分散液（ゾル）を加熱すると粘度の高いプロゲル状態となり，冷却によってゲルになることを示した．ゾルからプロゲルへの転移は不可逆であったが，プロゲルからゲルへの転移は可逆的であった．一方，プロゲルをさらに加熱（125℃以上）したり，還元剤や変性剤を添加したりすると，もはやゲルを形成しないメタゾル状態へと転移した．プロゲルとゲルの間の転移には水素結合や静電的相互作用の寄与が大きいものと推測されている．またゾルからプロゲルへの不可逆的な転移については疎水的相互作用の寄与が予測されている．

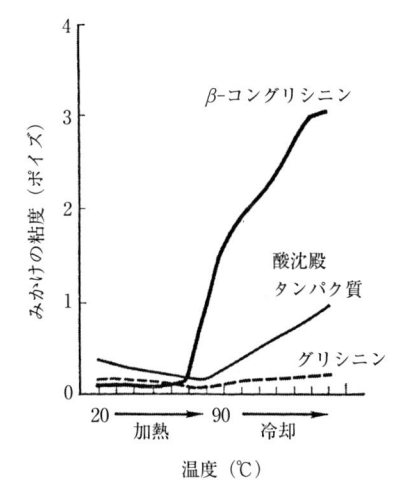

図 7.24 各大豆タンパク質の加熱-冷却過程における粘度変化 (Umeya et al., 1980) タンパク質濃度 12%，イオン強度 0.1．

さらに，Umeya et al. (1980) は，加熱，冷却時の粘度変化について回転粘度計を用いて詳細に検討した．12% の酸沈殿タンパク質分散液ははじめ温度の上昇とともに粘度は少し低下し，粘度の上昇はむしろ冷却過程でみられた（図 7.24）．グリシニンと β-コングリシニンを比較すると，グリシニンはほとんど粘度上昇をみせないのに対して β-コングリシニンは加熱途中において 70℃〜90℃ですでに粘度上昇を示し，その後冷却過程において大きな粘度上昇を示した．さらに温度上昇をゆっくりとしたり，90℃で保持する時間を長くしたりすることで冷却時の粘度上昇は大きくなった．これらの結果より，β-コングリシニンでは分子間の相互作用はおもに非共有結合からなっているために回転粘度計のせん断力によって破壊されても再構築できるが，グリシニンの場合には相互作用にジスルフィド結合の寄与が大きいためにせん断力によって破壊されると再生が間に合わず粘度は上昇しないものと考察されている．

0.4 M NaCl を含んだ緩衝液に分散させたグリシニン濃厚分散液（濃度 5%）を 100℃で加熱すると加熱時間の延長につれて可溶性凝集体の分子サイズは大きく

なり，60秒後には分子量が800万（グリシニン分子20個程度）となった．さらに5分以上加熱すると可溶性凝集体はさらに重合化し巨大な可溶性凝集体を経てゲルネットワークの形成へといたった．電子顕微鏡での観察結果などから，未変性のグリシニン分子は加熱によって球状の分子構造を保ったままでアンフォールディングを起こし，表面の反応性が変化して，変性分子どうしが直鎖のストランド状に会合していくことが示された．さらにストランドの成長が進行するとやがて枝分かれ構造が現れ，三次元的なネットワークを構築するにいたるものと推測されている（Nakamura et al., 1984）．凝集体そのものは疎水的相互作用のような非共有結合によって結合しているが，ゲルネットワークの形成にはジスルフィド結合が関与しているものと考えられた．

一方，β-コングリシニンの濃厚溶液系における加熱時の挙動についても0.4 M NaClを含んだ緩衝液の系において検討されている．加熱変性の最初のステップとしてβ-コングリシニン分子が5～7個会合した可溶性凝集体（分子量100万程度）が形成されるが，この凝集体はランダムに会合し合って可溶性の巨大凝集体へと成長しゲルになるものと考えられている（Nakamura et al., 1986）．この凝集反応は水素結合や疎水的相互作用といった非共有結合を介して進行するものと考えられており，ジスルフィド結合が関与しており，変性した分子がストランド状に成長するグリシニンとは異なった変性挙動を示している．

e. 凍結変性

大豆タンパク質の凍結変性についてはタンパク質分散液を凍結貯蔵した後に解凍し，得られた沈殿量によって評価した報告があり，脱脂大豆より調製した酸沈殿タンパク質やグリシニン画分の分散液を用いて検討されている．その結果，凍結解凍後の沈殿量はあらかじめ加熱処理したほうが高く，また凍結貯蔵するときの温度は0℃以下で比較的高い温度のほうが高いことがわかった．さらに，大豆タンパク質はジスルフィド結合を介して凝集体を形成し，やがて不溶化を起こすことが見出された．

豆乳についても同様の凍結による不溶化がみられた（下山田，2003）．豆乳の不溶化については加熱から凍結への冷却過程をコントロールすることでゲル状の凝固物へと変化することが合わせて報告されているが，タンパク質分子間の結合としてジスルフィド結合以外にも疎水的相互作用や水素結合も関与しているもの

と考察されている.

　これら凍結によるタンパク質の変性は,凍結時におけるタンパク質の濃縮が原因とされている.すなわち,大豆タンパク質分散液や豆乳を凍結させた際には溶媒としての水だけが凍結して氷として除かれていくために,タンパク質濃度は上昇していく.濃縮に伴ってタンパク質分子間の距離が縮まることで相互作用が高められ,可溶性凝集体から不溶性凝集体へと凝集反応が進行して不溶化が起きるものと考えられている.

　凍結変性を利用した食品としては凍り豆腐が挙げられるが,凍り豆腐の生成過程においても豆腐カードを構成するタンパク質のネットワーク中に氷が形成され,保存期間中に氷の結晶によって圧迫されることでスポンジ状の組織を形成するものと提案されている(橋詰,1977).

f. 高圧処理による変性

　1980年代より非加熱による食品の加工が注目され,1000気圧(100 MPa)以上の圧力を用いることで加熱処理における栄養成分の損失などの短所が克服でき,風味を保持した食品加工の可能性が示された.通常プラスチック製の容器に封入した食品を圧力容器の中に入れ,静水圧によって高圧処理が実施される.生物材料は1000気圧以上で不可逆的な変化を示し,食品中のタンパク質,核酸,多糖類など,あるいはその複合物は高圧の影響を受けて立体構造が破壊されるとされている.一般的にはむらのない均一な処理が瞬間的に可能であり,加熱により壊れやすい味,香り,色,ビタミンなどが天然のまま保持される(林,1991).

　高圧処理による大豆タンパク質の変性挙動はサブユニットへの解離と凝集体の形成とからなり加熱による変性挙動と類似している.しかしながら加熱変性はタンパク質分子の熱運動による水素結合の切断や疎水的相互作用の変化によって起こるのに対して,高圧処理による変性は体積の減少が引き金となっている点で違いがみられる.後述するように加熱ゲルと高圧ゲルはその力学物性も違っており,大豆タンパク質の加工・調理技術としての高圧処理が広まる可能性もある.

　高圧処理の課題として殺菌効率が低いために他の殺菌手段を併用する必要があり,高圧処理のメリットを出しにくいという現状もある.現在は加熱と高圧の組み合わせやタンパク質の変性を伴わないより低圧での加圧処理に研究の重点が置かれている.

g. 酸，アルカリによる変性

加熱による変性はほとんどの場合不可逆となるが，酸，アルカリによる変性はその多くは可逆的であり，pH をもとに戻せばタンパク質の構造も戻る場合が多い．酸や塩基の添加によって pH をより大きく変化させると 7S のほうが 11S よりも可逆性は高く，pH に対してより安定と考えられている．

一般に，タンパク質は pH 7～8.9 では溶解度は著しく増加するが，その構造に変化はみられないとされている．このため溶けにくいタンパク質を溶解させるためにはこの範囲の pH をよく用いるが，温度の上昇や長時間の保持などは避けるように注意しなければならない．また pH はコンホメーション変化のみならず加熱安定性にも影響するため，タンパク質の機能特性について検討する際にはイオン強度とともに pH を重要な因子として考慮すべきである．

h. 有機溶剤による変性

大豆タンパク質の製造に関係する有機溶媒の代表的なものとしてヘキサンとアルコールを挙げることができる．ヘキサンは大豆種子中の脂質を抽出し脱脂大豆粉を調製するために用いられる．ヘキサンは親油性が高くプロテインボディを包む膜が破壊されないために，その内部に貯蔵されているタンパク質の変性は起こらないとされている．一方アルコールは濃縮大豆タンパク質を製造する際に低分子の糖や着色成分，臭気成分を除去するために使用される．アルコールを添加すると，タンパク質は変性し溶解度が低下する．大豆水抽出タンパク質分散液のアルコール類による変性挙動を調べると，約 40～60％ の濃度で最も変性効果が大きかった．しかし低級アルコールほど粘度上昇には高濃度が必要で，食用に用いられるエタノールは一般的なメタノール，エタノール，プロパノールといったアルコールのうちでは中間的な変性効果を示す．こうした変性が起きる理由は，アルコールが分子内に親水性の水酸基と疎水性のアルキル基を有する両親媒性の構造を有するために，タンパク質分子表面の親水性領域とも内部の疎水性領域とも相互作用することが可能なためと考えられている．

i. 変性剤による変性

尿素，塩酸グアニジン，ドデシル硫酸ナトリウム（SDS）といった変性剤存在下では加熱や有機溶媒による変性とは異なり，タンパク質は変性後も溶解状態を保っている．このため，種々の分光学的方法，クロマトグラフィーを駆使して解

析することができる．尿素や塩酸グアニジンは非共有結合のみを選択的に，かつ完全に切断するので，タンパク質を構成するサブユニット間の相互作用について解析するために有効である．

β-コングリシニン（7S）は変性剤のみでサブユニットへの解離とアンフォールディングが生じる．しかしグリシニン（11S）は多くのジスルフィド結合を有するのでポリペプチドの完全なアンフォールディングのためには還元剤の併用が必要である．

4% 大豆酸沈殿タンパク質分散液を用いると尿素濃度が 2〜4 M では粘度低下がみられ，これは構成サブユニットへの解離によると考えられている．4 M では粘度がいったん低下した後に上昇する．さらに 6 M 以上では粘度上昇のみが観察される．この粘度上昇はほどけたペプチドの絡まり合いが原因と考えられた（柴崎ほか，1969）．11S の希薄溶液においても 6 M 尿素によってタンパク質分子がコンホメーション変化を起こしサブユニットへと解離することが示されている．11S ではトリプトファンの表面への露出がみられるのに対して，7S ではトリプトファンは表面には露出しにくく，そのコンホメーション変化は限定的である．

塩酸グアニジンも尿素と同様に大豆タンパク質の解離とアンフォールディングを起こさせる．塩酸グアニジンは尿素よりも変性力が強く，塩酸グアニジン 4 M が尿素 8 M の濃度に匹敵する．また，塩酸グアニジンによるコンホメーション変化も 7S よりも 11S で大きいものと考えられている．

以上の様に尿素や塩酸グアニジンはタンパク質のアンフォールディング作用を有するが，逆に SDS は規則構造を形成する傾向がある．また前者は 4〜8 M の高濃度で最大の変性を示すが，SDS では通常 0.1 M 以下で使用され，低濃度でその変性効果を示す．7S，11S はそれぞれ SDS の添加で α-ヘリックス構造の増加を示すが，7S においてより顕著で，分子内ジスルフィド結合の数を反映している．

7.2.2 機能特性

現在，大豆タンパク質は広く食品素材として利用されているが，その大きな目的として，大豆タンパク質の有する乳化性やゲル形成性といったさまざまな機能特性の利用を挙げることができる．タンパク質の機能特性は未変性状態で発現す

るもの，タンパク質の変性によって発現するものなどさまざまであるが，多くの場合はタンパク質の変性によって発揮するものであり，タンパク質の変性挙動との組み合わせから議論されることが多い．ここではとくにタンパク質の変性状態にはこだわらずに大豆タンパク質の主要な機能特性について述べる．

a. 溶解性

米や小麦に含まれているタンパク質の多くが水に溶けず不溶性であるのに対して大豆に含まれるタンパク質の約90%は水抽出が可能であるという特性を有している．多くの機能特性発現において，そのタンパク質の有する溶解特性と関連している場合が多い．

利用の面から考えると大豆粉からタンパク質を溶かし抽出する工程が重要であり，実際大豆粉からのタンパク質の抽出性に関する研究が数多くなされている．抽出溶液のpHを変化させたときの低変性脱脂大豆粉からのタンパク質の抽出率を図7.25に示した．水（中性付近）あるいはアルカリ溶液では良好な抽出率，すなわち高い溶解性を示すが，pHを酸性側へと変化させると溶解性は徐々に低下し，pH 4.3付近で最低になることがわかった．このとき，タンパク質は中性付近の1/10程度しか溶け出してこない．これは大豆タンパク質の等電点がこの付近にありタンパク質表面の電荷が最も小さくなることで，タンパク質分子間の

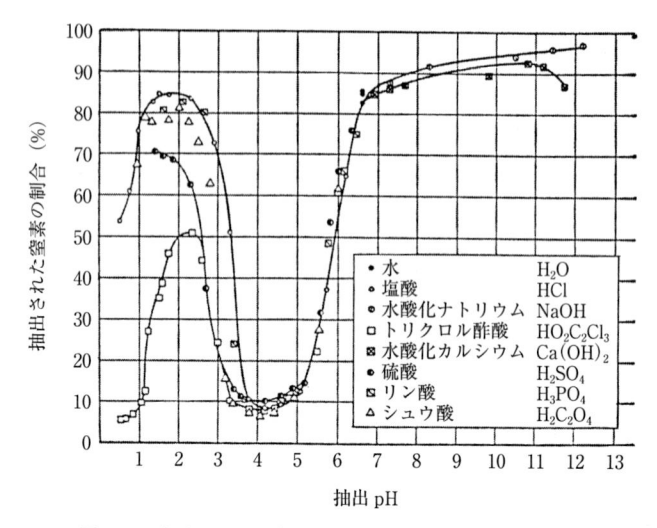

図7.25 大豆タンパク質の抽出率とpHの関係（渡辺，1963）

反発が小さく水和量が低下するためと考えられている．市販の大豆タンパク質の製造においてもいったん微アルカリで可溶化したタンパク質溶液のpHを4.5付近へと変化させ，溶解度の減少によって沈殿したタンパク質を噴霧乾燥することでタンパク質を得ている．

同様にして食塩の影響も調べられており（渡辺，1963），0.01 M程度の食塩添加では溶解度にはほとんど影響はないものの0.5 Mの食塩を添加すると等電点付近での溶解性が格段によくなることが示されている（図7.26）．しかしながら0.5 Mは海水中の食塩濃度にも匹敵するため食品に応用するとすれば，多くの場合希釈あるいは除去といった操作が必要になる．一方，希薄な食塩溶液では塩の影響は小さいが，これは大豆粉そのものにも塩類が含まれていることを考慮すべきものと考えられる．

こうした大豆タンパク質の溶解性は個々のタンパク質成分によっても異なっている．たとえば，β-コングリシニンとグリシニンを簡便に分画する方法として，抽出溶液のイオン強度（塩濃度）とpHを微調整することで行うことが多い．すなわち，抽出溶液のイオン強度を0.03程度（食塩として0.2%に相当）とし，pHを6.4にすると，グリシニンが沈殿してくるので遠心分離によって回収し，残った上清のpHを4.5にすると，β-コングリシニンが沈殿する．それぞれ得ら

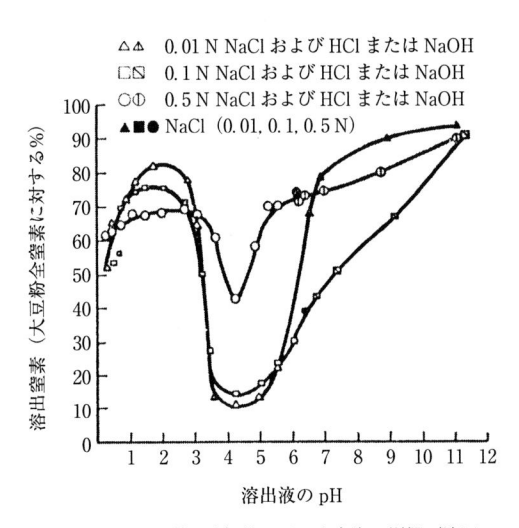

図7.26 大豆タンパク質の溶解性に及ぼす食塩の影響（渡辺，1963）

れた沈殿を微アルカリ溶液に再度溶解させて乾燥させることでそれぞれのタンパク質が得られる．現在もこの方法（Thanh et al., 1975）あるいはその改良法が大豆タンパク質の主要成分の分離によく使用されている．大豆タンパク質は調製方法によっても溶解性の異なることが知られており，市販の分離大豆タンパクは一般的に実験室において穏和な条件で調製される大豆タンパク質に比較してとくに酸性領域での溶解性が劣り，とくに食塩存在下でその差は大きくなる傾向がある．

b. 乳化性

「水と油」は混じり合わないものの代名詞として用いられるが，食品にはこの水（水溶液）と油（脂肪）が共存し，多くの場合水の中に細かな油の粒子（0.1～100 μm）が分散したコロイド分散系の状態をとっておりエマルションと呼ばれている．このように水の中に油が分散している例として牛乳やマヨネーズが挙げられ，水中油滴型（O/W型）エマルションという．逆にバターやマーガリンのように油の中に水滴が分散しているものを，油中水滴型（W/O型）エマルションと呼ぶ．エマルションをつくるには混じり合わない2液を激しく撹拌すればよいが，通常は互いが排除しあうためにすぐに2層に分離してしまう．このとき，乳化剤を添加しておくとエマルションを安定化することができる．乳化剤は界面活性剤の一種で2つの液体にそれぞれ親和性を示す両親媒性の性質のためにこの界面に吸着し，界面張力を低下させ，界面における自由エネルギーが減少する．食品のエマルションを安定化する乳化剤として一般的にはレシチンのようなリン脂質や合成界面活性剤などが用いられるが，タンパク質も乳化剤としての性質を有している（藤田，2006）．

油とタンパク質水溶液を乳化させてO/W型エマルションを形成させるとき，タンパク質は油滴表面に吸着し，界面変性を起こし，分子内に埋もれていた疎水性領域を油のほうに向け，親水性の領域を水のほうに配向させて，油滴を安定に分散させる．このようにして生成したエマルションの安定性は油滴を覆う吸着膜の強度や油滴表面の荷電間の反発力などに影響される．

タンパク質の乳化特性は，タンパク質溶液を撹拌しながら油を加えていきO/W型からW/O型へ転相するまでの油の量をはかる乳化容量や，タンパク質溶液と油を撹拌して一定時間後に下層の一定量を取り出し水分含量をはかる乳化安定性などによって評価される．脱脂大豆から得られた水抽出物,酸沈殿タンパク質,

7.2 大豆タンパク製品の機能特性

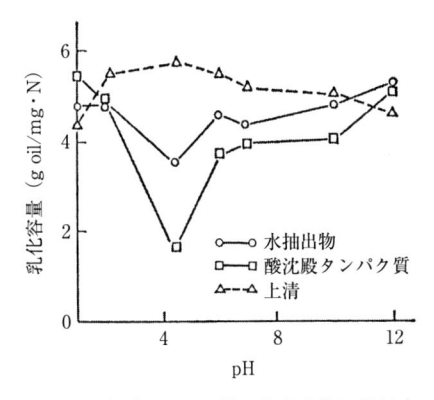

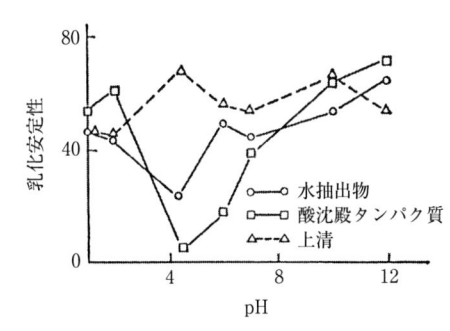

図7.27 大豆タンパク質の乳化容量に及ぼすpHの影響（青木・長野，1975）

図7.28 大豆タンパク質の乳化安定性に及ぼすpHの影響（青木・長野，1975）

ホエータンパク質の3つで比較すると乳化容量は酸沈殿タンパク質が最も低く，乳化安定性はホエータンパク質で最も高い．

またpHの影響についてみると，等電点領域において乳化容量，乳化安定性ともに低下することが示されている（図7.27, 7.28）．弱酸性領域のpHを示す食品が多いことから，大豆タンパク製品を実際の食品に利用しようとすると十分に乳化機能を発揮できないことが予想される．この欠点を改良するためには大豆タンパク質をプロテアーゼや酸で部分加水分解することが有効である．

大豆タンパク質の市販品については分離大豆タンパクのほうが濃縮大豆タンパクよりも高い乳化容量，乳化安定性を示すことが知られている．また，大豆タンパク質をはじめさまざまなタンパク質の加熱変性と乳化活性の関係について調べた結果，分離大豆タンパクは加熱によってわずかに乳化活性は増加し，逆に乳化安定性は減少し，オボアルブミンやカゼインとは異なる挙動を示した（Voutsinas et al., 1983）．こうした乳化特性の変化において乳化活性は疎水性度と，また乳化安定性は溶解度と相関性があると考えられている．その後，高圧処理した大豆タンパク質においても乳化活性の上昇と疎水性度の上昇との相関がみられている．

c. 起泡性

泡（泡沫）は乳化物と同様にコロイド分散系であるが，乳化物（エマルション）とは異なり，液体（あるいは固体）の連続相中に分散相として気体が分散してい

る．メレンゲ，アイスクリーム，ホイップクリーム，ビールの泡，パン，ケーキなどの食品を挙げることができる．一般的には泡の存在によって食感が軽くなり食品のテクスチャーを制御する上で重要である（北畠・土井，1987）．こうした泡については泡の立ちやすさ（起泡力）と泡の消えにくさ（泡安定性）という2つの概念で考えられる．泡は本質的には乳化と同様に液相と気相を激しく撹拌することで小さくせん断された空気の粒が液相内に分散しており，エネルギー的には不安定で，界面活性剤の存在によって表面張力が低下することで比較的安定に存在することができる．この界面活性剤としてタンパク質やその他の食品成分を挙げることができ，とくにタンパク質が重要と考えられている．タンパク質は液相（連続相）表面に拡散によって移動すると空気が疎水的であることより，本来タンパク質分子内部に埋め込まれた疎水性領域を気相（分散相）に露出，配向し，水分子と置き換わることでエネルギー状態を下げて安定な系へと導く．さらに吸着したタンパク質はコンホメーション変化を起こして表面に再配列し，泡の安定性に寄与している．こうした性質のために，洗剤などの低分子の界面活性剤とは異なり図7.29に示したように気液界面を形成した直後の表面張力の低下速度の大きいタンパク質ほど泡立ちのよい傾向が報告されている（Kitabatake and Doi, 1982）．この表面張力の変化は表面に吸着したタンパク質のコンホメーション変化に関係しており，カゼインのような柔らかい構造と両親媒性を有するタンパク質では，表面張力の減少速度も大きく起泡力も高い．また分子表面に疎水性領域を有するタンパク質も高い起泡力を示す．

大豆タンパク質は起泡力，泡安定性のいずれにおいても卵白などのタンパク質と比較するととくに大きくはなく，代表的なタンパク質の中では中程度の起泡力を有している．しかしながらその泡安定性は表7.7に

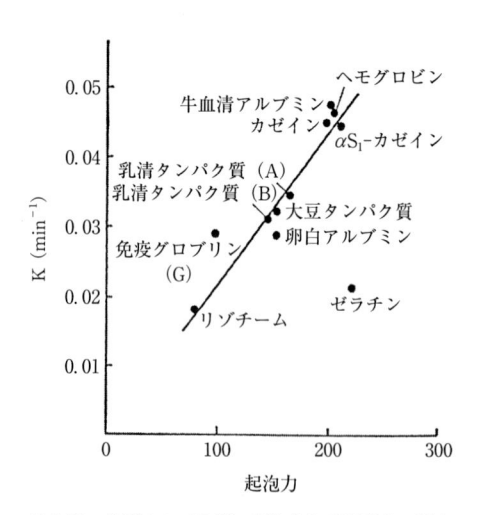

図7.29 各種タンパク質の起泡力と表面張力の減少速度との関係（Kitabatake and Doi, 1982）
K：表面張力の減少速度定数．

7.2 大豆タンパク製品の機能特性

表7.7 各種タンパク質の泡特性 (Vani and Zayas, 1995)

タンパク質源	泡体積 (ml)	泡安定性 (ml)			
		0.5時間	1時間	1.5時間	2時間
小麦胚芽タンパク質	19.0	9.6	7.3	6.5	5.9
コーン胚芽タンパク質	21.4	14.3	11.7	10.4	9.7
大豆粉	15.9	13.7	12.9	12.5	11.8
脱脂乾燥乳	30.3	15.2	5.8	5.2	4.9
乾燥卵白	38.9	26.0	23.3	21.0	18.8

各タンパク質は50ml蒸留水に分散.

示したように小麦胚芽タンパク質やコーン胚芽タンパク質といった植物性タンパク質よりは優れている (Vani and Zayas, 1995).また,乳化特性と同様に中性付近に比較して弱酸性領域において気泡力や泡安定性が低下し,溶解性と関連している.グリシニンとβ-コングリシニンを比較すると,起泡力はほぼ同程度であるが,泡安定性ではグリシニンのほうが優れている.さらに,部分加水分解,脱アミド化,加熱変性の組み合わせによって起泡力は向上するが,泡安定性の向上はタンパク質の分解率が低いときに限られる.泡安定性にはある程度以上大きな分子量のタンパク質のほうが気液界面で丈夫な膜を形成するために有利と考えられている.

d. 水和特性

大豆タンパク質をハムなどの肉加工品に加えると,調理中に肉汁が分離するのを抑制し,パンの保湿性を向上させることでクラム(パンの身)の粘り,弾力,クラスト(パンの耳)の焼き色を改善するなどの効果がある.また,粉末化した乳製品の分散性を改善するために添加されている (Erickson, 1995).水和特性は保水性,水分収着性,膨潤性,水分活性,結合水などに分類されている.

冷凍肉を解凍するとドリップが発生するが,これは肉タンパク質の保水性が凍結変性により低下したために起きる現象である.多くの場合,水を加えた試料を遠心分離したり,加圧したりした後にタンパク質中に残存した水分含量で評価する.大豆タンパク質のペーストやゲルの保水性は図7.30に示すように等電点領域となるpH4.5付近で最も低く,さらに酸性側,あるいは中性側へpHが変化すると増加した.中性からアルカリ性の領域ではだいたい一定の値となった.この特性曲線は,大豆タンパク質の溶解性と相関しており,タンパク質のもつイオ

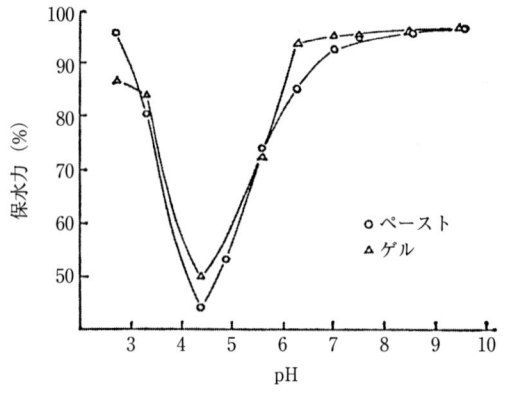

保水力に及ぼすpHの影響
（塩酸凝固タンパク質）

図7.30　保水力に及ぼすpHの影響（青木，1965）

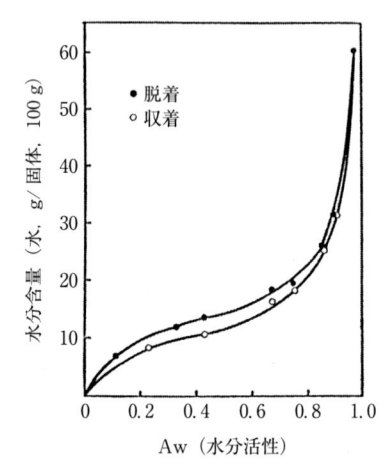

図7.31　分離大豆タンパクの等温水分収着曲線（Chou and Morr, 1979）

ン性のアミノ酸の荷電と関係することがわかる．また大豆タンパク質の主成分で比較すると，グリシニンのほうがβ-コングリシニンよりも保水性は高いとされている．

　水分収着性は，一定湿度の水蒸気を含んだ空気の中に乾燥したタンパク質粉末を入れて，水分が平衡に達した後の重量から評価するのが一般的である．図7.31は分離大豆タンパクの等温収着曲線となる．ここで，横軸の水分活性（Aw）は相対湿度と関係していて，食品中における水の束縛の程度を示している．等温収着曲線はAwによって3つの部分に分けられる．① Awが0～0.3の部分は単分子層の水和層を示しており食品成分に強固に束縛された水を示している．② Awが0.3～0.9の部分は①よりも緩やかに結合した水を表す．③ Awが0.9以上の部分では束縛されない水（自由水）を示していて，Awのわずかな増加で水分含量が急激に上昇することがわかる．図からもわかるように食品のAwが上昇するとき（収着時）と下降するとき（脱着時）では同じAw値でも含

まれる水分量は異なり，このことはヒステリシス（履歴現象）と呼ばれる．こうした考え方は，とくに乾燥大豆タンパクを保存する際に重要で，相対湿度（すなわち Aw）を低くすることでタンパク質の変性が抑えられて溶解性は保たれる．一般的に乾燥食品を安定に保存するには，単分子層の水和層を形成する程度の相対湿度下で保存することが望ましいとされており，図 7.31 からはその水分含量はタンパク質 100 g 当たり 10 g 以下とわかる．

e. 流動特性とゲル形成性

大豆タンパク質溶液の流動特性は，製造工程のコントロールや豆乳，スープなどの物性の把握に重要である．また，濃厚な分散液の加熱や凝固剤添加などにより生じるゲルは豆腐や肉加工食品に利用されている．

すでに図 7.24 で示したように大豆タンパク質は加熱過程よりもむしろその後の冷却過程において粘度の上昇がみられるが，グリシニンでは粘度変化は小さくβ-コングリシニンにおいて大きな傾向がみられる．

豆乳についても加熱時の粘度変化について調べられており，タンパク質濃度が高いほど加熱による粘度上昇は大きくなる．とくに絹ごし豆腐製造用の豆乳に相当するタンパク質濃度 6% 程度の豆乳は低濃度豆乳と比較して加熱による粘度上昇が顕著であり，かつ擬塑性流体的な特徴が著しくなっていることが報告されている（三浦・米安，1982）．こうした点で豆腐製造において木綿豆腐と絹ごし豆腐では原料豆乳の取り扱いに異なる管理が必要になるものと考察されている．

大豆加工食品の代表的なものとして豆腐を挙げることができる．豆腐は加熱変性した豆乳中のタンパク質が凝固剤の働きによって三次元的なネットワークを形成して多くの水を抱え込んで凝固物となったものであり，離水を伴い，コロイド粒子の凝集体からなるためにカードの一種と考えられている（小野，2008）．豆腐カードの組織にはタンパク質間の相互作用が重要な役割を果たしていることが示されている．カルシウムを凝固剤として用い，β-コングリシニンとグリシニンから調製した豆腐をテクスチャープロファイルという手法を用いて解析した結果を図 7.32 に示した．この図は右から左へと移動する間に 2 回豆腐を圧縮したときの豆腐が押し返す力（応力）を記録したものとなっている．この図から，グリシニンから調製した豆腐のほうが応力は大きいことから硬く，凝集性も高いことがわかる．一方で，β-コングリシニンから調製した豆腐は柔らかく，若干

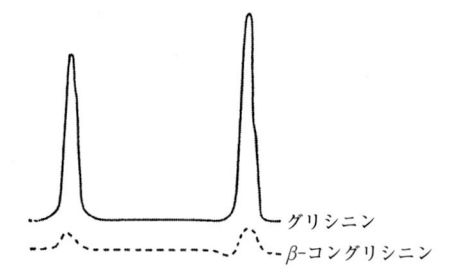

図 7.32 大豆タンパク質ゲルのテクスチャー
(Saio and Watanabe, 1978)

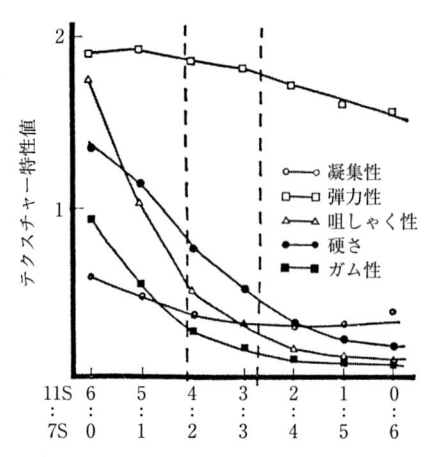

図 7.33 大豆タンパク質ゲルのテクスチャー特性値に及ぼす β-コングリシニン（7S）とグリシニン（11S）の混合比の影響
(Saio and Watanabe, 1978)

の付着性を示している．図 7.33 は β-コングリシニンとグリシニンの配合比によって豆腐の硬さ，凝集性，咀しゃく性といったテクスチャー特性が変化する様子を示している．大豆中の β-コングリシニンとグリシニンの組成比は品種によって異なっており，市販の豆腐の物性には，この β-コングリシニンとグリシニンの量比も関係している．さらに近年，豆乳中のタンパク質の存在形態としてタンパク質粒子という考え方が示され，グリシニン含量の高い豆乳ではタンパク質粒子の比率が高くなり，豆腐も硬くなることが報告された（小野，2008）．またタンパク質を構成するサブユニットごとの豆腐物性に及ぼす影響についても検討が進んでいる．

塩化カルシウムを使用すると，豆乳に添加後直ちに凝固が始まり，適当なテクスチャーを与えるための添加量の幅が狭い．近年プラスチックパックに充填した豆腐用として用いられているグルコノデルタラクトン（GDL）は，加熱中にラクトン環が壊れてグルコン酸となり，豆乳の pH を徐々に低下させるので，酸凝固によって豆腐を形成する．塩化カルシウムと GDL の凝固剤としての特性を比較すると，図 7.34 に示したように GDL で凝固させた豆腐のほうが硬くなるのみならず，しっかりとした硬さの豆腐を形成しうる凝固剤の添加濃度も高く，濃度幅も広いことがわかった．しかしながらカルシウムで凝固させた豆腐は柔らかいが，割れにくいことも知られており，このことは添加したカルシウムの影響と考えられている．

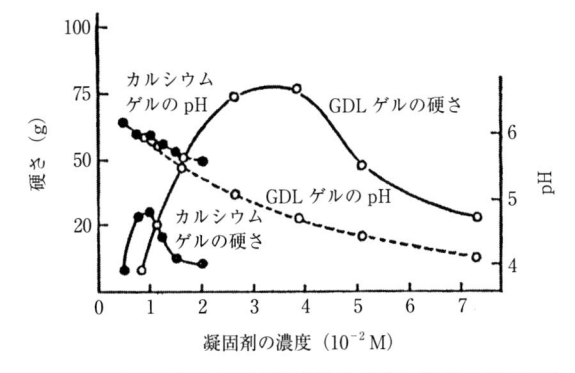

7.2 大豆タンパク製品の機能特性

図 7.34 豆腐の性状に及ぼす凝固剤濃度の影響（橋詰・何, 1978）

さらに古くより，大豆タンパク質の高濃度分散液を加熱すると加熱ゲルを生成することが知られている．グリシニンのゲル化については図 7.35 のようなスキームが提案されている．タンパク質分子は，加熱によって変性を受けて，各サブユニットの構造や配置の変化，スルフヒドリル基やジスルフィド基の状態変化は起きるものの分子全体の形状はそれほど変化せず，球状構造を保っている．こうした加熱変性によってタンパク質の表面は反応性の高まった状態となっており，数珠状に会合してストランドが形成され，それがネットワーク構造へと成長することで

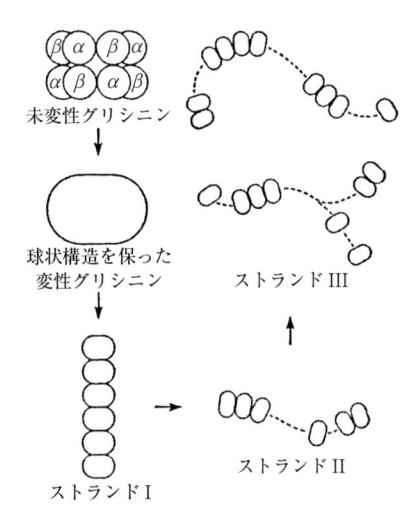

図 7.35 グリシニンのゲル化メカニズム (Nakamura et al., 1984)

ゲルを生じる（Nakamura et al., 1984）．グリシニンのゲル化については，さらにグリシニン分子を構成するサブユニットとの相関についても明らかにされている．たとえば，ゲル化速度には，$A_5A_4A_3$ サブユニットが関係し，A_2B_{1a} サブユニットは不透明なゲルの，A_3B_4 サブユニットは透明なゲルの形成に関係している．

β-コングリシニンの場合，イオン強度 0.5 ではタンパク質濃度が 7.5% 以上でゲルが形成し，グリシニン（2.5% 以上）よりも高濃度の分散液を用いないとゲ

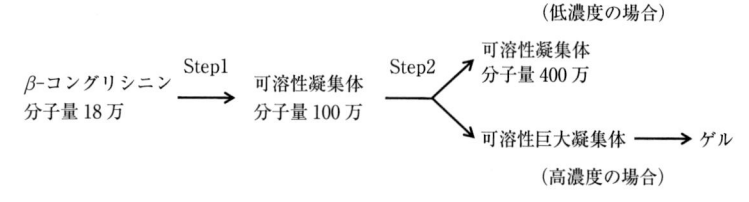

```
                                         (低濃度の場合)
                                    可溶性凝集体
                           Step2    分子量 400 万
β-コングリシニン  Step1   可溶性凝集体
分子量 18 万    ────→   分子量 100 万
                                    可溶性巨大凝集体 ──→ ゲル
                                         (高濃度の場合)
```

図 7.36 β-コングリシニンのゲル化メカニズム (Nakamura *et al.*, 1986)

ル化しない．β-コングリシニンのゲル化メカニズムについても加熱変性の項で記述した分子量 100 万程度の可溶性凝集体がランダムに寄り集まってさらに巨大な凝集体へと成長することでゲル化するメカニズムが提案されている（図 7.36）．このゲル化においてタンパク質分子間の相互作用はグリシニンとは異なりジスルフィド結合の寄与はほとんどなく，おもに水素結合などを主体とした非共有結合によって結びついている．

近年，凝固剤添加や直接的な加熱によらない大豆タンパク質や豆乳の凝固方法についていくつかの報告がなされている．その 1 つは冷蔵ゲルと呼ばれるもので，あらかじめ加熱変性させた大豆タンパク質のペーストを 3 日程度冷蔵保存することでゲル化が起こる．得られたゲルは加熱ゲルに比較するとゲルの破壊に要する力（破断応力）は小さいものの，逆に破壊するまでの変形量（破断歪み率）は大きく，弾力のあるしなやかな性質を有している．このゲルの形成には β-コングリシニンの寄与が大きく，疎水的相互作用や水素結合といった非共有結合が主体的に働いているものと考察されている．さらに加熱処理した大豆タンパク質分散液を凍結すると不溶化する現象を利用して，凍結ゲルとしての食品への応用が試みられている．これに対してタンパク質濃度 6.5% の豆乳をいったん -5℃ で予備冷却した後に凍結保存すると，豆乳凍結ゲルと呼ばれるゲル状の状態に変化する．豆乳凍結ゲルの形成には過冷却現象による球形の微小な氷結晶の生成と凍結濃縮によるタンパク質の濃度上昇の組み合わせがかかわっている．一方で，豆乳に直流電流を通電した後に穏和に加熱すると絹ごし豆腐様に凝固することが示されている．いまのところ凝固メカニズムは明らかにされていないが，添加物を使用しない点や電流の値によって制御が容易である点など興味深い点を含んでいる．

これら凝固剤を用いないゲル化方法には，加熱や凝固剤添加以外の方法によってどのようにタンパク質間のネットワーク構造の構築を促進するかという点に特

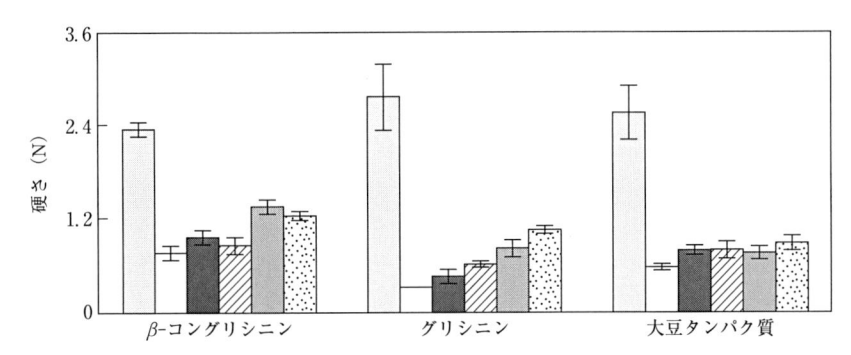

図7.37 大豆タンパク質より調製した高圧ゲルの硬さ（Molina *et al.*（2002）より作成）
タンパク質濃度20%，処理時間15分．それぞれのタンパク質において左から順に加熱ゲル（95℃），
高圧ゲル 300 MPa, 400 MPa, 500 MPa, 600 MPa, 700 MPa.

徴があり，冷蔵ゲルでは魚肉練り製品の座り様の反応を利用している．これに対して豆乳凍結ゲルでは凍結濃縮を利用して凝固剤がなくてもネットワーク形成が進む程度にまでタンパク質濃度を高めている．通電ゲルにおいても詳細なメカニズムはわかっていないが，通電によってタンパク質の反応性が高まっているものと推測できる．

また大豆タンパク質は3000気圧（300 MPa）以上の高圧処理によってもゲルを形成することが示されている．分離大豆タンパクの高圧ゲルは加熱ゲルに比較すると，柔らかいゲルとなっている（Molina *et al.*, 2002）．圧力が低いときには加熱ゲルとは異なり β-コングリシニンのほうが硬いゲルとなっていて，圧力の上昇とともに β-コングリシニン，グリシニンともに硬さは増加するが，その差は縮まる傾向にある（図7.37）． 〔下山田　真〕

文　献

青木　宏（1965）．農化誌，**39**，270-276．
青木　宏・長野宏子（1975）．食工誌，**22**，320-324．
Catsimpoolas, N. and Meyer, E. W. (1970). *Cereal Chem.*, **47**, 559-570.
Chou, D. H. and Morr, C. V. (1979). *J. Am. Oil Chem. Soc.*, **56**, 53A-62A.
Erickson, D. R. (Ed.) (1995). *Practical Handbook of Soybean Processing and Utilization*, AOCS Press.
藤田　哲（2006）．食品の乳化—基礎と応用，幸書房．
橋詰和宗（1977）．化学と生物，**15**，301-308．
橋詰和宗・何　銀蘭（1978）．食工誌，**25**，383-386．
林　力丸（1991）．熱物性，**5**，284-290．
Iwabuchi, S. *et al.* (1991). *J. Agric. Food Chem.*, **39**, 27-33.

Kitabatake, N. and Doi, E. (1982). *J. Food Sci.*, **7**, 1218-1221, 1225.
北畠直文・土井悦四郎 (1987). 泡沫の物性, 食工誌, **34**, 549-557.
小林邦彦・加藤昭夫・松冨直利 (1989). 大豆たん白質栄養研究会会誌, **10**, 13-17.
三浦芳助・米安 実 (1982). 食工誌, **9**, 45-47.
Molina, E. *et al.* (2002). *Food Hydrocolloids*, **16**, 625-632.
Nakamura, T. *et al.* (1984). *J. Agric. Food Chem.*, **32**, 349-352.
Nakamura, T. *et al.* (1986). *Agric. Biol. Chem.*, **50**, 1287-1293.
小野伴忠 (2008). 食科工, **55**, 39-48.
Saio, K. and Watanabe, T. (1978). *J. Texture Stud.*, **9**, 135-157.
柴崎一雄ほか (1969). 食工誌, **16**, 298-303.
下山田 真 (2003). 食科工, **50**, 445-450.
Thanh, V. H. *et al.* (1975). *Plant Physiol.*, **56**, 19-22.
Umeya, J. *et al.* (1980). *Agric. Biol. Chem.*, **44**, 1321-1326.
Vani, B. and Zayas, J. F. (1995). *J. Food Sci.*, **60**, 1025-1028.
Voutsinas, L. P. *et al.* (1983). *J. Food Sci.*, **48**, 26-32.
渡辺篤二 (1963). 油化学, **12**, 14-22.
Wolf, W. J. and Tamura, T. (1969). *Cereal Chem.*, **46**, 331-344.
山内文男 (1981). *New Food Industry*, **23**, 27-42.

7.3 大豆タンパク製品の食品への利用

　大豆タンパク製品は，畜肉ハム・ソーセージ，冷凍食品，チルド惣菜など，多くの種類の加工食品に利用されており，表7.8に粉末・粒状・繊維状大豆タンパク製品の利用目的と期待される機能特性をまとめたが，保水性・保油性，乳化性，食感改良などの機能特性に加え，経済性も評価されている（佃，1993；荒木，1998；本郷，2007）．本項では，大豆タンパク製品のいくつかの加工食品への応用例について述べる．

a. 水産練り製品

　かまぼこなどの水産練り製品には，主としてスケソウダラなどの冷凍すり身が用いられるが，世界的な経済海域設定により，冷凍すり身の供給が不安定になり，その打開策として植物性タンパク製品の利用が考えられた．冷凍すり身の代替としては，小麦タンパク質のほうが優れており，大豆タンパク質を使用すると魚肉ゲルのようなしなやかさに欠けたり，かまぼこ特有の白い色調に影響を及ぼしたりするなどの欠点があった（福場ほか，1984）．しかしながら近年は，色調やゲル化能を改良した大豆タンパク質の利用も進んでおり，具材（野菜）を多く含む水産練り製品では，大豆タンパク質を配合することにより離水を抑制し，野菜抜

表7.8 大豆タンパク質の物理的要素と用途（佃，1993）

種類と用途	利用機能
粉状大豆タンパク	
ロースハム	保水性，ゲル化性
プレスハム	結着性，粘弾性，保水性
ソーセージ	乳化性，結着性，粘弾性
かまぼこ，ちくわ	粘弾性，保水性
揚げかまぼこ	粘弾性，保水性
カニかまぼこ	粘弾性，保水性
魚肉ソーセージ	乳化性，結着性
ハンバーグ，シュウマイ	結着性，保水（保油）性
ギョーザ，ミートボール	結着性，保水（保油）性
フライ用ころも	結着性，保水性，粘性
ドレッシング	乳化性
冷菓	乳化性，保型性
キャラメル	乳化性，保油性
豆腐がんも	膨化性
めん類	粘弾性，タンパク源（栄養）
経腸栄養剤	乳化性，タンパク源（栄養）
育児粉乳	タンパク源（栄養）
健康補助食品	タンパク源（栄養）
粒状大豆タンパク	
ハンバーグ，メンチカツ	保水性，保型性，噛み応え
シュウマイ，ギョーザ	保水性，保型性，保油性，噛み応え
中華まん，肉まん	保水性，保型性，保油性，噛み応え
ミートソース，コロッケ	噛み応え
佃煮	噛み応え
中華精進料理	噛み応え，保油性
繊維状大豆タンパク	
ドライミート	噛み応え，復元性
ドライソーセージ	保油性，乾燥性
ジャーキー	繊維性，乾燥性，噛み応え
ハンバーグ	保水性，保油性，噛み応え
コンビーフスタイル	繊維性
でんぶ	繊維性
植物性ハム	繊維性，噛み応え

けを防ぐ効果も認められている（本郷，2007）．分離大豆タンパク，および濃縮大豆タンパクの中でもとくにアルコール洗浄濃縮大豆タンパクが用いられ，添加量は粉末換算で魚肉すり身の2〜6％で，①粉末をそのまま，②水と練って溶液状，ペースト状あるいはカード状にして加える，③水と油脂と大豆タンパク質を混合

して乳化状態のカードとして加える方法などがあり，③の方法でつくったかまぼこの色調が最もよく，風味も良好である（福場ほか，1984）．一方，脱臭脱脂大豆粉を原料とし，戻り現象の抑制と弾力性の付与を目的とした水産練り製品向けの物性改良剤も市販されている．

b. 食肉加工品

粉末状大豆タンパクの最も大きな用途の1つが食肉加工品への利用であり，ソーセージへの練り込みとハムへの漬け込みが代表例である．大豆タンパク製品が食肉製品に使用される目的は品質改良であり，経済的メリットに加え，下記の機能が期待できる（菅野・尚編，1999）．

① 保水性による肉汁の分離防止とクッキングロスの減少
② 乳化性，保油性によるエマルション安定性の向上と脂肪分離の防止
③ ゲル形成性，結着性による肉塊の結着とスライス適正の付与
④ 組織状，繊維状大豆タンパクによるテクスチャーの向上

ハムの場合，大豆タンパク質は塩漬に必要な食塩，発色剤や乳および卵のタンパク質とともに水に溶解してピックル液として使用され，大豆タンパク質の溶解性と水分吸着性，ゲル形成性が製品の特性（食感やスライス適正，保水性）に影響する（菅野・尚編，1999）．大豆タンパク質を用いると20％程度の歩留まりの向上が認められ，漬け込み作業の短縮化も図れる．ハムの漬け込み用には，食塩溶液中での粘度上昇が少ない大豆タンパク製品が望まれる（山内編，1987）．

プレスハムなどでは，肉塊の結着，肉汁の分離防止を目的として，粉末状大豆タンパク製品が2〜5％濃度で用いられる（菅野・尚編，1999）．ウィンナーやフランクフルトなどのエマルション形成を必要とする組織の細かいソーセージでは，原料肉と脂肪のO/W型エマルションの安定化のために分離大豆タンパク製品が用いられる（菅野・尚編，1999）．

最近では，食肉の半分をコレステロール低下効果が認められている大豆タンパク質（分離大豆タンパク）で置換したウィンナー・フランクフルトソーセージ，ハンバーグ，ミートボールが特定保健用食品として認可されている．さらに，当該製品には筋肉組織の周囲を大豆タンパク質のゲルが包み込み，凍結解凍時のドリップが1/3程度に減少する副次的な効果も認められている（菅野・尚編，1999）．

c. ひき肉調理食品

ハンバーグ，ギョーザ，シュウマイなどの調理済み食品には粒状大豆タンパクが主として使用される．利用上の利点としては，ひき肉に比べて安価で，常温で長期間保存ができ，肉汁の分離防止と野菜汁の吸収などがある（福場ほか，1984）．図7.38は，ハンバーグの焼き上がり収縮と重量損失に及ぼす粒状大豆タンパク添加の効果を調べたもので，肉だけのものに比べて1割以上も歩留まりが向上し，収縮の程度も半減していることがわかる．図7.39は，合挽きひき肉の一部を，水戻しした粒状大豆タンパクで置換したハンバーグの外観を示したもので，図7.38の結果と同様，焼き上げ後の収縮抑制効果が確認できる．

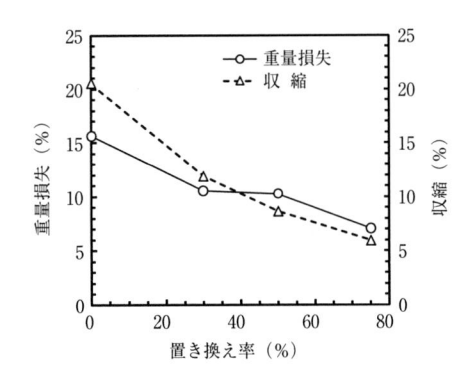

図7.38 ハンバーグの焼き上がりに及ぼす大豆タンパク質添加の効果（福場ほか（1984）をもとに作成）

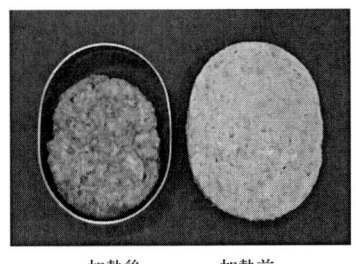

加熱後　加熱前
粒状大豆タンパク添加

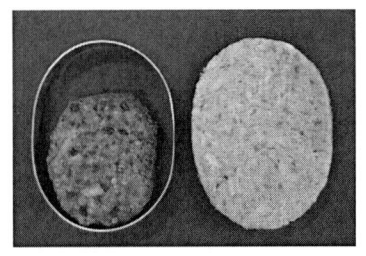

加熱後　加熱前
粒状大豆タンパク未添加

図7.39 粒状大豆タンパク添加ハンバーグの焼き上がり後の外観（日清オイリオグループ株式会社パンフレット「大豆食品素材商品のご案内」をもとに作成）

d. ベーカリー製品

未加熱大豆粉，加熱大豆粉，レシチン添加大豆粉がおもに用いられる（山内編，1987）．パンへの利用では，焼き上がりの容積はむしろ無添加のほうが優れているが，大豆タンパク質はリジン含量が高く，栄養価の改善を目的として添加することがある（福場ほか，1984）．また，未加熱の大豆粉には，リポキシゲナーゼ活性もあるので，漂白の目的で1%程度添加することがある（福場ほか，1984）．ドーナッツを揚げるときにレシチン添加大豆粉を用いると油の吸収量が減少し，風味を向上させる．パンの場合には，デンプンの老化が問題となるが，大豆タンパク製品を添加することにより老化を抑制する利点もある．そのほか，スポンジケーキでは老化防止，歩留まり向上，ビスケット・クラッカーでは吸水性による歩留まり向上，吸油率の低下，食感の改良などがある（山内編，1987）．

e. めん類

栄養価の改善，めんのこしの強化，保水性による歩留まりの向上，煮崩れの防止などを目的に小麦粉の1～3%程度の大豆粉や濃縮大豆タンパクが用いられている（山内編，1987）．マカロニでは，こしが強くなり，調理後の伸びを防止できる利点も知られている．

f. 乳製品

コーヒーホワイトナー，イミテーションミルクなどに分離大豆タンパクが利用され（山内編，1987）．アメリカでは，粉末状コーヒーホワイトナー全生産量の70～80%が植物性の脂肪やタンパク質を利用してつくられている（福場ほか，1984）．この用途では，乳化力と粘度付与機能が期待され，専用の分離大豆タンパク製品も市販されている（本郷，2007）．

g. 冷凍食品

ハンバーグやミートボールの食感改良，ドリップ防止に粉末状大豆タンパクと粒状大豆タンパクが併用されることが多く，大豆タンパクの有する保水性，乳化力が，上述のように製品の焼き縮み，肉汁の損失を抑制する（本郷，2007）．パン粉つけフライ製品では，原料肉の加熱縮みを抑制することによって衣の剥離防止が期待でき，また，具材からパン粉への水分移行を抑制し，パン粉のサクサク感維持に寄与する（本郷，2007）．

h. そのほかの利用

大豆タンパク製品の主たる利用目的は，ほかの加工食品の品質改良であるが，大豆タンパク質そのものを加工した新しい食品もつくられている．たとえば，そぼろ状の製品やソーセージ・ハム様食品などがその嚆矢であったといえよう．また最近は，大豆タンパク質のもつ血中のコレステロールや中性脂肪低下効果を生かして，32品目の大豆タンパク質ベースの食品が特定保健用食品の認可を受けており（2011年2月現在），その多くは，調製豆乳や飲むヨーグルトタイプのものではあるが，なかには大豆タンパク質を原料とした唐揚げタイプ食品や β-コングリシニンを原料とした中性脂肪低下効果を期待した製品もある（油脂編集部，2005；喜多村ほか編，2010）．

大豆タンパク質は，優れた溶解性，乳化性，ゲル化性などを有しているが，酸性領域で溶解性が低下するために，それらの機能を十分に発揮できないこともあった．最近，pH 4以下の酸性領域での溶解性を向上させた分離大豆タンパクも開発され（酸性可溶大豆タンパク），ミネラルを添加しても凝集しにくいという長所も有し，アミノ酸バランスも通常の分離大豆タンパクと同等であり，栄養価の高いタンパク質源と期待されている（喜多村ほか編，2010）．この製品の食品への利用例としては，酸性タイプの粉末飲料，野菜・果汁との組み合わせによる液体飲料，タンパク質補給を目的とした酸性ゼリーやゼリー飲料，高栄養食品のタンパク質源としての利用などが考えられる（喜多村ほか編，2010；齊藤，2004）．また，乳化性，起泡性を有するために，乳をまったく使用しないソフトクリーム様の氷菓への応用も期待されている（齊藤，2004）． 〔星 祐二〕

文　献

荒木秀雄（1998）．*Food Style*, **2**(6), 49-52.
福場博保・好井久雄・吉川誠次・青木　宏（1984）．大豆―畑で生まれた健康タンパク，女子栄養大学出版部．
本郷晋一（2007）．月刊フードケミカル，12月号，36-41.
菅野道廣・尚　弘子編（1999）．大豆タンパク質の加工特性と生理機能，建帛社．
日清オイリオグループ株式会社技術資料（2012）．粒状大豆たん白ご利用方法のご提案．
齊藤　努（2004）．食品と科学，**46**(11), 80-84.
佃　好司（1993）．ジャパンフードサイエンス，**6**, 23-28.
山内文男編（1987）．食品タンパク質の科学―タンパク食品の製造と利用編，食品資材研究会．
油脂編集部（2005）．油脂，**58**(7), 18-22.

索　引

欧　文

α-ヘリックス　36
α-リノレン酸　62
β 構造　36
β-コングリシニン　24, 28, 69, 80
　　——のゲル化　196
β-コングリシニン欠失　25
β バレル　36
γ 線照射　19
γ-ポリグルタミン酸　138
LP ペプチド　80
Nod ファクター　23
nodulin 遺伝子　24
n-3 系　62
n-6 系　62
SDS 電気泳動法　33
USDA 法　108

あ　行

アディポサイトカイン　81
アディポネクチン　82
油揚げ　113
アミド態　34
アミノ酸液混合方式　123
アミノ酸スコア　58
アミラーゼ　121
アルコール洗浄濃縮大豆タンパク　199
アルコール洗浄法　162
アレルゲン　96, 139
泡　189
アンギオテンシン I 変換酵素阻害作用　145
アンモニア　136, 139

育種法　19
石臼　7

イソバレリアン酸　138
イソフラボン　29, 48, 146
　　——のアグリコン量　90
　　——の構造　50, 89
　　——の透過性　88
一次機能　55
一価不飽和脂肪酸　62
遺伝資源　21, 22
遺伝子発現　83
イリノイ法　107
炒り豆　105

ウサル　147
うま味　137

エイコサノイド　62
疫学データ　57
エクオール　89, 92
エクストルーダー　173, 174
エストロゲン　91
枝豆　105
エチルアルコール　124
エマルション　188
塩基性サブユニット　38
塩酸グアニジン　185

オイルボディ　40, 41, 107
　　——の構造　41
オカラ　114
オピオイド活性　84
オリゴ糖　95
オレオシン　41

か　行

界面活性剤　190
化学的評価法　58

加工油脂　2, 115
カード　110
加熱しぼり豆乳　112
加熱変性　178
可溶性凝集物　179-181
可溶性食物繊維　64
可溶性タンパク質　107
カリウム　53
乾燥豆乳　160
乾熱処理　178
含硫アミノ酸　60

黄麹菌　132, 145
希酸による洗浄法　162
きな粉　105
絹ごし豆腐　112, 113
機能性食品　72
機能性成分　76
凝固剤　7, 111
凝集体　178
共生　16
極性脂質結合タンパク質　80

豉（くき）　5
クニッツ型トリプシンインヒビター　87
苦味　65, 67, 68
組み換え自殖系統　21
クモノスカビ　147
グリシチン　89
グリシテイン　89
グリシニン　24, 28, 69
　　──のゲル化　195
グリシニン欠失　25
グルコノデルタラクトン　111, 194
グルタミン酸　137
グループAアセチルサポニン　68
グロブリン　19
　　──のアミノ酸組成　35

血圧調節　74
血圧低下作用　84, 145
血漿コレステロール　77
血漿トリグリセリド　79
血清LDL　79

ゲニスチン　89
ゲニステイン　89, 92
ゲル　180

高圧処理　183
硬化油　27
交雑育種法　17, 19
抗酸化活性　86
抗酸化作用　145
抗酸化性物質　150
麹菌　121, 126
構造性繊維状大豆タンパク　175
高野豆腐　8, 114
凍り豆腐　113
　　──の歴史　8
鼓索神経　69, 71
コーネル法　107
米味噌　131
コレシストキニン　80, 85
コレステロール　94
　　──低下作用　77, 78
混合醸造方式　122
混合方式　123
コンホメーション　179
根粒菌　16, 23

さ　行

サブユニット構造　30, 38
サポニン　19, 29, 48, 96
　　──の構造　49
三叉神経舌枝　69
三次機能　35, 72
酸性化グリシニン溶液　70
酸可溶大豆タンパク　170, 203
酸性サブユニット　38

ジアセチル　138
仕込み　122
脂質代謝　145
脂質代謝異常　93
ジスルフィド基　195
ジスルフィド結合　34, 182
湿熱・水洗法　163
指定試験地　17

索　引

シネリーシス　110
渋味　65-68
凍み豆腐　9, 114
自由水　192
充填豆腐　113
収れん味　66, 67
菽（しゅく）　3
宿主　16
蒸煮　103
醸造期間　128
少糖類　45
消泡剤　112
正味タンパク質利用率　60
醤油　117
　　——の種類　119
　　——の製造法　119
　　——の歴史　6
食物アレルギー　97
食物繊維　94
食欲抑制　85
神経毒　14
ジーンサイレンシング　25
新式醸造方式　122

水素結合　182
水分ストレス　21
水和層　192
スタキオース　28
ステロール　94
すまし粉　112
ずんだ　105

制限アミノ酸　58
生体調節機能　72
生物価　60
生物学的評価法　60
『斉民要術』　8
舌咽神経　69
赤血球変形能抑制作用　145
繊維状大豆タンパク　175
繊維状大豆タンパク製品　153
全脂大豆粉　155

ソイモルフィン　84

疎水的相互作用　181, 182
ソフト豆腐　113
ソヤサワー　170

た　行

ダイジン　89
大豆アレルギー　97
大豆粕　2
大豆ゲノム　20
ダイズシストセンチュウ　17, 19
大豆食品　100
　　——の歴史　5
大豆成分組成　27
大豆繊維状食品　176
大豆配糖体成分　67
大豆品種　18
　　——の分類　20
ダイズモザイクウイルス　19
大豆油　115
ダイゼイン　89
　　——の代謝　89
多価不飽和脂肪酸　62
だし醤油　118
脱脂大豆粉　161
脱臭脱脂大豆粉　200
多糖類　46
種麹　132
胆汁酸　78
タンパク質　19
タンパク質欠失　25
タンパク質効率　60
タンパク質貯蔵液胞　41
タンパク質分解酵素　131
タンパク質変性　177

窒素溶解性指数　161
中間サブユニット　38
抽出大豆タンパク　164
中性脂質　40
超遠心分析　33
調合味噌　127
腸内細菌　94, 95
貯蔵脂質　40

ツルマメ　3, 16

テクスチャー　194
デンプン分解酵素　131
テンペ　146
　　——の抗酸化性　150

等温収着曲線　192
凍結変性　182
糖鎖　47
　　——の配列構造　47
糖脂質　40
同時分画法　32, 33
糖タンパク質　47
等電点　186
豆乳　106, 108
　　——の歴史　7
糖尿病　81
豆腐　110
　　——の歴史　7
豆腐干　112
動物性タンパク質比率　61
『豆腐百珍』　8
豆腐よう　143
豆腐乳　141
動脈硬化症　77
特定保健用食品　73, 76, 200, 203
　　——の例　74
トコフェロール　51, 64
突然変異育種法　19
トランスクリプトーム　82
トリアシルグリセロール　40
トリプシンインヒビター　32

な 行

納豆　134
　　——の香気成分　138
ナットウキナーゼ　140
納豆菌　135
生しぼり豆乳　112
生豆乳　107

苦味　65, 67, 68
ニガリ　112

二次機能　55
二重盲検試験　76
日本農林規格　119
煮豆　106
乳化活性　166
乳化剤　188
乳化性大豆タンパク　169
乳腐　141
　　——の脂質組成　143
ニュートリゲノミクス　82
尿素　185

粘度低下　181

脳機能　85
濃縮大豆タンパク　162, 202

は 行

配糖体　47
パイプ輸送　103
ハスモンヨトウ　19
発がん抑制作用　83, 92
パッキング　103

醤　5, 117
ヒステリシス　193
ビタミン　51
ビタミン B_1　64
ビタミン B_2　64
ビタミン K　97, 140
必須脂肪酸　62
肥満　81
表面疎水性　166
ピラジン　138

ファイトケミカル　57
フィチン　111
フィチン酸　95
不快臭　66
不快味　65
不規則構造　36
部分加水分解　189, 191
不飽和脂肪酸　61
不溶化　183

不溶性食物繊維　64
フラクタン　138
腐乳　141
プレバイオティクス　74
プロテアーゼ　121, 137
プロテアーゼインヒビター　87
プロテイナーゼ　145
プロテインボディ　31
プロバイオティクス　74
粉末状大豆タンパク　155
粉末状大豆タンパク製品　153
分離大豆タンパク　80, 164, 200, 202

ヘキサン　184
ペクチン様物質　46
紅麹　142, 144
紅麹菌　141, 145
紅乳腐　144
ペプチダーゼ　145
ペプチド　79
　──の食品機能性　83
　──の製造工程　172
ヘマグルチニン　39
ヘルスクレイム　78
変性剤　184

紡糸大豆タンパク　175
放射線障害　98
飽和脂肪酸　61
保健機能　73
ボーマン-バーク型インヒビター　87
本醸造方式　120
ポン酢　118

ま　行

膜脂質　40
磨砕　102
マメ亜科　14
マメ科　14
豆粕　1
豆味噌　132
味噌　126
　──の種類　127

　──の歴史　6
味噌加工適性　129
ミネラル　52

麦味噌　131
無作為化比較対照試験　75

メイラード反応生成物　97
メタ分析　76, 91
免疫促進　84

戻り臭　63
木綿豆腐　112, 113
もやし　104

や　行

焼き豆腐　113

有効性評価　76
遊離アミノ酸　145
ゆば　109
　──の歴史　8
油糧種子　27

寄せ豆腐　112

ら　行

ラギー　147
ラット鼓索神経　71
ラフィノース　28

リグナン　96
リジン　27
リノール酸　62
リフォールディング　179
リポキシゲナーゼ　19, 39, 63
リポキシゲナーゼ欠失　68
リボフ　171
粒子状タンパク質　107
粒状大豆タンパク　173, 201
粒状（組織状）大豆タンパク製品　153
リン　53
リン脂質　40, 63, 93

ルナシン　88

レクチン　87

レシチン添加大豆粉　202

老豆腐　112

編者略歴

小野　伴忠
1944 年　秋田県に生まれる
1969 年　岩手大学大学院農学研究科修士課程修了
現　在　岩手大学農学部特任教授
　　　　農学博士

下山田　真
1963 年　福島県に生まれる
1991 年　東北大学大学院農学研究科博士課程修了
現　在　宮城大学食産業学部教授
　　　　農学博士

村本　光二
1951 年　山口県に生まれる
1979 年　東北大学大学院農学研究科博士課程修了
現　在　東北大学大学院生命科学研究科教授
　　　　農学博士

食物と健康の科学シリーズ
大豆の機能と科学　　　定価はカバーに表示

2012 年 7 月 20 日　初版第 1 刷
2018 年 6 月 25 日　　　第 3 刷

編　者　小　野　伴　忠
　　　　下　山　田　　真
　　　　村　本　光　二
発行者　朝　倉　誠　造
発行所　株式会社　朝倉書店
　　　　東京都新宿区新小川町 6-29
　　　　郵便番号　162-8707
　　　　電話　03 (3260) 0141
　　　　ＦＡＸ　03 (3260) 0180
　　　　http://www.asakura.co.jp

〈検印省略〉

© 2012〈無断複写・転載を禁ず〉　　印刷・製本　東国文化

ISBN 978-4-254-43542-9　C 3361　　Printed in Korea

JCOPY　<(社)出版者著作権管理機構　委託出版物>
本書の無断複写は著作権法上での例外を除き禁じられています。複写される場合は、そのつど事前に、(社) 出版者著作権管理機構 (電話 03-3513-6969, FAX 03-3513-6979, e-mail: info@jcopy.or.jp) の許諾を得てください。

好評の事典・辞典・ハンドブック

書名	編者	判型・頁数
感染症の事典	国立感染症研究所学友会 編	B5判 336頁
呼吸の事典	有田秀穂 編	A5判 744頁
咀嚼の事典	井出吉信 編	B5判 368頁
口と歯の事典	髙戸 毅ほか 編	B5判 436頁
皮膚の事典	溝口昌子ほか 編	B5判 388頁
からだと水の事典	佐々木成ほか 編	B5判 372頁
からだと酸素の事典	酸素ダイナミクス研究会 編	B5判 596頁
炎症・再生医学事典	松島綱治ほか 編	B5判 584頁
からだと温度の事典	彼末一之 監修	B5判 640頁
からだと光の事典	太陽紫外線防御研究委員会 編	B5判 432頁
からだの年齢事典	鈴木隆雄ほか 編	B5判 528頁
看護・介護・福祉の百科事典	糸川嘉則 編	A5判 676頁
リハビリテーション医療事典	三上真弘ほか 編	B5判 336頁
食品工学ハンドブック	日本食品工学会 編	B5判 768頁
機能性食品の事典	荒井綜一ほか 編	B5判 480頁
食品安全の事典	日本食品衛生学会 編	B5判 660頁
食品技術総合事典	食品総合研究所 編	B5判 616頁
日本の伝統食品事典	日本伝統食品研究会 編	A5判 648頁
ミルクの事典	上野川修一ほか 編	B5判 580頁
新版 家政学事典	日本家政学会 編	B5判 984頁
育児の事典	平山宗宏ほか 編	A5判 528頁

価格・概要等は小社ホームページをご覧ください．